儿科常见病
临床诊治策略与前沿技术

◇ **主编** 张纪泳等

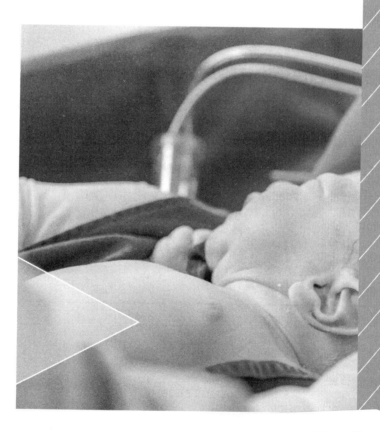

吉林科学技术出版社

图书在版编目（CIP）数据

儿科常见病临床诊治策略与前沿技术/张纪泳等主编．—长春：吉林科学技术出版社，2023.8

ISBN 978-7-5744-0429-8

Ⅰ.①儿… Ⅱ.①张… Ⅲ.①小儿疾病—常见病—诊疗 Ⅳ.①R72

中国国家版本馆CIP数据核字（2023）第105726号

儿科常见病临床诊治策略与前沿技术

主　　　编	张纪泳等
出 版 人	宛　霞
责任编辑	许晶刚
封面设计	吴　迪
制　　版	吴　迪
幅面尺寸	185mm×260mm
开　　本	16
字　　数	360 千字
印　　张	14.5
印　　数	1-1500 册
版　　次	2023年8月第1版
印　　次	2024年2月第1次印刷

出　　版	吉林科学技术出版社
发　　行	吉林科学技术出版社
地　　址	长春市福祉大路5788号
邮　　编	130118
发行部电话/传真	0431-81629529 81629530 81629531
	81629532 81629533 81629534
储运部电话	0431-86059116
编辑部电话	0431-81629518
印　　刷	三河市嵩川印刷有限公司

书　　号	ISBN 978-7-5744-0429-8
定　　价	104.00元

《儿科常见病临床诊治策略与前沿技术》编委会

主　编

张纪泳　　深圳市妇幼保健院
盖建芳　　山西省儿童医院（山西省妇幼保健院）
吴　芳　　山西省儿童医院（山西省妇幼保健院）
李海燕　　山西省儿童医院（山西省妇幼保健院）
侯亚冰　　山西省儿童医院（山西省妇幼保健院）
穆文娟　　山西省儿童医院（山西省妇幼保健院）

副主编

马文夏　　山西省儿童医院（山西省妇幼保健院）
张晓芬　　太原市妇幼保健院
袁建华　　长治医学院附属和平医院
文雅惠　　山西省儿童医院（山西省妇幼保健院）
李　伟　　大同市第五人民医院
王　玮　　山西省儿童医院（山西省妇幼保健院）
赵永艳　　北京大学第一医院太原医院（太原市中心医院）
王丽花　　山西省儿童医院（山西省妇幼保健院）
王　峰　　山西省儿童医院（山西省妇幼保健院）

编　委

杨智宽　　昆明市儿童医院
丁春强　　泰州市第二人民医院
谭梦婷　　广东省农垦中心医院

前　言

　　儿科是一门十分重要的学科,在临床医疗工作中占有很重要的地位。随着我国社会经济的迅猛发展,广大人民群众对优生优育的认识不断加强,对医疗水平的要求越来越高。儿科学的进展不仅关系到儿童的身体健康,也涉及下一代德智体全面发展,是社会和家庭的共同要求,也对儿科医生和儿童保健人员的理论水平和技术能力提出了更高的要求。为此,编者在总结了自身多年的临床工作经验的基础上,参阅了大量的国内外最新、最权威的相关文献资料,组织编写了本书。

　　本书全面系统地介绍了现代儿科的临床思维。首先介绍了呼吸系统疾病,包括常见的新生儿呼吸系统疾病、呼吸道感染、肺炎、气管支气管疾病及先天性呼吸系统疾病等。其次对循环系统疾病进行了详细论述,主要涉及先天性心脏病、心力衰竭、心律失常、心肌病与心肌炎等。然后介绍了神经系统疾病,详细叙述了先天性颅脑畸形、脑血管病、癫痫、颅内肿瘤及颅脑创伤等。最后涵盖了其他系统常见疾病,如消化、泌尿、血液、内分泌系统疾病等内容。本书内容系统全面、知识新颖、实用性强,适合广大从事儿科工作的医务人员及在校研究生参考阅读。

　　尽管编者尽心尽力,但是由于科学技术发展日新月异,加之编写时间仓促,难免挂一漏万,真诚欢迎广大读者不吝批评指正。

编　者

目　录

第一章　新生儿呼吸系统疾病

第一节　新生儿呼吸窘迫综合征

新生儿呼吸窘迫综合征(neonatal respiratory distress syndrome,NRDS)为肺表面活性物质(PS)缺乏所致的两肺广泛肺泡萎陷损伤渗出的急性呼吸衰竭,多见于早产儿和剖宫产新生儿,生后数小时出现进行性呼吸困难、发绀和呼吸衰竭。病理上出现肺透明膜,又称肺透明膜病。早产儿 NRDS 发病率5%~10%,胎龄越小发病率越高,择期剖宫产新生儿 NRDS 发生率为0.9%~3.7%。

一、病因与发病机制

1. PS 缺乏　1959 年 Avery 和 Mead 发现 NRDS 为 PS 缺乏所致。PS 由肺泡2型上皮细胞合成分泌,分布于肺泡表面形成单分子层,能降低肺泡表面张力,防止肺泡萎陷和肺水肿。PS 主要成分为磷脂,约占90%;其次为肺表面活性物质蛋白(SP),占50%~10%;其余为中性脂肪和糖。磷脂有6种,主要为双饱和二棕榈酸卵磷脂(DPPC),其他有磷脂酰甘油(PC)、磷脂酰乙醇胺(PE)、磷脂酰肌醇(PI)、磷脂酰丝氨酸(PS)、鞘磷脂(SM)等。SP 有4种,即 SP-A、SP-B、SP-C 和 SP-D,其中 SP-B 和 SP-C 为疏水性小分子蛋白,磷脂必须与 SP-B、SP-C 相结合才能发挥最佳作用,SP-A 和 SP-D 主要参与呼吸防御功能。

2. 导致 PS 缺乏的因素　主要有以下几类。

(1)早产儿:NRDS 主要发生在早产儿,是由于早产儿肺发育未成熟,肺泡2型上皮细胞 PS 合成分泌不足所致。胎龄15周时,可在细支气管测得 SP-B 和 SP-C 的 mRNA,胎龄24~25周开始合成磷脂和活性 SP-B,以后 PS 合成量逐渐增多,但直到胎龄35周左右 PS 量才迅速增多。因此,胎龄小于35周的早产儿易发生 NRDS,并且,胎龄越小发生率越高。

(2)剖宫产新生儿:正常分娩对产妇和胎儿都是一个强烈的应激反应过程,分泌和释放大量儿茶酚胺和糖皮质激素等,这些激素能促使胎儿肺泡2型上皮细胞分泌和释放 PS。剖宫产(尤其是择期剖宫产)新生儿没有经过正常分娩的宫缩和应激反应,儿茶酚胺和糖皮质激素没有大量释放,PS 分泌和释放不足。同时,剖宫产新生儿肺液转运障碍,影响 PS 功能。因此,剖宫产新生儿 NRDS 发生率较高。

(3)糖尿病母亲新生儿:母亲患糖尿病时,胎儿血糖增高,胰岛素分泌相应增加,胰岛素可抑制糖皮质激素,而糖皮质激素能刺激 PS 的合成分泌,因此,糖尿病母亲新生儿 PS 合成分泌受影响,即使为足月儿或巨大儿,仍有可能发生 NRDS。

(4)围生期窒息:缺氧、酸中毒、低灌注可导致急性肺损伤,抑制肺泡2型上皮细胞产生 PS。

(5)SP 功能缺陷:SP 对 PS 功能至关重要,许多研究显示,SP 中的 SP-A、SP-B、SP-C 的基因突变或某些缺陷,不能表达蛋白,导致 PS 功能缺陷,PS 不能发挥作用,发生 NRDS。

(6)重度 Rh 溶血病:Rh 溶血病患儿胰岛细胞代偿性增生,胰岛素分泌过多抑制 PS 分泌。

3. 发病机制　PS 的主要功能是降低肺泡表面张力,防止肺泡萎陷。PS 缺乏时,肺泡出现萎陷,影响肺的通气和换气功能,导致缺氧和酸中毒等。缺氧和酸中毒导致肺小动脉痉挛、肺动脉高压、动脉导管开放、右向左分流,结果使缺氧加重,肺毛细血管通透性增高,血浆纤维蛋白渗出,形成肺透明膜,覆盖肺泡表面,使缺氧酸中毒更加严重,造成恶性循环。

二、病理变化

肺呈暗红色,质韧,在水中下沉。光镜下见广泛的肺泡萎陷,肺泡壁附一层嗜伊红的透明膜,气道上皮水肿、坏死、脱落和断裂。电镜下肺泡 II 型细胞中的板层小体成为空泡。肺及肺外脏器组织广泛微血栓形成。

三、临床表现

由于病因不同,发生 NRDS 新生儿的胎龄和出生体重不同,不同类型 NRDS 的临床特点有所不同,以下是常见 NRDS 的临床表现。

1. 早产儿 NRDS　NRDS 的典型临床表现主要见于早产儿,生后 1~2 小时即可出现呼吸急促,60 次/分以上,继而出现呼吸困难、呻吟、吸气时三凹征、发绀,病情呈进行性加重,至生后 6 小时症状已非常明显。然后出现呼吸不规则、呼吸暂停、呼吸衰竭。体检两肺呼吸音减弱。血气分析动脉血二氧化碳分压 $PaCO_2$ 升高,动脉血氧分压(PaO_2)下降,碱剩余(BE)负值增加。生后 24~48 小时病情最为严重,病死率较高。轻型病例可仅有呼吸困难、呻吟、发绀,经无创通气治疗后可恢复。近年由于 PS 的早期使用,NRDS 的典型临床表现已比较少见。

2. 剖宫产新生儿 NRDS　主要见于晚期早产儿和足月儿,与剖宫产的胎龄密切相关,胎龄<39 周剖宫产发生率较高。研究显示,胎龄 37 周择期剖宫产者 NRDS 发生率 3.7%,38 周为 1.9%,39 周以后明显减少,为 0.9%。剖宫产新生儿 NRDS 起病时间差别较大,有些患儿生后 1~2 小时即发生严重呼吸困难,而有些患儿生后第 1 天呼吸困难并不严重,胸部 X 线片为湿肺表现,但生后第 2 天或第 3 天呼吸困难突然加重,胸部 X 线片两肺呈白肺,发生严重呼吸衰竭。剖宫产新生儿 NRDS 常合并重症新生儿持续性肺动脉高压(persistent pulmonary hypertension of the newborn,PPHN),表现为严重低氧性呼吸衰竭。

3. SP 缺陷性 NRDS　生后数小时即发生严重呼吸困难,进行性加重,表现为重症呼吸衰竭,给 PS 治疗后短时间内(2~3 小时)临床表现改善,但 5~6 小时后临床表现又非常严重,依赖 PS 的治疗,最终预后较差,多于数天内死亡。

四、X 线检查

本病胸部 X 线检查有特征性表现,多次床旁摄片可观察动态变化。早产儿 NRDS 按病情程度可将胸部 X 线片改变分为 4 级。1 级:两肺野透亮度普遍性降低、毛玻璃样(充气减少),可见均匀散的细小颗粒(肺泡萎陷)和网状阴影(细支气管过度充气);2 级:两肺透亮度进一步降低,可见支气管充气征(支气管过度充气),延伸至肺野中外带;3 级:病变加重,肺野透亮度更加降低,心缘、膈缘模糊;4 级:整个肺野呈白肺,支气管充气征更加明显,似秃叶树枝。胸廓扩张良好,横膈位置正常。

五、并发症

1. 动脉导管开放 早产儿动脉导管组织发育未成熟,常发生动脉导管开放。在 NRDS 早期由于肺血管阻力较高,易出现右向左分流,在恢复期肺血管阻力下降,出现左向右分流。早产儿 NRDS 患儿动脉导管开放发生率可达 30%~50%,常发生在恢复期,发生 PDA 时,因肺动脉血流增加导致肺水肿,出现心力衰竭、呼吸困难,病情加重。在心前区胸骨左缘第 2~3 肋间可闻及收缩期杂音,很少呈连续性杂音。

2. 持续肺动脉高压 由于缺氧和酸中毒,NRDS 患儿易并发持续肺动脉高压,发生右向左分流,使病情加重,血氧饱和度下降。早产儿 NRDS 合并持续肺动脉高压较少,病情较轻,胎龄越大发生率越多,病情越重,尤其是择期剖宫产新生儿 NRDS 常合并重症持续肺动脉高压。

3. 肺出血 严重 NRDS 病例常发生肺出血,主要与早产、缺氧等因素有关。

4. 支气管肺发育不良 胎龄较小的早产儿 NRDS 因长时间吸入高浓度氧和机械通气,造成肺损伤,肺纤维化,导致支气管肺发育不良。

六、诊断与鉴别诊断

1. 主要诊断依据

(1)病史:早产儿 NRDS 主要见于胎龄较小的早产儿,胎龄越小发生率越高;剖宫产新生儿 NRDS 主要见于胎龄<39 周足月儿或晚期早产儿;继发性 NRDS 有严重缺氧或感染等病史,常见于足月儿,早产儿也可发病。

(2)临床表现:生后出现进行性呼吸困难,严重低氧性呼吸衰竭。继发性 NRDS 于严重缺氧或感染时发生严重呼吸衰竭。

(3)胸部 X 线片变化:早产儿 NRDS 两肺病变比较均匀分布,早期两肺野透亮度降低、毛玻璃样,严重者整个肺野呈白肺,可见支气管充气征。其他类型 NRDS 胸部 X 线片严重渗出,病变广泛。

2. 鉴别诊断 NRDS 需与下列疾病鉴别。

(1)B 族溶血性链球菌感染:产前感染发生的 B 族链球菌(CBS)肺炎或败血症,临床表现和胸部早期 X 线片表现极似 NRDS,有时不容易鉴别。但该病常有孕妇羊膜早破史或感染表现,胸部 X 线片改变有不同程度的融合趋势,病程经过与 NRDS 不同,抗生素治疗有效。

（2）湿肺：重症湿肺与 NRDS 较难鉴别,湿肺生后数小时出现呼吸困难,但病程短,病情相对较轻,X 线片表现以肺泡、间质、叶间胸膜积液为主。

（3）感染性肺炎：表现为呼吸困难、呻吟,但不呈进行性发展,X 线片表现两肺渗出,分布不均匀。

七、治疗

早产儿出生后应密切观察呼吸变化,一旦出现呼吸增快、呻吟,应先使用无创通气,并根据胸部 X 线片和临床表现,考虑 NRDS,即可早期使用 PS 治疗,如病情严重,应立即气管插管,使用机械通气。

1. 无创通气　近年提倡使用无创通气治疗 NRDS,包括经鼻持续正压通气（CPAP）、双水平气道正压通气（BiPAP 和 SiPAP）、无创通气（NIPPV）和无创高频通气（nHFV）等。无创通气能使肺泡在呼气末保持正压,防止肺泡萎陷,并有助于萎陷的肺泡重新张开。及时使用无创通气可减少机械通气的使用,降低 BPD 发生率。NIPPV 的治疗效力比 CPAP 好。如使用无创通气后出现反复呼吸暂停、$PaCO_2$ 升高、PaO_2 下降,应改用机械通气。

2. PS 药物治疗　目前 PS 药物已成为 NRDS 的常规治疗,国际上已有 10 多种 PS 药品,国内有两种 PS 药品可供选用。使用 PS 治疗 NRDS 需注意以下问题。

（1）药品选择：PS 药品分为天然型和合成型,天然型 PS 从牛或猪肺提取,合成型 PS 为人工合成。天然型 PS 疗效明显优于合成型 PS,合成型 PS 多用于预防或轻症病例。

（2）给药时机：近年提倡早期 PS 治疗。美国儿科学会（AAP）指南和欧洲新生儿 NRDS 防治指南建议,新生儿出生后应密切观察呼吸情况,如出现呻吟、呼吸困难,先使用无创通气,如存在 NRDS 证据,给 PS 治疗。

（3）给药剂量：PS 剂量范围比较宽,迄今为止国际报道最大剂量范围为每次 $50 \sim 200mg/kg$。但每种 PS 药品各自有推荐剂量,且各不相同。给药剂量应根据病情严重程度而定,两肺白肺、广泛渗出等重症病例需使用较大剂量,使用推荐剂量上限,轻症病例和预防使用推荐剂量下限。

（4）给药次数：对轻症病例一般给 1 次即可,对重症病例需要多次给药,现主张按需给药,如呼吸机参数吸入氧浓度（FiO_2）>0.4 或平均气道压（MAP）>8cmH_2O,应重复给药。根据国内外经验总结,严重病例需给 2~3 次,但一般最多给 4 次,间隔时间根据需要而定,一般为 6~12 小时。

（5）给药方法：PS 有 2 种剂型,须冷冻保存,干粉剂用前加 0.9%氯化钠溶液摇匀,混悬剂用前解冻摇匀,使用前将药瓶置于 37℃ 预热数分钟,使 PS 磷脂更好地分散。用 PS 前先清理呼吸道,然后将 PS 经气管插管注入肺内,仰卧位给药。

3. 机械通气　对严重 NRDS 或无创通气效果不理想者,应采用机械通气,一般先使用常频机械通气,初调参数呼吸频率 40~50 次/分,气道峰压（PIP）15~20cmH_2O,呼握末正压（PEEP）5~6cmH_2O。如常频机械通气参数比较高,效果不理想,应改用高频机械通气,减少常频机械通气所致的肺损伤。使用机械通气病情改善者应尽早撤离机械通气,在撤离机械通气过程中使用咖啡因,可以加速撤机,减少再次气管插管和机械通气。撤机后再改用无创通气。

4. 体外膜肺(ECMO)　对少数严重病例,上述治疗方法无效时,可使用 ECMO 技术治疗,近年北京、上海、杭州等地已开展新生儿 ECMO 技术,作为严重呼吸衰竭的最后治疗手段。

5. 支持治疗　NRDS 因缺氧、高碳酸血症导致酸碱、水电解质、循环功能失衡,应予及时纠正,使患儿渡过疾病严重期。液体量不宜过多,以免造成肺水肿,生后第 1 天、第 2 天控制在 60~80mL/kg,第 3~5 天 80~100mL/kg;代谢性酸中毒可给 5%NaHCO$_3$,所需量(mL)= BE×kg 体重×0.5,先给半量,稀释 2~3 倍,静脉滴注;改善循环功能可用多巴胺 $3×10\mu g/(kg \cdot min)$。

6. 并发症治疗　并发动脉导管开放出现症状时应使用药物关闭。布洛芬:首剂 10mg/kg,第 2、第 3 剂 5mg/kg,每剂间隔时间 24 小时,口服或静脉滴注,日龄小于 7 天者疗效较好。也可使用吲哚美辛,首剂 0.2mg/kg,第 2、第 3 剂日龄<7 天且出生体重<1250g 者每次 0.1mg/kg,日龄>7 天或出生体重>1250g 者每次 0.2mg/kg,每剂间隔 24 小时,口服或静脉滴注。吲哚美辛不良反应有肾损害、尿量减少、出血倾向、血钠降低、血钾升高,停药后可恢复。若药物不能关闭动脉导管,并严重影响心肺功能时,应行手术结扎。并发持续肺动脉高压时,使用吸入一氧化氮(NO)治疗(详见 PPHN 章节),剖宫产新生儿 NRDS、重症感染所致的 NRDS 常合并严重持续肺动脉高压(PPHN),吸入 NO 治疗非常重要。

7. 原发病治疗　对继发于重症感染者,应积极抗感染治疗。

八、预防

1. 早产儿 NRDS 产前预防　NRDS 预防应从出生前开始,目前推荐对胎龄<35 周,可能发生早产的产妇静脉或肌内注射倍他米松或地塞米松,预防早产儿发生 NRDS。倍他米松:每次 12mg,间隔 24 小时,一个疗程 2 次,肌内注射;地塞米松:每次 6mg,间隔 12 小时,一个疗程 4 次。一般使用 1 个疗程即可,必要时可使用第 2 个疗程。产前激素治疗的最佳时间是分娩前 24 小时至 7 天给药。

产前使用激素预防早产儿 NRDS 效果肯定,研究显示,未用激素预防的对照组,早产儿 NRDS 发生率为 31%,而预防组为 17%,即使发生 NRDS,病情也明显较轻,病死率下降 38%。多中心临床对照研究显示,对可能发生早产的产妇产前使用激素可降低新生儿 NRDS 的发生率,降低新生儿病死率($RR=0.55,95\%CI:0.43~0.72$)。发达国家胎龄<35 周先兆早产的产妇产前激素使用率达到 80%~90%,而我国使用率还比较低,一般报道为 30%~50%。以往认为产前使用激素倍他米松疗效优于地塞米松,近年研究显示,倍他米松与地塞米松疗效基本相似。

2. 剖宫产新生儿 NRDS 的预防　尽可能避免胎龄<39 周择期剖宫产,研究显示,对胎龄 35~38 周必须择期剖宫产者,产前给产妇 1 个疗程激素治疗,可以降低新生儿 NRDS 发生率。

第二节 新生儿吸入综合征

吸入综合征是指新生儿吸入胎粪、大量羊水、血液或吸入奶液等引起的呼吸系统病理改变。根据吸入发生的时间可分为产前、产时或产后吸入。临床上,产前或产时最为常见的吸入性肺炎为胎粪吸入综合征(meconium aspiration syndrome,MAS);较少见的有吸入血液,后者临床常不需治疗。大量羊水吸入可见于胎儿严重窒息,由于羊水内的脱落上皮细胞阻塞末端呼吸道而引起呼吸困难,一般只需支持疗法,临床预后相对良好。

一、胎粪吸入综合征

MAS 或称为胎粪吸入性肺炎,是产前或产时发生的最常见的吸入性肺炎。由于胎儿在宫内排出胎粪污染羊水,宫内或产时吸入被胎粪污染的羊水而出现新生儿呼吸困难。MAS 多见于足月儿或过期产儿。

1. 病因与发病机制

(1)胎粪的排出:胎粪的排出使羊水中含有胎粪(meconium staining of amniotic fluid,MSAF),这在所有活产儿中约占12%,其发生率随胎龄而增加。在>42 周胎龄分娩者,MSAF 发生率超过 30%;而 <37 周者发生率<2%;在 <34 周者极少有胎粪排入羊水。MSAF 发生率与胎龄明显相关的可能机制是:①在神经系统成熟的胎儿,脐带的挤压可引起短暂的副交感刺激引起胎粪排出;②胎粪排出是胃肠道成熟的一种自然现象。

MSAF 与胎儿窘迫相关,但临床较多胎儿有 MSAF 而并无窘迫表现,可能机制是仅仅短暂宫内缺氧导致胎粪排出而尚未引起明显的窒息(如脐血 pH 降低等)。引起宫内胎粪排出的机制仍不十分清楚。MSAF 曾被作为胎儿窘迫的同义词,但其与 Apgar 评分、胎心异常、脐血 pH 等不十分相关;一般认为羊水被黏稠胎粪污染与慢性宫内缺氧、胎儿酸中毒和不良预后相关;目前多数观点认为 MSAF 伴胎心异常是胎儿窘迫和围生期出现并发症的标志。

通过观察羊水被胎粪污染的颜色可以推测宫内胎粪排出或胎儿窘迫发生的大致时间。黄色提示为较陈旧胎粪,而绿色常为新近排出的胎粪。

(2)胎粪的吸入:在一般情况下,胎儿肺液的分泌量较大,使呼吸道的液体自呼吸道流出至羊膜腔。如不存在明显的胎儿窘迫,即使羊水被胎粪污染,正常的宫内呼吸活动不会导致胎粪的吸入;一旦有吸入,也大多位于上呼吸道或主气管;而在明显的宫内缺氧所引起的胎儿窘迫、出现喘气时,可使胎粪进入小呼吸道或肺泡。在生后的呼吸开始后,尤其是在伴有喘气时,可使胎粪吸入至远端呼吸道。临床有严重的羊水胎粪污染(如羊水Ⅲ度混浊)、胎心过快、脐动脉 pH 低等都提示有胎粪吸入的可能,需积极干预。

(3)胎粪吸入后的病理生理(图 1-1):如宫内已有胎粪吸入或有 MSAF 而生后大呼吸道胎粪未被及时清除,随着呼吸的建立胎粪可进入远端呼吸道引起梗阻。首先,胎粪引起小呼吸道机械性梗阻,当完全梗阻时可出现肺不张;当胎粪部分阻塞呼吸道时,可产生活瓣样效应。由于吸气为主动过程,即由于胸腔负压作用而产生的呼吸道压差较大,气体易于吸入;而呼气为被动过程,压差较小而不易呼出,最终使肺内气体滞留而出现肺气肿,进一步可发展为纵隔气肿或气胸等气漏。在胎粪吸入后 12～24 小时,由于吸入的胎粪对小呼吸道的刺激,可引起化学性炎症和肺间质水肿;化学性炎症时肺气肿可持续存在而肺萎陷更为明显;可见肺泡间隔中性粒细胞浸润、肺泡和呼吸道上皮细胞坏死、肺泡内蛋白样碎片积聚等表现;由于末端气道的阻塞而使肺动态顺应性降低。胎粪使 PS 灭活,减少 SP-A 和 SP-B 的产生。胎粪中引起 PS 灭活的成分有溶蛋白酶、游离脂肪酸、磷脂、胆盐、血液、胎毛、脱落细胞、胆红素、多种蛋白质、胆固醇及三酰甘油等;胎粪抑制 SP 的程度与吸入胎粪量相关;MAS 时 PS 功能降低,肺顺应性降低,萎陷加重而进一步影响肺气体交换。

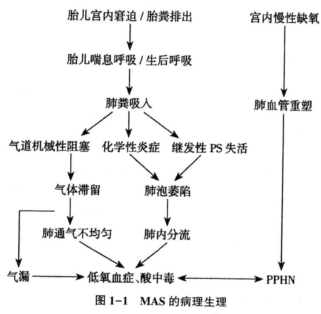

图 1-1　MAS 的病理生理

在窒息、低氧的基础上,胎粪吸入所致的肺不张、肺萎陷、化学性炎症损伤、PS 的继发性灭活可进一步加重肺萎陷、通气不足和低氧。上述因素使患儿肺血管压力不能适应生后的环境而下降,即适应不良,出现持续增高,即新生儿 PPHN。在 MAS 患儿约 1/3 可并发不同程度的 PPHN。除 MAS 因素所致的 PPHN 外,胎儿窒迫所致的肺动脉发育异常,表现为血管平滑肌延伸至正常无肌化的肺泡细小动脉,导致其管腔减小、肺血管阻力增加也是其病理基础。总之,MAS 导致 PPHN 的确切机制仍不完全清楚,产前的肺细小动脉改变和产后的肺血管适应不良可能都参与其病理过程。

2.临床表现　MAS 多见于过期产儿。患儿生后见指甲、皮肤、脐带严重黄染,出生初期常表现为低氧所致的神经系统抑制;早期呼吸系统表现常是肺液吸收延迟伴肺血管阻力增高而非胎粪吸入本身所致。呼吸困难可表现为发绀、呻吟、鼻翼翕动、吸气性凹陷和明显的气急,呼吸浅而快。胸部体征有过度充气的表现,胸廓前后径增大如桶状胸;听诊可闻及啰音。上述症状和体征于生后 12～24 小时随胎粪进一步吸入远端呼吸道而更为明显。由于胎粪最终需通过吞噬细胞清除,患儿呼吸困难表现常持续至生后数天至数周,如果症状在24~48小时后即缓解,则常为胎儿肺液吸收延迟所致。

3. 辅助检查　胸部X线片表现为肺斑片影伴肺气肿,由于过度充气而使横膈平坦;重症者可出现大片肺不张、继发性肺损伤或继发性PS缺乏所致的肺萎陷表现;可并发纵隔气肿、气胸等气漏。由于围生期的缺氧,心影可以增大。上述X线片表现在生后12~24小时常更为明显。

动脉血气分析显示有低氧血症、高碳酸血症和代谢性或混合性酸中毒。如低氧血症很明显,与肺部的病变或呼吸困难的程度不成比例时,可通过心脏超声检查发现有心脏卵圆孔和(或)动脉导管水平的右向左分流。

4. 诊断　根据足月儿或过期产儿有羊水胎粪污染的证据,初生儿的指甲、趾甲、脐带和皮肤被胎粪污染而发黄,生后早期出现的呼吸困难,气管内吸出胎粪及有典型的胸部X线片表现时可做出诊断。如患儿胎龄小于34周,或羊水清澈时,胎粪吸入则不太可能。

5. 鉴别诊断

(1)大量羊水吸入:大量羊水吸入可见于胎儿严重缺氧,因宫内胎儿的喘气,吸入大量羊水;因羊水内的脱落上皮细胞阻塞末端呼吸道而引起呼吸困难。患儿生后多表现为窒息后肺水肿及相关的症状,临床预后相对良好。在胎儿期,正常情况下肺内充满清澈的羊水,在分娩时羊水仍为清澈的情况下,临床上很难界定是羊水吸入还是窒息后肺水肿所致呼吸困难。总之,对在羊水清澈情况下是否会发生"大量羊水吸入"仍有争议。

(2)血液吸入:其血源多来自母亲。由于在胎儿期呼吸道充满了液体,血液较难进入呼吸道而引起严重的呼吸困难,故该病临床少见;当血性羊水伴有感染时,患儿可因吸入污染羊水而发生感染性肺炎。

(3)新生儿感染性肺炎:MAS在生后即出现临床症状,应与原发性感染性肺炎相鉴别。原发性感染性肺炎如在生后早期(一般指<3天)发病,常为先天或经产道感染所致。肺部感染经胎盘血行获得时,母亲常有相应的感染病史和临床表现,常见病原体有梅毒、李斯特菌、病毒等。如肺部感染经产道获得,称为上行性感染,母亲可有羊膜炎病史,有发热,羊水浑浊并有臭味;病原体常为衣原体、大肠埃希菌等,也可由病毒引起。新生儿原发性感染性肺炎可有感染的临床表现及相关的实验室检查证据;在胸部X线检查时,经胎盘血行获得的感染性肺炎呈弥散均匀的肺密度增加,而经产道获得的上行性感染时表现似支气管肺炎,可有胸膜渗出。

MAS发生继发性感染时应与原发性感染性肺炎做出鉴别。患儿有MAS的典型病史和临床表现,在并发感染时原有的症状加重,胸部X线片可见斑片影或渗出等表现;在机械通气应用状态下可见氧的需要量增加、呼吸道分泌物增多等。通过痰液培养可明确感染的病原以指导治疗。

(4)足月儿NRDS:足月儿NRDS多见于母亲宫缩尚未发动而进行的择期剖宫产儿,也可见于糖尿病母亲所生新生儿。近年来由于择期剖宫产的增加而该病发病率增加。患儿常无胎粪污染羊水的证据,临床表现与早产儿PS缺乏的NRDS相同;X线片有典型的 NRDS 表现,但临床症状可能更重,并发 PPHN 的机会也更多。对于择期剖宫产的足月儿,生后早期发生呼吸困难时应重视该病的可能。

6. 治疗

(1)产科处理和 MAS 的预防:对母亲有胎盘功能不全、先兆子痫、高血压、慢性心肺疾病和过期产等,应密切进行产程的监护,必要时进行胎儿头皮血 pH 的监护。产妇分娩时并发羊水过少和羊水含黏稠胎粪时可采用经子宫颈 0.9%氯化钠溶液羊膜腔注射,以减少胎儿窘迫和胎粪吸入。由于经 0.9%氯化钠溶液羊膜腔注射后黏稠胎粪被稀释,此时即使有深大呼吸发生,胎粪吸入的机会也将大大减少。该方法在 20 世纪 80、90 年代开始应用,目的是预防羊水有胎粪污染者 MAS 的发生;然而近年来在围生医疗设施已较为完善的医疗机构的临床观察并未发现该方法对 MAS 有预防效果;0.9%氯化钠溶液羊膜腔注射还可引起胎儿心律失常及新生儿感染的机会增加。

在分娩中见胎粪污染羊水时,应在胎肩和胸尚未娩出前以洗耳球或 De Lee 管清理鼻和口咽部胎粪,在呼吸道胎粪清除前不应进行正压通气。通过评估,如新生儿有活力(包括心率>100 次/分、有自主呼吸和肌张力正常)可进行观察而不需气管插管吸引,如"无活力",应采用气管插管进行吸引清除胎粪;当不能确定是否有"活力"时,一般应进行气管插管吸引。

虽然既往推荐对胎粪污染羊水的"无活力"新生儿应采用气管插管吸引,其临床有效性仍缺乏足够的证据,故目前已不推荐了。根据美国 2015 年新生儿复苏指南,强调对需呼吸支持者给以适当的通气和氧合,其中包括对有呼吸道堵塞者进行气管插管和吸引。2016 年中国新生儿复苏项目专家组提出的实施意见是:当羊水胎粪污染时,对于无活力的新生儿,应在 20 秒内完成气管插管及吸引胎粪;如果不具备这个条件,则应在快速清理口鼻后尽快开始正压通气。

(2)一般监护及呼吸治疗:对有胎粪吸入者应密切监护,观察呼吸窘迫症状和体征,减少不必要的刺激,监测血糖、血钙等;对低血压或心功能不全者使用正性肌力药物;为避免脑水肿和肺水肿,应限制液体。常规摄胸部 X 线片,应注意有许多患儿无临床表现而胸部 X 线片可见异常。胸部物理治疗和用头罩或面罩给以温湿化用氧将有助于呼吸道胎粪排出。

(3)机械通气治疗:胎粪阻塞可引起患儿缺氧,由于肺萎陷可出现右向左分流,使缺氧加重;当 FiO_2>0.4 时可用 CPAP 治疗。在 MAS 的初始治疗时,相对于头罩或面罩给以温湿化用氧,直接给予 CPAP 治疗者后续 7 天内需要气管插管机械通气的机会显著减少。一般用 4~5cmH_2O 压力能使部分萎陷的呼吸道开放、使通气/血流灌注比值(ventilation/perfusion ratio,V/Q)失调得到部分纠正;但某些情况下 CPAP 可引起肺内气体滞留,尤其在临床及胸部 X 线片示肺过度充气时应特别注意。当 FiO_2>0.6,经皮血氧饱和度(Tc-SO_2)<85%,或 $PaCO_2$>60mmHg 伴 pH<7.25 时常是 MAS 的机械通气指征。对于 MAS 常用相对较高的吸气峰压,如 30~35cmH_2O,足够的呼气时间,以免气体滞留。MAS 呼吸机治疗时最好进行肺力学监测,常常由于胎粪的阻塞引起呼吸道梗阻,使呼吸时间常数延

长,此时需要较长的呼气时间。当肺顺应性正常时,机械通气以慢频率、中等的压力为主,开始常用吸气时间为0.4~0.5秒,频率为20~25次/分。当肺炎明显时,可用相对快的呼吸频率。适当的镇静药使用可减少患儿的呼吸机对抗,减少气压伤的发生。

对于常频呼吸机应用无效或有气漏,如气胸、间质性肺气肿者,用高频喷射或高频振荡通气,可能有较好的效果。一般在MAS治疗中,高频呼吸的频率为8~10Hz。

(4)肺表面活性物质的应用:自20世纪90年代初,人们就尝试用PS治疗MAS。研究发现,多数患儿在应用第2及第3剂PS后临床症状才出现显著改善。以后多采用较大的剂量,相对较长的给药时间(20分钟),显示了较好的临床效果。PS应用后患儿发生气胸及需应用ECMO的机会减少。国内16家儿童医院进行的PS治疗MAS多中心随机对照临床试验结果表明应用200mg/kg PS后,有较多的病例6小时及24小时血氧合状态显著提高。MAS时也可将PS结合高频通气、吸入NO等联合应用,可获取更好的疗效。

(5)抗生素的应用:仅凭临床表现和X线片鉴别MAS和细菌感染性肺炎比较困难。常需要选择广谱抗生素进行治疗,同时积极寻找细菌感染的证据以确定抗生素治疗的疗程。

(6)对胎粪引起的肺部炎性损伤的治疗:在暴露胎粪数小时后肺即可出现严重的炎症反应,在肺泡、大呼吸道和肺实质可见大量的中性粒细胞和吞噬细胞。研究显示,胎粪可通过抑制中性粒细胞的氧化暴发和吞噬作用而影响其功能。也有研究显示,胎粪可通过激活肺泡巨噬细胞,使超氧阴离子增加,导致肺损伤。由于促炎因子在胎粪性损伤后增加,它们可直接对肺实质造成损伤,使血管出现渗漏,其表现形式类似急性NRDS。促炎因子还参与肺动脉高压的病理生理过程。对于肺部炎症的治疗,激素(地塞米松或甲基泼尼松龙)的治疗效果仍有争议,一般不推荐应用;小剂量NO吸入(如5ppm)对肺中性粒细胞趋化有抑制作用,除能降低肺血管阻力外,能减轻肺病理损伤,显示出潜在的抗感染作用。其他抗氧化治疗,如重组人超氧化物歧化酶对肺损伤的治疗已显示出一定的效果,今后是否可用于临床治疗新生儿MAS尚需做进一步的评估。

二、其他吸入综合征

在众多的出生后吸入性肺炎中,胃内容物(奶液)的吸入最为常见,可引起窒息、呼吸困难等表现,继发感染时与细菌性肺炎相似。

1.病因与发病机制　极度早产或支气管肺发育不良患者最易发生胃内容物的反流吸入;在吞咽障碍、食管闭锁或气管-食管瘘、严重腭裂或兔唇、小早产儿每次喂奶量过多等也易发生乳汁吸入。吸入前由于局部刺激,引起会厌的保护性关闭,患儿出现呼吸暂停,临床表现为呼吸道梗阻症状;吸入后出现呼吸窘迫临床表现和相应的X线片肺部浸润灶,临床表现与感染性肺炎常难以鉴别。吞咽障碍可致吸入性肺炎的发生,其常见原因为围生期的脑缺氧、缺血,患儿表现为吞咽不协调、喂养困难、喂养时发绀、流涎增多、吸吮能力差等。典型的食管闭锁所引起的吸入肺炎常发生在右上或右下肺叶,也可位于左肺门周围。新生儿在长期使用机械通气或配方奶喂养时易发生吸入性肺炎。在乳汁吸入性肺炎,气管吸出物可见乳汁或见带脂质的巨噬细胞。

正常新生儿咽部富含各种机械和化学感受器。当咽部受异常液体刺激时,首先出现会厌关闭及长时间呼吸暂停,这种反射机制在新生儿,尤其是早产儿很强烈,随着咳嗽反射的建立,该反射机制逐渐消失。在咽部出现胃反流液时,多数新生儿会出现呼吸暂停和会厌关闭,以免胃内容物吸入气管;因此,在对出现呼吸暂停的新生儿进行复苏时,常可从咽部吸出胃内容物,而胸部X线片较少提示有肺炎。

2.临床表现　患儿有突然发绀、窒息或呛咳史,在复苏过程中有呼吸道吸出胃内容物的证据;有呼吸困难的临床表现,患儿突然出现气急、吸气性凹陷、肺部啰音增多;有引起吸入性肺炎的原发疾病表现,如极度早产、反应差,喂养困难如发绀、流涎增多、吸吮能力差,机械通气应用等。

3.X线片表现　胸部X线片表现为广泛的肺气肿和支气管炎性改变,肺门阴影增宽,肺纹理增粗或炎性斑片影。反复吸入或病程较长者可出现间质性病变。

4.治疗　在怀疑有食管闭锁等畸形而尚未证实前进行喂养有发生吸入综合征的危险,故首次喂养常推荐用水或葡萄糖水。喂养后仰卧或侧卧可显著减少吸入综合征的危险。在奶汁吸入后应立即气管插管吸引,保持呼吸道通畅;停止喂奶或鼻饲,待病情稳定后再恢复喂养;选用有效的抗生素治疗继发感染;治疗引起吸入综合征的原发疾病。

第三节　新生儿持续性肺动脉高压

新生儿持续性肺动脉高压(persistent pulmonary hypertension of the newborn,PPHN)是指生后肺血管阻力持续性增高,使由胎儿型循环过渡至正常成人型循环发生障碍,而引起的心房和(或)动脉导管水平血液的右向左分流(图1-2),临床出现严重低氧血症等症状。PPHN约占活产新生儿的0.2%,但在所有呼吸衰竭新生儿患儿中伴有不同程度的肺动脉高压的比例可高达10%,并有相对较高的病死率。经典的PPHN多见于足月儿或过期产儿,但近年来由于极低出生体重(VLBW)儿或超低出生体重(ELBW)儿存活率增加,BPD并发的肺动脉高压开始受到重视;这种慢性肺动脉高压可出现在新生儿后期,甚至在新生儿重症监护室(NICU)出院后在儿科病房被诊断。2013年法国Nice第5次世界肺动脉高压论坛对新生儿肺动脉高压分类强调新生儿期不同肺疾病在肺动脉高压发生发展中的作用,分为:①根据新生儿期特殊解剖和生理特性所形成的肺动脉高压,患儿在生后肺血管阻力不能有效的下降,即新生儿PPHN;②肺动脉高压基于肺部疾病和(或)低氧,属于发育性肺疾病范畴,如产前、产后影响肺发育的肺泡、肺血管和结缔组织损伤,常见于BPD并发的肺动脉高压。2017年中华医学会儿科学分会新生儿学组制订了《新生儿肺动脉高压诊疗专家共识》,规范了该病的诊治。

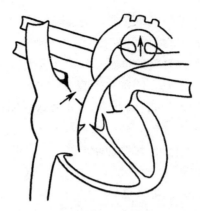

图 1-2　PPHN 的心房和动脉导管水平右向左分流

一、PPHN 概述

生后循环转换在 PPHN 的发病中起重要作用。循环转换指生后数分钟至数小时的循环调整,也是生后生理变化最明显的时期。当肺血管阻力由胎儿时期的高水平降至生后的低水平时,肺血流可增加 8~10 倍,以利于肺气体交换,生后的肺充气扩张是肺血流动力学变化的主要因素。相关促进生后肺阻力降低的事件:①肺的通气扩张;②生后血氧分压的增加可进一步降低肺血管阻力;③脐带结扎使新生儿脱离了低血管阻力的胎盘,使体循环阻力增加。PPHN 的发生与不能顺利进行生后循环转变关系密切。

1. 病因

(1)围生期窒息或肺实质性疾病:PPHN 继发于肺实质性疾病,较为典型的原发疾病是伴或不伴有窒息的胎粪吸入综合征(MAS),胎粪吸入导致肺实质炎症及低氧,使肺血管收缩、肺动脉压力增加。也可见于 NRDS、肺炎或败血症等。上述因素导致新生儿肺血管不能适应生后的环境而舒张,肺动脉压力不能下降,又称为肺血管适应不良。

(2)肺血管发育不良:宫内慢性低氧等因素所致的肺血管重塑及肺血管排列异常,而肺实质正常,为肺血管发育不良,又称为特发性肺动脉高压。因胸部 X 线检查无实质性疾病表现,肺透亮度并不降低,也称"黑色肺"PPHN;患儿肺动脉异常肌化,严重低氧和肺血管收缩,预后相对较差;由于羊水过少、先天性膈疝、肺动脉阻塞(红细胞增多、高黏血症等)所致的肺发育不全。

(3)严重的新生儿湿肺:湿肺一般引起暂时性低氧和呼吸困难,但严重湿肺可因低氧而致肺血管收缩、肺动脉高压,又称为恶性湿肺。因选择性剖宫产而致严重的新生儿湿肺,当给予无正压的高氧(如头罩或鼻导管)后出现的吸收性肺不张,使氧需求增加,重者出现 PPHN 的临床表现。

(4)先天性膈疝并发肺动脉高压:先天性膈疝常并发肺发育不全、左心功能不全和PPHN;尽管其他病因的 PPHN 生存率已大有改善,膈疝并发 PPHN 的病死率和需要 EC-MO 治疗的机会仍然较高。

(5)肺泡毛细血管发育不良:据报道该病患者 10% 有家族史,40% 有 FOXF1 转录因子基因缺失或突变,使肺小动脉重塑、肺静脉充血和排列异常。该病常伴有肺静脉分布和排列异常,表现为严重的呼吸衰竭和 PPHN,病死率极高,需肺活检或尸解才能确诊。

(6)心功能不全伴肺动脉高压:宫内动脉导管关闭引起血流动力学改变,生后出现肺动脉高压和右心衰竭;左心功能不全引起肺静脉高压,可继发肺动脉高压,而治疗主要是需针对改善心肌功能,而不是降低肺血管阻力。

(7)围生期药物应用与 PPHN:母亲产前应用非甾体抗炎药而致胎儿宫内动脉导管关闭、妊娠后期应用选择性 5-羟色胺再摄取抑制剂等,与新生儿 PPHN 发病有关联,其中在妊娠 20 周之后仍使用该药显著增加 PPHN 的发生,而在妊娠 20 周前应用该药或在妊娠期任何时间应用非选择性 5-羟色胺再摄取抑制剂类抗抑郁药并不增加 PPHN 的发生。早产儿产后应用布洛芬预防动脉导管开放,也可导致 PPHN。

(8)其他:遗传性 SP-B 基因缺乏、ATP 连接盒(ABC)转运子 A3(ABCA3)基因突变等也可引起严重低氧血症和 PPHN。

2. 临床表现 患儿多为足月儿、过期产儿或近足月儿;可有围生期窒息、羊水被胎粪污染、胎粪吸入等病史。生后除短期内有呼吸窘迫外,在 24 小时内可发现有发绀,如有肺部原发性疾病,患儿可出现呼吸窘迫的症状和体征,如气促、吸气性凹陷或呻吟;动脉血气分析显示严重低氧,二氧化碳分压相对正常。应强调在适当通气情况下,任何新生儿早期表现为严重的低氧血症与肺实质疾病的严重程度或胸部 X 线片表现不成比例,并除外气胸及先天性心脏病时均应考虑 PPHN 的可能。

PPHN 患儿常表现为明显发绀,吸氧后一般不能缓解;通过心脏听诊可在左或右下胸骨缘闻及三尖瓣反流所致的收缩期杂音。因肺动脉压力增高而出现第二心音增强。当新生儿在应用机械通气时,呼吸机参数未变而血氧分压或氧饱和度不稳定,应考虑有 PPHN 可能。因肺实质性疾病存在通气/血流(V/Q)失调时,也可出现血氧分压的不稳定,故该表现并非 PPHN 所特有。

3. 诊断

(1)临床诊断:通过病史和体检,同时结合动脉导管开口前(右上肢)与动脉导管开口后(下肢)动脉血氧分压差 $10\sim20mmHg$,或经皮血氧饱和度两处差值在 $5\%\sim10\%$ 或以上(下肢测定值低于右上肢),提示 PPHN 存在动脉导管水平的右向左分流;当患儿仅有心房卵圆孔水平右向左分流时,不出现上述氧分压或氧饱和度差,此时也不能排除 PPHN。传统的高氧(100%)和高通气试验,因有高氧肺损伤和过度通气影响脑血流等不良作用,以及常规超声检查评估肺动脉压技术的普及,近来较少应用。对于有明显低氧血症且与 X 线片所示的肺部疾病程度不成比例时,应考虑存在 PPHN;但应该与发绀型先天性心脏病鉴别。此外,典型的 PPHN 起病很少超过生后 1 周,或经 2 周常规治疗或经 ECMO 应用无效时,应考虑肺泡毛细血管发育不良、SP 缺乏、ABCA3 基因缺陷等所并发的 PPHN;可进行肺部 CT 检查、肺组织活检和相关基因如 FOX 转录因子基因检测等辅助诊断。

(2)超声心动图检查:在 PPHN 诊断中,评估肺动脉压力十分重要;超声多普勒方法几乎成为确诊肺动脉高压、监测不同干预方法治疗效果的"金标准"。超声检查可排除发绀型先天性心脏病和评估心脏功能;有多种超声心动图指标可直接或间接评估肺动脉压力(pulmonary arterial pressure,PAP);而对于肺血管阻力,目前尚无可靠的无创评估方法。推荐新生儿有持续低氧血症时,请有经验的儿科超声医生评估肺动脉压力。

1)三尖瓣反流(tricuspid regurgitation,TR):这是评估肺动脉压的最准确的方法,通过超声多普勒探及经过 TR 血流的峰值流速(重复数个血流频谱的包络线),该血流速度与右心室压(right ventricular pressure,RVP)直接相关,而在肺动脉瓣正常时,右心室收缩压与肺动脉收缩压(sPAP)相等;三尖瓣反流血流的速度与右心室-右心房压力差的关系可通过流体力学公式(简化 Bernoulli 方程)计算:右心室收缩压 = 右心房压(常假定为 5mmHg)+(4×TR 速度^2)。超声诊断新生儿肺动脉高压的标准:①sPAP>35mmHg 或>2/3 体循环收缩压;或②存在心房或动脉导管水平的右向左分流。

2)动脉导管血流速度和方向:通过动脉导管水平的血流方向和血流速度可对肺动脉压力进行判断。单纯的右向左血流提示在整个心动周期肺动脉压均超过体循环压;双向的血流提示肺动脉压与体循环压大致相等,仅在收缩期出现右向左分流而舒张期出现左向右分流(在健康新生儿生后 12 小时内,双向分流较为常见,但当主动脉压力超过肺动脉后成为单纯的左向右分流)。

3)心房水平的分流:PPHN 患儿可在卵圆孔水平出现不同程度的右向左分流,而完全的右向左分流比较少见,如出现完全右向左分流应与完全性肺静脉异位引流(total abnormal pulmonary venous drainage,TAPVD)鉴别。

4)心功能和心排血量:肺动脉压力增加常伴有肺血流量降低和肺血管阻力增加;肺动脉高压时右心房、右心室、肺动脉扩大并不少见;因右心室压力增高而出现室间隔比较平坦或凸向左心室,提示右心室压超过左心室压;PPHN 时左心排血量常降低,严重时心排血量可由正常的 150~300mL/(kg·min)降为<100mL/(kg·min);正确的心排血量评估对临床是否需要应用正性肌力药物、吸入性一氧化氮(inhaled nitric oxide,iNO)和其他对心排血量有影响的药物有较大的指导价值;当左心房、左心室充盈不足时,应注意是否有 TAPVD;当有心房水平的左向右分流时,基本可排除 TAPVD;监测左心功能可指导肺血管扩张药物的应用和选择;当存在左心功能不全时,出现肺静脉高压,后者在肺血管扩张药应用后氧合可进一步恶化。

(3)其他:脑钠肽(BNP)或氨基末端脑钠肽前体(NT-proBNP)由心室分泌,在心室充盈压力增高时分泌增加;PPHN 急性期血浆 BNP 水平显著增高,而非 PPHN 的呼吸系统疾病或正常新生儿 BNP 一般不增高,但该指标属于非特异性检测;新生儿 BNP 测定值一般<100ng/L,但肺动脉高压时可以上升至数百,甚至>1000ng/L。BNP 与氧合指数(OI = FiO$_2$×平均气道压×100/PaO$_2$)有较好的相关性,可作为 PPHN 的鉴别诊断、判断是否需要 iNO 治疗及疗效评价的快速监测指标。

4.治疗 PPHN 的程度从轻度低氧伴轻度呼吸窘迫到严重低氧血症伴心肺功能不稳定。PPHN 的治疗目的是降低肺血管阻力、维持体循环血压、纠正右向左分流和改善氧合。除治疗原发疾病外,应给予支持治疗。

（1）治疗原则

1）一般支持：给予最佳环境温度和营养支持、避免应激刺激，必要时镇静和镇痛，如吗啡、芬太尼、咪达唑仑等。肌松剂可能会增加病死率，应尽可能避免使用。

2）对确诊 PPHN 的治疗原则：①保持最佳肺容量，用温和的通气。因人工呼吸机高通气使动脉血二氧化碳分压（$PaCO_2$）降低而减少脑灌注，应该避免；②维持正常心功能；③纠正严重酸中毒，使 PPHN 急性期血 pH>7.25，7.30~7.40 最佳，但应避免过度碱化血液；④肺血管扩张剂的应用；⑤ECMO 的应用。

（2）具体治疗措施

1）呼吸支持和维持最佳肺容量：被确诊 PPHN 的患儿，一般均需要机械通气。①保持最佳肺容量：因肺过度充气或萎陷均可导致肺血管阻力增加，应选择合适的呼气末正压（PEEP）和平均气道压（MAP），使胸部 X 线片显示吸气相的肺下界在 8、9 后肋间；为避免气压伤和容量损伤，可选择相对低的气道峰压（PIP）和潮气量，目标 $PaCO_2$ 一般保持在 40~50mmHg。呼吸机初调值：吸入氧浓度（FiO_2）0.80~1.00，呼吸频率 50~70 次/分，PIP 15~25cmH_2O（$1cmH_2O = 0.098kPa$），呼气末正压 3~4cmH_2O，吸气时间 0.3~0.4s；②应用高频通气：高频通气的目的是募集和复张更多的肺泡和减少肺损伤，而不是单纯为了降低 $PaCO_2$。对于有肺实质性疾病的 PPHN，如 NRDS、MAS 等，可采用高频通气模式；在常频通气模式下，如 PIP>25cmH_2O、潮气量>6mL/kg 才能维持 $PaCO_2$<60mmHg，也可改为高频通气。当患儿经 12~48 小时趋于稳定后，可将导管后血氧饱和度维持在>0.90；为尽量减少肺气压伤，此时可允许 $PaCO_2$ 稍升高。对于有肺实质性疾病，如 NRDS、肺炎等，高频通气和 iNO 联合应用有协同作用，但对于特发性 PPHN 或合并先天性膈疝，上述联合应用一般无效；③应用 PS：对于有肺实质性疾病，如 NRDS、MAS、肺炎等存在原发或继发性 PS 失活，其并发的 PPHN 在使用 PS 后可募集和复张更多的肺泡、改善氧合。PS 对相对轻症的 PPHN（OI=15~25）效果较好；非肺实质性疾病者，PS 一般无效。

2）目标氧合的保持：氧是有效的肺血管扩张剂，但过高浓度氧可致肺损伤；吸入100%氧甚至可导致肺血管收缩、对 iNO 的反应性降低、氧化应激损伤等。因 PPHN 存在肺外分流，超过正常的血氧分压并不能进一步降低肺血管阻力，相反使肺的氧损伤增加。推荐将动脉导管开口前的 PaO_2 维持在 55~80mmHg，血氧饱和度（SaO_2）0.90~0.98。对于严重的病例，尤其是先天性膈疝并发 PPHN，尽管已使用了较高参数的辅助通气支持，氧合可能仍不理想，此时如血乳酸水平正常（<3mmol/L）和尿量≥1mL/（kg·h），动脉导管开口后的 SaO_2 在 0.80 左右是可以接受的，否则，过高参数的辅助呼吸支持会加重肺损伤。

3）维持正常体循环压力：维持体循环压血压可减少 PPHN 时的右向左分流，推荐体循环收缩压 50~70mmHg，平均压 45~55mmHg。当有血容量丢失或因血管扩张剂应用后血压降低时，可用清蛋白、血浆、输血、0.9%氯化钠溶液等补充容量；使用正性肌力药物以纠正左心和右心功能的降低，增加氧的递送。将血压提升至超过正常值范围以对抗动脉导管水平的右向左分流虽可短期改善氧合，但并不能降低肺血管阻力，故应避免使用。

4）血管扩张剂降低肺动脉压力：在采取了充分的肺泡募集和复张措施，包括常频、高频辅助通气,PS 应用后,要依据氧合状态、体循环血压、超声测定的心功能等,选择进一步的扩血管治疗方案。血管扩张剂主要作用于肺血管内皮细胞和平滑肌的 NO、前列环素和内皮素受体三个靶点(图 1-3)。下列扩血管药物可以单用或联合应用;但应注意在左心功能不全时,多数降低肺血管阻力的药物会增加肺血流、导致肺静脉和左心房压力增高,使病情恶化。在多数情况下,OI>25 是血管扩张剂的适应证。

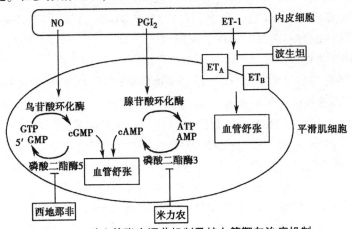

图 1-3 肺血管张力调节机制及扩血管靶向治疗机制

NO:一氧化氮;PGI$_2$ 前列腺素;ET-1:内皮素-1;ET$_A$、ET$_B$:内皮素受体 A、B

①iNO:NO 是选择性肺血管扩张剂,应用后不显著影响体循环血压;iNO 分布于有通气的肺泡,故能改善 V/Q 比值;临床研究已证明 iNO 能改善 PPHN 的氧合,减少 ECMO 的使用,故已属于足月或近足月儿 PPHN 的标准治疗手段。PPHN 时需接受 iNO 治疗的常用初始剂量是 20ppm;如氧合稳定,可在 12~24 小时后逐渐降为 5~6ppm 维持;一般疗程 1~5 天不等。iNO 应用后氧合改善,PaO$_2$/FiO$_2$ 较基础值增加>20mmHg 提示有效。iNO 的撤离:当氧合改善,PaO$_2$ 维持在≥60mmHg(SaO$_2$≥0.90)并持续超过 60 分钟,可首先将 FiO$_2$ 降为<0.60。iNO 应逐渐撤离,可通过每 4 小时降低 5ppm;在已达 5ppm 时,每 2~4 小时降低 1ppm;为减少 iNO 停用后的反跳,可降至 1ppm 再撤离。应持续监测吸入的 NO 和 NO$_2$ 浓度。间歇测定血高铁血红蛋白浓度;可在应用后 2 小时和 8 小时分别测定 1 次,然后每日 1 次;如开始数天的高铁血红蛋白浓度均<2%,且 iNO<20ppm,可停止检测。对于早产儿,应用 iNO 后应密切观察,注意出血倾向。

②西地那非:属目前应用经验最多的磷酸二酯酶-5(PDE-5)抑制剂,通过抑制 PDE-5 的降解,增加血管平滑肌 cGMP,使 NO 通路的血管扩张效果持续。常用口服每次 0.5~1mg/kg,每 6 小时 1 次,可显著降低 PAP。静脉制剂对重症、口服有困难者或肠道生物利用度不确定者更有优势,但国内尚无相关的静脉制剂。西地那非急性期主要不良反应是体循环低血压。

③内皮素受体阻滞剂:内皮素为强力的血管收缩多肽,PPHN 患儿存在血浆内皮素水平增高,通过抑制内皮素受体可扩张肺血管。常用内皮素受体阻滞剂为波生坦,口服应用剂量为每次 1~2mg/kg,每日 2 次。但尚无足够的证据支持内皮素阻滞剂单独或辅助

iNO 治疗 PPHN。内皮素受体阻滞剂的急性期主要不良反应是肝损害。

④吸入用前列环素:静脉应用前列腺素类药物因其选择性扩张肺血管效果差,影响 V/Q 匹配而限制了其临床价值,吸入治疗有其一定的肺血管选择性。常用伊洛前列素雾化吸入,1~2μg/kg,每 2~4 小时 1 次,吸入时间 10~15 分钟;儿童期吸入偶有支气管痉挛风险。

⑤米力农:为磷酸二酯酶-3(PDE-3)抑制剂,通过抑制 PDE-3 活性,增加平滑肌环磷酸腺苷(cAMP),使前列腺素途径的血管扩张作用持续;同时有正性肌力作用。对于 PPHN 伴左心功能不全时,表现为左心房压力增高,心房水平的左向右分流而在动脉导管水平的右向左分流,此时 iNO 可以加重肺水肿使呼吸状态恶化,属于禁忌证,可选用米力农。使用剂量:负荷量 50~75μg/kg 静脉滴注 30~60 分钟,随即给以 0.50~0.75μg/(kg·min)维持;有体循环低血压时不用负荷量。对于<30 周的早产儿,负荷量 135μg/kg 静脉滴注 3 小时,随即给以 0.2μg/(kg·min)维持。因是非选择性血管扩张剂,有体循环低血压可能;在负荷量前通过给以容量,如 0.9%氯化钠溶液 10mL/kg 可减少低血压不良反应。

5)ECMO 的应用:对于严重低氧性呼吸衰竭和肺动脉高压,伴或不伴心力衰竭时,ECMO 疗效是肯定的。新生儿预期生存率只有 20%者,目前 ECMO 的总的存活率达 80%。随着 iNO 和高频通气的广泛使用,需要接受 ECMO 仅作为呼吸支持的病例相对减少,但是患儿在接受 ECMO 前由于已接受了最大的常规呼吸支持,再通过增加呼吸支持来改善氧合的潜力已几乎没有;因此,对严重的 PPHN,如 PaO_2<50mmHg,FiO_2=1.0,PIP >35cmH_2O,常频通气 OI>30,高频通气 OI>40,高频通气后 2~12 小时病情仍不改善,可提前告知有转移至有 ECMO 条件的单位接受治疗的可能性。

ECMO 应用具体指征:①在常频机械通气时 OI≥40,在高频通气时 OI≥50;②在最大的呼吸支持下,氧合和通气仍不改善,PaO_2<40mmHg 超过 2 小时,或 PaO_2<50mmHg 超过 2 小时;在常频机械通气 PIP>28cmH_2O,或在高频通气下 MAP>15cmH_2O,但动脉导管前 SaO_2<85%;③代谢性酸中毒,pH<7.15,血乳酸增高≥5mmol/L,液体复苏或正性肌力药物应用仍不能纠正的低血压或循环衰竭,尿量<0.5mL/(kg·h)持续 12~24 小时;④其他:胎龄>34 周,体重>2kg;⑤酸中毒和休克。

ECMO 的禁忌证包括①绝对禁忌证包括Ⅲ~Ⅳ度脑室内出血;严重、不可逆的脑损伤;致死性的先天性畸形;明显的、不可治疗的先天性心脏病;严重的、不可逆的肺、肝或肾疾病。②相对禁忌证包括胎龄<34 周;出生体重<2kg;机械通气时间>14 天;Ⅰ~Ⅱ度脑室内出血;疾病状态提示有非常大的预后不良可能性;先天性膈疝伴肺发育不良,且动脉导管开口前的 PaO_2 始终没有超过 70mmHg 或 $PaCO_2$ 始终没有<80mmHg。

ECMO 使用状态的呼吸机调整:常用呼吸及参数如 FiO_2 70.21~0.30,PIP 15~22cmH_2O,呼吸频率(RR)12~20 次/分,PEEP 5~8cmH_2O,吸气时间(Ti)0.5 秒。

二、早产儿支气管肺发育不良并发肺动脉高压

VLBW 儿在生后早期发生 PPHN 的比例可高达 2%。而近年来 VLBW 儿或 ELBW 儿

因支气管肺发育不良(BPD)并发肺动脉高压逐年增加,成为BPD的重要并发症。BPD致肺小动脉的减少、肺泡-毛细血管面积减少、低氧、感染、肺血管重塑等,最后导致肺动脉高压;此外,左心室舒张功能降低也可以引起BPD并发肺动脉高压。因属于慢性进行性肺动脉高压,病死率可高达40%以上。BPD肺动脉高压一般发生在生后数周的早产儿,较多在新生儿病房出院后随访中,或在儿科病房被诊断;根据发病时间,也可将早发型BPD并发肺动脉高压定义为生后10~14天发病,迟发型定义为校正胎龄36周后发病。

1. 临床表现和诊断

(1)临床表现:患儿常为VLBW或ELBW儿,长期呼吸机或氧依赖、呼吸支持要求进行性增高、氧需求与肺本身疾病不成比例、反复发绀发作、明显高碳酸血症、持续肺水肿、利尿药依赖、血BNP和NT-proBNP增高;虽为中度早产(胎龄32~33周),但伴有宫内发育迟缓(IUCR)或有胎膜早破、宫内羊水减少的BPD患者,均属危险因素,易发生肺动脉高压。应注意与伴发疾病的鉴别,包括胃食管反流(GER)、气道异常、气管支气管软化等。

(2)超声心动图检查

1)推荐用超声心动图筛查:通过TR血流速度评估肺动脉压力最为可行,但灵敏度和特异度不如足月儿;BPD时的肺过度充气、胸廓扩张、心脏位置变化等均会影响TR血流速度的正确测量;尽管有上述缺点,超声检查仍是筛查BPD并发肺动脉高压的最有效方法。应对有校正胎龄36周的中-重度BPD进行超声筛查;具体筛查指征:①长期呼吸机或氧依赖,呼吸支持要求进行性增高,氧需求与胸部X线片病变程度不成比例;②反复发绀发作;③明显高碳酸血症(提示气道阻塞、肺顺应性不良、肺实质疾病等);④持续肺水肿、利尿药依赖;⑤生长受限、IUCR、羊水少;⑥出生胎龄<26周;⑦BNP和NT-pro BNP增高。

2)BPD并发肺动脉高压的超声心动图评价:BPD并发肺动脉高压时可能不出现典型的动脉导管或卵圆孔水平右向左分流的超声影像,通过TR血流速度评估肺动脉压力有重要意义。可将sPAP超过50%体循环收缩压,即sPAP/SBP>0.5定义为肺动脉高压。也可将右心室收缩压与体循环收缩压比值,即RVSP/SBP<1/3称正常肺动脉压;当RVSP/SBP在1/3~1/2称轻度肺动脉高压、1/2~2/3称中度肺动脉高压、≥2/3称重度肺动脉高压。当不能探及TR而无法评估肺动脉压时,可通过观察心室间隔位置估计,即因右心室压力增高而出现室间隔比较平坦或凸向左心室,提示右心室压力超过左心室压。

(3)心导管检查:以心导管评估肺动脉压力为"金标准",但属于创伤性检查,在国内目前尚不能普遍开展。心导管检查的指征:①持续严重的心肺疾病且病情与气道病变无关;②肺疾病和并发症处理后肺动脉高压无改善;③需要长期进行药物治疗肺动脉高压及不能解释的反复肺水肿者;④为明确程度、排除严重的心脏结构畸形、明确是否有体-肺侧支循环、肺静脉阻塞或左心舒张功能不全等。

2. 治疗

(1)积极治疗原发病,包括慢性胃食管反流(GER)和吸入综合征、气道结构异常如声门下狭窄、气管软化、气道反应性增加、肺水肿和肺功能不全。必要时行气管镜、食管 pH 测定等检查。

（2）氧疗：用氧能降低肺血管阻力，是对 BPD 并发肺动脉高压的常用治疗手段；对怀疑肺动脉高压者将 SaO_2 保持>0.93，对确诊肺动脉高压者 SaO_2>0.95；为避免高氧潜在的损害，也可将 SaO_2 维持在 0.92~0.94。

（3）利尿：当 BPD 有容量负荷过多时，应用利尿药（氢氯噻嗪和螺内酯）；螺内酯有盐皮质激素样阻滞药作用，能改善 BPD 肺功能。

（4）针对血管收缩机制的靶向治疗：目前多数针对肺动脉高压的药物在新生儿，尤其是早产儿属于超说明书应用的，多数扩血管药物疗效有限，仅限于在严格的诊断评估和积极治疗原发病基础上单用或联合应用 iNO、西地那非、内皮素受体阻滞剂等。主要扩血管药物：①iNO：可选择性扩张肺血管，改善 BPD 的氧合，但对 BPD 长期使用 iNO 并无有效的证据。iNO 开始剂量为 10~20ppm，大多数患儿可以在 2~10ppm 维持；更低的剂量对 V/Q 比值和氧合更有利。②西地那非：在 BPD 并发肺动脉高压的药物治疗中，目前应用经验最多的是西地那非。常用口服每次 0.5~1mg，每 6 小时 1 次，可显著降低 PAP；但对呼吸和氧合改善不明显，对长期疗效尚不确定。BPD 肺动脉高压常需要较长期用药，而长期使用（>2 年）西地那非有增加病死率风险的报道。③内皮素受体阻滞剂：同 PPHN 的治疗。

3.随访　系列超声心动图随访，进行肺动脉压力和心功能评估对指导治疗有较大意义。当超声心动图评估正常或接近正常时，可以考虑撤离上述血管扩张药物。对早产儿肺动脉高压接受治疗者或拟撤离药物者的超声心动图随访策略如下：①住院期间每周 2 次超声检查+BNP 测定；②出院后患儿每 3 个月超声检查；③对婴幼儿期生长迟缓、VLWB 儿每 3~6 个月超声检查。

第四节　新生儿呼吸暂停

呼吸暂停是指在一段时间内无呼吸运动。如呼吸暂停 5~15 秒以后又出现呼吸，称为周期性呼吸；如呼吸停止时间>20 秒，伴有心率减慢<100 次/分或出现发绀、血氧饱和度降低，称为呼吸暂停。呼吸暂停是新生儿尤其是早产儿的常见症状，如不及时发现和处理，可致脑缺氧损伤，甚至猝死，应密切监护、及时处理。

一、病因和分类

新生儿呼吸暂停分为原发性呼吸暂停和继发性呼吸暂停。

1.原发性呼吸暂停　多见于早产儿，呼吸暂停是早产儿的共同特点，多无引起呼吸暂停发作的相关疾病。早产儿原发性呼吸暂停常见于胎龄<34 周、体重<1800g 的早产儿，多发生在生后 3~5 天，与早产儿脑干呼吸控制中枢发育不成熟有关。胎龄越小，呼吸中枢发育越不成熟，呼吸暂停发生率越高。有报道胎龄 34~35 周呼吸暂停的发生率为 7%，32~33 周为 15%，30~31 周为 54%。

2.继发性呼吸暂停　多见于足月儿,也可见于早产儿。多种原因可引起继发性呼吸暂停。

(1)神经系统疾病及功能紊乱:缺血缺氧性脑病(HIE)、脑积水致颅压增高、惊厥、先天性中枢性低通气综合征、扁颅底综合征(阿-希综合征)。

(2)神经肌肉疾病:吸吮与吞咽缺乏或不协调、吸吮与呼吸不协调、先天性肌病或神经疾病。

(3)呼吸系统疾病:呼吸道阻塞(后鼻孔阻塞、Pierre-Robin综合征、气管蹼或狭窄、气管异物或分泌物阻塞)、NRDS、膈或声带麻痹、气胸。

(4)消化系统疾病:GER、喂养不耐受、新生儿坏死性小肠结肠炎(NEC)、腹膜炎。其中,GER被认为是新生儿呼吸暂停的常见原因。早产儿呼吸暂停常与GER共存,但是尚未发现二者相关的直接证据。尽管动物实验显示胃内容物反流至喉诱发呼吸暂停,但尚无明显的证据证明反流的治疗影响呼吸暂停发生的频率。

(5)心血管系统:心力衰竭、PDA、严重先天性心脏病、心力衰竭、低血压、血容量不足。

(6)血液系统:贫血、红细胞增多症。

(7)感染:肺炎、败血症、脑膜炎等。

(8)创伤:颅内出血、横贯性脊髓损伤、膈神经麻痹。

(9)母亲用镇静药:麻醉药、硫酸镁、吗啡类。

(10)产时窒息:低氧血症、酸中毒、脑干抑制。

(11)迷走神经反射:继发于插入鼻饲管、喂养及吸痰、颈部过度屈曲及伸展、迷走神经张力增高。

(12)代谢和电解质失衡:低血糖、低钠、高钠、高钾、低钙血症。

(13)体温不稳定:高温、低温、体温波动。

二、病理生理

胎儿动物实验证明,早产儿呼吸暂停的临床过程与其对心脏和呼吸控制的成熟程度是一致的,早产儿呼吸暂停是脑干呼吸中枢不成熟的直接结果。随胎龄的降低,呼吸暂停的发生率和严重程度增加。早产儿脑干发育不成熟不仅表现在呼吸中枢,其他方面也不成熟,可以通过听觉诱发反应的脑干传导时间的连续测量定性脑干听觉中枢的成熟程度。随胎龄的增加,脑干听觉传导时间缩短,脑干突触性能改善及髓鞘形成。脑干听觉核心的位置与心肺中枢非常接近,听觉诱发反应的脑干传导时间的长短与早产儿呼吸暂停的发作有密切的关系,传导时间越长,越容易发生呼吸暂停。此外,早产儿并不都发生呼吸暂停,同一胎龄的早产儿发生呼吸暂停的严重程度也不同,因此,还应当考虑可能有其他引起呼吸暂停的遗传或环境因素。

已发现多种抑制性神经递质的活性异常增强在早产儿呼吸暂停的发生中起重要作用,包括γ-氨基丁酸(GABA)、腺苷等。GABA在胎儿期和出生后早期呈高表达。在动物实验中已证实抑制GABA可防止低氧时的通气抑制和增加高碳酸血症时的呼吸频率,并能显著削弱喉刺激引起的呼吸抑制。腺苷是脑内神经元三磷酸腺苷(ATP)代谢产物,不仅具有抑制呼吸的作用,还与 GABA 在调节呼吸中存在交互作用,阻断 GABA-α 受体能解除腺苷激动剂 CCS-1680 诱导的膈肌收缩力降低后引发的呼吸暂停。许多 GABA 能神经元上有腺苷受体表达。腺苷与其受体结合后诱导 GABA 释放并抑制呼吸导致呼吸暂停的发生。

最近研究发现,同性别双胞胎早产儿呼吸暂停的遗传率达 87%,说明遗传趋向性在呼吸暂停的发生中也有非常重要的作用。有人发现父母近亲结婚早产儿的呼吸暂停发生率较其他早产儿高。

新生儿呼吸暂停传统上按照存在或缺乏上气道梗阻分为三类,中枢性、梗阻性和混合性。中枢性呼吸暂停患儿没有自主呼吸或呼吸动作,但无呼吸道阻塞;阻塞性呼吸暂停有呼吸动作,但是缺乏上部呼吸道开放的神经肌肉控制,尽管患儿持续进行呼吸动作,气流仍无法进入肺内;混合性呼吸暂停是中枢性、阻塞性两种呼吸暂停的联合,可以中枢性或阻塞性呼吸暂停任一种形式开始,以后可以两种交替或同时存在。三种呼吸暂停的发生率以混合性最多,占 53%~71%,阻塞性和中枢性分别为 12%~20% 及 10%~25%。

三、诊断

1. 周期性呼吸和呼吸暂停　新生儿可以有 5~10 秒短暂的呼吸停顿,以后又出现呼吸,心率和血氧饱和度都无变化,对新生儿的全身情况也无明显的影响,称为周期性呼吸。但是,当呼吸暂停超过 20 秒,或出现心率减慢(<100 次/分)、发绀、血氧饱和度降低,则为呼吸暂停。周期性呼吸是一个良性过程,而呼吸暂停是一种可导致脑损害的病理过程。周期性呼吸和呼吸暂停之间的分界线尚有争议,迄今为止,尚无法确定周期性呼吸和呼吸暂停之间的关系,有人认为,可能有共同的病理生理来源,呼吸暂停可能是周期性呼吸的进一步发展。

2. 新生儿呼吸暂停的监测　目前常用的监测方法是肺阻抗图技术,阻抗式的呼吸暂停监测仪通过高频振荡器送出一个微小电流到胸壁的电极来监测呼吸,呼吸时的容量变化产生可被测量的微小电阻变化,然后放大并描记下来。但这种监测仪不能区分呼吸道阻塞期间的呼吸动作和正常的呼吸,因此,对阻塞性呼吸暂停直到呼吸运动完全停止后才能探测到。所以,必须结合心肺监护仪监测心率和呼吸及脉搏血氧饱和度仪监测血氧饱和度,尽早发现呼吸暂停。

3. 新生儿呼吸暂停的诊断　足月儿呼吸暂停以继发性多见,通过认真询问病史、体格检查、实验室检查,各种辅助检查如心电图、胸及腹部 X 线检查、CT、脑电图、颅脑超声等找出引起呼吸暂停的可能病因,在排除引起继发性呼吸暂停的多种病因后,才能诊断早产儿原发性呼吸暂停。

此外,呼吸暂停还可能是新生儿惊厥的一种表现形式,称为脑性呼吸暂停。脑性呼吸暂停通常见于中枢神经系统疾病如颅内出血、HIE 早期,常同时伴有其他轻微发作性惊厥的表现,或伴有肢体强直性惊厥。脑性呼吸暂停发作时做脑电图监护,可见有节律性 δ 波,与新生儿惊厥时所见相同,应注意鉴别。

四、治疗

首先应确定是原发性呼吸暂停还是继发性呼吸暂停,继发性呼吸暂停应治疗原发病,如控制感染、纠正低血糖及电解质失衡、纠正贫血、治疗 GER 等。呼吸暂停的治疗如下。

1. 一般处理 密切观察患儿,监护患儿的呼吸、心率、经皮氧饱和度,及时发现呼吸暂停发作。避免可能促发呼吸暂停的诱因,如减少咽部吸引及插管,减少经口喂养,避免颈部的过度屈曲或伸展等。必要时吸氧。有研究发现,俯卧位能降低呼吸暂停的发生率,俯卧位能增强胸腹呼吸运动时的协调性并能稳定胸壁而不影响呼吸方式和氧饱和度。

2. 物理刺激 呼吸暂停发作时可先给予物理刺激,促使呼吸恢复,如托背、摇床、弹足底等,或用气囊面罩加压呼吸。许多研究发现感觉刺激,包括触觉、嗅觉刺激对呼吸暂停治疗有效。作为最常用的干预措施,触觉刺激可能通过对脑干产生非特异性的兴奋性来引发呼吸。

3. 药物治疗

(1)黄嘌呤类药物:如呼吸暂停反复发作,应给予兴奋呼吸中枢的药物。目前甲基黄嘌呤类药物仍是治疗新生儿呼吸暂停的主要药物,包括茶碱、咖啡因和氨茶碱。甲基黄嘌呤类是非选择性腺苷受体阻滞药,能增加化学感受器对 CO_2 的敏感性,增加每分通气量,还能增加膈肌收缩力,减轻膈肌疲劳,并改善呼吸肌收缩力,增加心排血量及改善氧合作用。研究显示,茶碱和咖啡因在开始治疗的 2~7 天内能有效减轻呼吸暂停的发生。咖啡因的血浆半衰期为 100 小时,相当于茶碱的 30 小时,咖啡因有更安全的治疗范围。最近,对甲基黄嘌呤类药物治疗新生儿呼吸暂停安全性的研究显示,它不仅可以治疗呼吸暂停,还可以减少新生儿对氧和气管插管的需要,减少 BPD 的发生率,减少需要治疗(特别是手术治疗)的 PDA 的发生率,并能显著降低脑瘫和精神发育迟缓的发生,提示咖啡因可能在神经发育中起重要作用。

甲基黄嘌呤类药物常见的不良反应有心动过速、心律失常、易激惹、消化道症状(如腹胀、喂养不耐受、呕吐等)。所有甲基黄嘌呤类药物都有温和的利尿作用,有报道甲基黄嘌呤类药物会引起代谢率和氧耗增加约 20%,提示在给予此类药物治疗时需适量增加患儿热量的摄入。

1)氨茶碱:首次负荷量 5mg/kg,20 分钟内静脉滴注,12 小时后给维持量,2mg/kg,每隔 12 小时 1 次,静脉滴注或口服。应监测有效血浓度,为 5~15μg/L。疗程为 5~7 天。

2)枸橼酸咖啡因:不良反应比氨茶碱小,治疗量与中毒量之间距离大,不改变脑部血流,比氨茶碱半衰期长,应为首选(如果无咖啡因静脉制剂,茶碱仍为有效药物)。首次负荷量 20mg/kg,20 分钟内静脉滴注,24 小时后给维持量,每次 5mg/kg,每日 1 次,静脉滴注或口服,有效血浓度为 5~25μg/L,疗程为 5~7 天。

(2)多沙普仑:多沙普仑作用类似于甲基黄嘌呤类药,与甲基黄嘌呤类药有协同作用,低剂量主要是外周作用,较大剂量作用于中枢,能增加呼吸频率和每分通气量。由于不确定的不良反应,目前对多沙普仑的应用仍存在争议。剂量 1~2.5mg/(kg·h)持续点滴,如有效,可减量至 0.5~0.8mg/(kg·h),因该药含有防腐剂苯甲乙醇,可以引起代谢性酸中毒及 Q-T 间期延长,新生儿应慎用,仅应用于对甲基黄嘌呤治疗抵抗的患儿,作为治疗新生儿呼吸暂停的二线药物。

（3）针对 GER 的治疗:因为尚未确定 GER 和呼吸暂停的准确关联,针对反流的药物治疗如减少胃酸或增加胃肠运动的药物不做第一线药物,应当留作有呕吐或有食物反流时应用,不管是否存在呼吸暂停。对于这样的婴儿的治疗应当先给予非药物方法,如使食物变稠。抑酸治疗可以增加婴儿下呼吸道感染的危险。

4. 正压通气

（1）鼻导管持续呼吸末正压通气（CPAP）:对频繁发作的呼吸暂停,可采用鼻导管 CPAP。CPAP 用其正压支撑上呼吸道,减少咽和喉部梗阻的危险,CPAP 也可通过增加功能残气量改善氧合情况治疗呼吸暂停,使患儿呼吸道持续保持呼气末正压和功能残气量,以保持呼吸道通畅,兴奋肺泡牵张感受器,减少呼吸暂停的发作,主要对阻塞性及混合性呼吸暂停效果好。压力为 $0.294\sim0.392kPa(3\sim4cmH_2O)$。高流量鼻导管通气治疗也被建议用于治疗呼吸暂停。

（2）无创通气:治疗新生儿呼吸暂停也可以应用无创通气模式（经鼻间歇正压通气,NIPPV）,用鼻面罩给间歇正压通气,可以看成是鼻导管 CPAP 的增强。研究显示,NIPPV 能有效治疗呼吸暂停,减少气管插管和机械通气引起的肺损伤。

（3）机械通气:如果药物治疗、鼻导管 CPAP 和无创通气不能控制呼吸暂停发作,应气管插管使用人工呼吸机进行机械通气。如果患儿肺部无器质性病变,肺顺应性好,用较低的呼吸机参数,初调参数如下:PIP $0.98\sim1.47kPa(10\sim15cmH_2O)$、PEEP $0.196\sim0.392kPa(2\sim4cmH_2O)$、$FiO_2$ $0.21\sim0.4$、呼吸频率 10\~20 次/分、吸/呼比 1∶3。

第二章　呼吸道感染

第一节　急性上呼吸道感染

急性呼吸道感染通常分为急性上呼吸道感染和急性下呼吸道感染。急性上呼吸道感染是指鼻腔、咽或喉部急性炎症的总称。亦常用"感冒""鼻炎""急性鼻咽炎""急性咽炎""急性扁桃体炎"等名词诊断，统称为上呼吸道感染，简称"上感"，是小儿最常见的急性感染性疾病。

鼻咽部感染常出现并发症，可累及邻近器官如喉、气管、支气管、肺、口腔、鼻窦、中耳、眼及颈部淋巴结等，有时鼻咽部症状已经好转或消失，而其并发症可以迁延或加重。对急性上呼吸道感染及其并发症的临床特点应做全面的观察和分析，早诊断、早治疗，提高疗效，避免贻误病情。

一、病因

1. 病原体　以病毒为主，可占原发上呼吸道感染的 90% 以上。非典型病原体在呼吸道感染中所占比例也呈逐渐升高趋势，其中以肺炎支原体、肺炎衣原体、嗜肺军团菌、Q 热立克次体为多见。细菌较少见。而病毒中以呼吸道病毒最为重要，肠道病毒也是不可忽视的病原。病毒感染后，上呼吸道黏膜失去抵抗力，细菌可乘虚而入，并发混合感染。

（1）常见病毒

1）鼻病毒：现发现有 100 余种不同血清型，冠状病毒分离需特殊方法。两者皆为常见的病原。其感染症状局限于上呼吸道，多在鼻部，一般为自限性疾病，1 周左右可自愈。

2）柯萨奇病毒与埃可病毒：均属于肠道病毒。柯萨奇病毒分为 A 和 B 两类，可经呼吸道和消化道感染人体。柯萨奇病毒可引起疱疹性咽峡炎。柯萨奇 A 组病毒 16 型是手足口病的常见病原，与其暴发传染有关。埃可病毒，分为 30 多个型，主要经口-粪途径传播，也可通过咽喉分泌物排出病毒经呼吸道传播，可引起急性上呼吸道感染，多发于夏、秋季节。此外，埃可病毒 7 型与轻型非特异性疾病、小儿麻痹、心肌炎和严重的新生儿疾病有关，还与病毒性脑炎的暴发和散发有关。

3）流感病毒：人流感病毒是流行性感冒的病原体，根据核蛋白的抗原性分甲、乙、丙三种血清型。甲型可因其抗原结构发生较剧烈的变异而导致大流行，估计每隔 10~15 年 1 次。乙型对人类致病性较低。丙型一般只造成散发流行，病情较轻。以上三型在小儿呼吸道疾病中主要引起上呼吸道感染，也可以引起喉、气管、支气管、毛细支气管炎和肺炎。

4）副流感病毒：分四种血清型，1~3 型在临床上最常见。1 型称"红细胞吸附病毒 2 型"（HA2），是儿童喉气管支气管炎的主要原因；2 型称"哮吼类病毒"1 型（HA1），往往引起细支气管炎或肺炎,也常出现哮吼;3 型是婴幼儿常见的呼吸道病原,可引起细支气管炎或肺炎;4 型又称 M-25,较少见,可在儿童及成人中发生上呼吸道感染,病情较轻。

5)呼吸道合胞病毒:分 A、B 亚型。对婴幼儿呼吸道有强致病力,可引起小流行,是引起小儿病毒性肺炎最常见的病原。1 岁以内婴儿 75% 左右发生毛细支气管炎,30% 左右致喉、气管、支气管炎及肺炎等。2 岁以后毛细支气管炎发病减少。5 岁以后,仅表现为轻型急性上呼吸道感染,下呼吸道感染明显减少。

以上所述后三种病毒均属于黏液病毒。在急性上呼吸道感染中以副流感病毒、呼吸道合胞病毒及冠状病毒较为多见。

6)腺病毒:有 49 种不同血清型,可以致轻重不同的上呼吸道感染,如鼻咽炎、咽炎、咽结合膜炎、滤泡性结膜炎,也可引起肺炎流行。第 3、第 7 型腺病毒可持续存在于上呼吸道腺体中,可引起致死性肺炎。第 8 型腺病毒容易在学龄儿童中引起流行性角膜结膜炎。第 3、第 7、第 11 型可致咽、结膜炎。1979—1983 年夏季在北京曾由于游泳而引起第 3、第 7 型腺病毒咽结膜热流行。此外,腺病毒第 11、21 型可引起出血性膀胱炎。

7)人偏肺病毒:是 2001 年首次被分离的呼吸道病毒病原,冬春两季为流行高峰,可导致各年龄组人群呼吸道感染,儿童、老人及免疫缺陷者更易感,症状严重程度不一,可从轻微的上呼吸道感染到严重的毛细支气管炎和肺炎。分为 A、B 两型,在宿主体内可迅速变异。通过呼吸道,或者接触污染的物体表面手-口或手-眼间接接触传播。

(2)肺炎支原体:不但引起肺炎,也可引起上呼吸道感染,肺炎多见于 3 岁以上小儿,婴幼儿发病率也呈逐年上升趋势。

(3)常见细菌:仅为原发性上呼吸道感染的 10% 左右。侵入上呼吸道的继发性细菌感染大多属于 β-溶血性链球菌 A 群、肺炎链球菌、流感嗜血杆菌及葡萄球菌,其中链球菌往往引起原发性咽炎。卡他莫拉菌是鼻咽部常见菌群之一,有时在呼吸道可发展为致病菌感染,且有增多趋势,但次于肺炎链球菌和流感杆菌感染。

2.诱发因素　营养不良、缺乏锻炼或过度疲劳,以及有过敏体质的小儿,因身体防御能力降低,容易发生上呼吸道感染。特别在消化不良、佝偻病及有原发性免疫缺陷病或后天获得性免疫功能低下的患儿,并发这类感染时,往往出现严重症状。北方在气候寒冷多变的冬春季节、南方在湿度较大的夏秋雨季更易造成流行。必须指出,上呼吸道感染的发生发展不但取决于侵入的病原体种类、毒性和数量,且与宿主防御功能和环境因素有密切关系。如居住拥挤、大气污染、被动吸烟、间接吸入烟雾,均可降低呼吸道局部防御能力,促使病原体生长繁殖。故加强锻炼、改善营养状况与环境卫生对预防急性上呼吸道感染十分重要。

二、流行病学

急性上呼吸道感染全年都可发生,冬春较多。在幼儿期发病最多,5 岁以下小儿平均每人每年发生 4~6 次;学龄儿童逐渐减少。致病病毒一般通过飞沫传染及直接接触传播,偶尔通过肠道传播。可以流行或散发。传染期在轻症只限于最初几天,重症则较长,继发细菌感染后则更延长。人体对上述病毒的免疫力一般较短,仅 1~2 个月或稍长,但也有长达数年者。

三、病理变化

早期仅有上呼吸道黏膜下水肿,主要是血管扩张和单核细胞浸润,有较多量浆液性及黏液性炎性渗出,继发细菌感染后,有中性粒细胞浸润和脓性分泌物。上皮细胞受损后剥脱,到恢复期重新增生修复至痊愈。

四、临床表现

病情轻重程度相差很大,一般年长儿较轻,婴幼儿时期则重症较多。

1. 潜伏期　多为 2~3 天或稍久。

2. 轻症　只有鼻部症状,如流清鼻涕、鼻塞、喷嚏等,也可有流泪、轻咳或咽部不适,可在 3~4 天内自然痊愈。如感染涉及鼻咽部,常有发热、咽痛、扁桃体炎及咽后壁淋巴组织充血和增生,有时淋巴结可轻度肿大。发热可持续 2~3 天至 1 周。在婴幼儿常易引起呕吐和腹泻,临床上称为"胃肠型感冒"。

3. 重症　体温可达 39~40℃或更高,伴有畏寒、头痛、全身无力、食欲锐减、睡眠不安等,鼻咽部分泌物可引起较频繁的咳嗽。咽部充血,发生疱疹和溃疡时称为疱疹性咽炎。有时红肿明显波及扁桃体,出现滤泡性脓性渗出物,咽痛和全身症状加重,鼻咽部分泌物从稀薄变成稠厚。颌下淋巴结显著肿大,压痛明显。如果炎症波及鼻窦、中耳或气管,则发生相应症状,全身症状也较严重。要注意高热惊厥和急性腹痛,并与其他疾病做鉴别诊断。急性上呼吸道感染所致高热惊厥多见于婴幼儿,于起病后 1~2 天内发生,很少反复发生。急性腹痛有时很剧烈,多在脐部周围,无压痛,早期出现,多为暂时性,可能与肠蠕动亢进有关;也可持续存在,有时与阑尾炎的症状相似,多因并发急性肠系膜淋巴结炎所致。

4. 急性扁桃体炎　是急性咽炎的一部分,其病程和并发症与急性咽炎不尽相同,因此可单独作为一个病,也可并入咽炎。由病毒所致者有时可在扁桃体表面见到斑点状白色渗出物,同时软腭和咽后壁可见小溃疡,双侧颊黏膜充血伴散在出血点,但黏膜表面光滑,可与麻疹鉴别。由链球菌引起者,一般在 2 岁以上,发病时全身症状较多,有高热、畏寒、呕吐、头疼、腹痛等,以后咽痛或轻或重,吞咽困难,扁桃体大多呈弥散性红肿或同时显示滤泡性脓性渗出物,舌红苔厚,颌下淋巴结肿大、压痛。如治疗不及时,容易发生鼻窦炎、中耳炎和颈部淋巴结炎。

5. 血常规　病毒感染一般白细胞计数偏低或在正常范围,但在早期白细胞计数和中性粒细胞百分数较高;细菌感染时白细胞计数多增高,严重病例也可减低,但中性粒细胞百分数仍增高,可以出现核左移。

6. 病程　轻型病例发热时间自 1~2 天至 5~6 天不等,但较重者高热可达 1~2 周,偶有长期低热达数周者,由于病灶未清除,需较长时间才能痊愈。

五、并发症

急性上呼吸道感染如不及时治疗,可引起很多并发症,特别在婴幼儿时期更多见。

并发症分三大类:①感染自鼻咽部蔓延至附近器官,较为常见的有急性结膜炎、鼻窦炎、口腔炎、喉炎、中耳炎和颈淋巴结炎,其他如咽后壁脓肿、扁桃体周围脓肿、上颌骨骨髓炎、支气管炎和肺炎亦不少见;②病原通过血液循环播散到全身,细菌感染并发败血症时,可导致化脓性病灶,如皮下脓肿、脓胸、心包炎、腹膜炎、关节炎、骨髓炎、脑膜炎、脑脓肿和泌尿系感染等;③由于感染和变态反应对机体的影响,可发生风湿热、肾炎、肝炎、心肌炎、紫癜、类风湿病及其他结缔组织病等。

六、诊断与鉴别诊断

应注意下列几方面。

1. 流行情况　了解当地疾病的流行情况对诊断与鉴别诊断均有帮助。患某种急性上呼吸道感染时,不但患儿症状相似,其并发症也大致相同。有些常见的急性传染病如幼儿急疹、麻疹、猩红热、流行性脑脊髓膜炎、百日咳、脊髓灰质炎等,起病时症状与急性上呼吸道感染相似,故应注意当地流行情况、病情的发展变化及相关疾病的特殊症状及体征,以便鉴别。

2. 体格检查　全面体格检查以排除其他疾病。观察咽部包括扁桃体、软腭和咽后壁,如扁桃体及咽部黏膜红肿较重,则细菌和病毒感染都有可能;当扁桃体上有脓性分泌物时应考虑链球菌感染。如扁桃体上有较大的膜性渗出物或超出扁桃体范围,需认真排除白喉。一般以咽涂片检查细菌,必要时培养。如在急性咽炎时还有出血性皮疹则必须排除败血症和脑膜炎。

3. 与流感鉴别　流感有明显的流行病史,多有全身症状如高热、四肢酸痛、头痛等,全身中毒症状明显,一般鼻咽部症状如鼻分泌物多和咳嗽等则较全身中毒症状轻。

4. 与消化系统疾病鉴别　婴幼儿时期的急性上呼吸道感染往往有消化道症状,如呕吐、腹痛、腹泻等,容易误诊为原发性胃肠病,尤其要注意与急性阑尾炎鉴别。

5. 与变应性鼻炎鉴别　有些"感冒"患儿的全身症状不重,常为喷嚏、流涕、鼻黏膜苍白水肿,病程较长且反复发作,要考虑变应性鼻炎的可能。行变应原等检测以资鉴别。此病在学龄前和学龄儿多见。

6. 从血常规鉴别　发热体温较高,白细胞计数较低时应考虑常见的急性病毒性上呼吸道感染,并根据当地流行情况和患儿的接触史排除流感、麻疹、疟疾、伤寒、结核病等。白细胞计数持续增高时,一般考虑细菌感染,但在病毒感染早期也可以高达 $15×10^9$/L 左右,但中性粒细胞百分数很少超过 75%。白细胞计数特别高时,要注意细菌性肺炎、传染性单核细胞增多症和百日咳等。急性咽炎伴有皮疹、全身淋巴结肿大及肝脾大者应检查血分片中异形淋巴细胞,以除外传染性单核细胞增多症。

七、治疗

以充分休息、解表、清热、预防并发症为主,并重视一般护理和支持疗法。

1. 对因治疗　对因治疗中对病毒感染多采用中药治疗,细菌性感染则用青霉素和其他抗生素。

(1)大多数急性上呼吸道感染为病毒感染,单纯病毒性上呼吸道感染属于自限性疾病,早期予以抗病毒或对症治疗即可痊愈,临床上常用的抗病毒药物如下:①利巴韦林:有广谱抗病毒作用,每日 10mg/kg,疗程为 3~5 天;②奥司他韦:是神经氨酸酶抑制剂,为对甲、乙型流感病毒均有效的口服抗病毒药,每次 2mg/kg,每日 2 次,疗程共 5 天。

(2)抗菌药物对于病毒性的急性上呼吸道感染非但无效,还可引起机体菌群失调,必须避免滥用。当病情重、合并细菌感染或有并发症时,可加用抗菌药物,常用青霉素类、头孢菌素类、大环内酯类,疗程为 3~5 天。如 2~3 天后无效,应考虑其他病原体感染。

2. 对症治疗 高热时先用冷毛巾湿敷前额和整个头部,每 10 分钟更换 1 次,往往可控制高热惊厥。此外,可用一般退热药如对乙酰氨基酚或布洛芬,根据病情可 4~6 小时重复 1 次,但避免用量过大以免体温骤降、多汗,甚至虚脱。对轻症咳嗽小儿,尤其是小婴儿,不宜用大量止咳的中西药品。高热惊厥者可予镇静、止惊等处理。局部治疗:如有鼻炎,为了使呼吸道通畅,保证休息,应在进食和睡前酌情用滴鼻药,婴儿忌用油剂滴鼻,恐吸入下呼吸道而致类脂性肺炎。年长儿患咽喉炎或扁桃体炎时,可用淡盐水或复方硼酸溶液漱口。

3. 并发症的治疗 对常见并发症的治疗,是处理急性上呼吸道感染的一个重要环节,必须根据轻重缓急而采取适当措施。

八、预防

1. 积极锻炼 利用自然因素锻炼体格十分重要,如经常户外活动和体育锻炼等都是积极的方法,只要持之以恒,就能增强体质,防止上呼吸道感染。

2. 讲卫生,避免发病诱因 穿衣过多过少、室温过高过低、天气骤变、环境污染和被动吸烟等,都是上呼吸道感染的诱因。

3. 避免交叉感染 接触患儿后洗手。注意通风换气,保持适宜的温度、湿度,及时消毒患儿的床铺衣物,以免病原播散。在家庭中,成人患儿应避免与健康儿童接触。

4. 药物预防 口服中药黄芪、匹多莫德、泛福舒等药物,有提高机体细胞和体液免疫功能作用,反复上呼吸道感染儿童应用后可减少复发次数,适量补充微量元素及维生素也有一定的作用。北京友谊医院儿科曾用中药加味玉屏风散(配方:生黄芪 9g,白术 6g,防风 3g,生牡蛎 9g,陈皮 6g,山药 9g,研成细末)每日 2 次,每次 3g,口服。通过 3 年观察,认为此药似能提高体弱儿免疫力,降低反复呼吸道感染的发病率。

5. 注射疫苗 最近认为,应用减毒病毒疫苗,由鼻腔内滴入和(或)雾化吸入,可以激发鼻腔和上呼吸道黏膜表面分泌型 IgA 产生,从而增强呼吸道对感染的防御能力。大量研究指出,分泌型 IgA 对抗呼吸道感染的作用比任何血清抗体更佳。由于肠道病毒和鼻病毒的型别太多,很难用疫苗预防。

九、预后

全身症状如精神、食欲等,常较体温和白细胞计数更为重要。如饮食、精神如常者,多预后良好;精神萎靡、多睡或烦躁不安、面色苍白者,应加强警惕。

第二节 反复呼吸道感染

反复呼吸道感染(recurrent respiratory tract infection,RRTI)是指一年内发生呼吸道感染次数过于频繁,超过一定范围。根据反复感染的部位可分为反复上呼吸道感染和反复下呼吸道感染(气管支气管炎和肺炎)。反复呼吸道感染的判断条件如表 2-1 所示。对于反复上呼吸道感染或反复气管支气管炎国外文献未见有明确的定义或标准,反复肺炎国内外较为一致的标准是 1 年内患 2 次或 2 次以上肺炎或在任一时间内患 3 次或 3 次以上肺炎,每次肺炎的诊断需要有胸部 X 线片的证据。我国儿科学会呼吸学组于 1987 年制订了反复呼吸道感染的诊断标准,并于 2007 年进行了修订。

表 2-1 反复呼吸道感染判断条件

年龄(岁)	反复上呼吸道感染(次/年)	反复下呼吸道感染(次/年)	
		反复气管支气管炎	反复肺炎
0~2	7	3	2
2~5	6	2	2
5~14	5	2	2

注:①两次感染间隔时间至少 7 天;②若上呼吸道感染次数不够,可以将上、下呼吸道感染次数相加,反之则不能。但若反复感染是以下呼吸道为主,则应定义为反复下呼吸道感染;③确定次数需连续观察 1 年;④反复肺炎指 1 年内反复患肺炎≥2 次,肺炎需由肺部体征和影像学证实,两次肺炎诊断期间肺炎体征和影像学改变直到完全消失。

一、病因

1. 小儿反复呼吸道感染 病因复杂,除了与小儿时期本身的呼吸系统解剖生理特点及免疫功能尚不成熟有关外,微量元素和维生素缺乏、环境污染、被动吸烟、慢性上呼吸道病灶,如鼻炎、鼻窦炎、扁桃体、腺样体肥大、慢性扁桃体炎等是反复上呼吸道感染常见原因。北京儿童医院对 82 例反复呼吸道感染的病因分析,发现 30 例为反复上呼吸道感染,其中以慢性病灶为主,慢性扁桃体炎 14 例、慢性鼻窦炎 8 例。对于反复下呼吸道感染尤其是反复肺炎患儿,多数存在基础疾病。

2. 小儿反复呼吸道感染的基础病变

(1)免疫缺陷病:原发性免疫缺陷病,如以抗体缺陷为主的缺陷病、联合免疫缺陷病、原发性吞噬细胞缺陷病、原发性补体缺陷病等。继发性免疫缺陷病,如营养紊乱、免疫抑制剂的应用、感染(特别是 HIV 感染后)、血液系统疾病和肿瘤、手术、外伤等。

(2)先天性肺实质和肺血管发育异常:如肺隔离症、肺囊肿、先天性囊性腺瘤畸形等。肺血管发育异常可以引起肺淤血,导致反复感染。

(3)先天呼吸道发育异常:如气管支气管软化、支气管狭窄、支气管扩张等,其中以喉气管支气管软化症最为常见,软化可发生于局部或整个呼吸道,呼吸道内径正常,但由于缺乏足够的软骨支撑,这些患儿在呼气时呼吸道发生内陷,呼吸道阻力增加,呼吸道分泌物排出不畅,易于感染、先天性支气管扩张较少见。

(4)获得性支气管扩张。

(5)先天性心脏病:特别是左向右分流的先心病,由于肺部淤血,可引起反复肺炎。

(6)原发性纤毛运动障碍。

(7)囊性纤维化:遗传性疾病,遗传缺陷引起跨膜传导调节蛋白功能障碍,呼吸道和外分泌腺液体和电解质转运失衡,呼吸道分泌稠厚的黏液并清除障碍,在儿童典型表现为反复肺炎、慢性鼻窦炎、脂肪痢和生长落后。囊性纤维化是欧洲和美洲白种人儿童反复肺炎的常见原因,东方黄种人少见,我国大陆及台湾地区曾报道了个别儿童病例,提示我国儿童存在本病。

(8)呼吸道内阻塞或管外压迫:儿童引起呼吸道内阻塞的最常见疾病为支气管异物,其次是结核性肉芽肿和干酪性物质阻塞,偶见气管和支气管原发肿瘤。呼吸道管外压迫的原因多为纵隔、气管支气管淋巴结结核、肿瘤、血管环畸形。

(9)反复吸入:吞咽障碍患儿如精神发育迟缓、环咽肌肉发育延迟、神经肌肉疾病及胃食管反流患儿,由于反复吸入,导致反复肺炎。

不同的研究结果,反复呼吸道感染的病因构成不尽相同。根据北京儿童医院对106例反复肺炎患儿的回顾性分析,发现其中88.7%存在基础病变,先天性或获得性呼吸系统解剖异常是最常见的原因,其次为吸入综合征、先天性心脏病、免疫缺陷病和原发性纤毛运动障碍等。而埃及的一项研究显示,在113例反复肺炎患儿中吸入综合征是第一位原因,占17.7%,第二位为肺结核(14%),第三位先天性心脏病(11.5%),而先天性气道发育畸形只占4.7%。

二、诊断思路

对于反复呼吸道感染患儿首先是区分反复上呼吸道感染,还是反复下呼吸道感染(气管支气管炎,肺炎),或者是二者皆有。

反复上呼吸道感染多与免疫功能不成熟或低下、护理不当、入托幼机构的起始阶段、环境因素(居室污染和被动吸烟)、营养因素(微量元素缺乏,营养不良)有关,部分儿童与慢性病灶有关,如慢性扁桃体炎、慢性鼻窦炎和变应性鼻炎等,进一步检查包括血常规、微量元素和免疫功能检查、鼻旁窦 X 线片、耳鼻喉的详细检查等。

反复肺炎患儿多数存在基础疾病,应进行详细检查。首先应该根据胸部 X 线片表现区分是反复或持续的单一部位肺炎还是多部位肺炎;反复单一部位的肺炎,诊断第一步应进行支气管镜检查,对于支气管异物可达到诊断和治疗目的。也可发现其他的腔内阻塞或某些先天呼吸道发育异常。如果支气管镜正常或不能显示,胸部增强 CT 和气管、血管重建可以明确管外压迫、远端支气管腔阻塞及先天性肺发育异常。对于多部位的肺炎,应该考虑反复吸入综合征、免疫缺陷病、支气管肺发育异常、先天性心脏病、原发性纤毛运动障碍等,进行相应的检查。

三、辅助检查

1. 耳鼻咽喉科检查　可发现某些先天发育异常和急、慢性感染灶。

2. 肺部 CT 和呼吸道、血管重建　可提示支气管扩张、呼吸道狭窄(腔内阻塞和管外压迫)、呼吸道发育畸形、肺发育异常、血管压迫等。

3. 免疫功能测定　有助于发现原发、继发免疫缺陷病。也应注意有无顽固湿疹、血小板减少、共济失调、毛细血管扩张等异常。

4. 心脏彩超　诊断先天性心脏病。

5. 支气管镜检查　可诊断异物、呼吸道腔内阻塞和管外压迫、呼吸道发育畸形,辅助诊断支气管扩张等。

6. 病原微生物检测　应进行多病原联合检测,以了解致病微生物。

7. 特殊检查　怀疑患有原发性纤毛运动障碍时,可行呼吸道(鼻、支气管)黏膜活检观察纤毛结构、功能;疑有囊性纤维化时,可进行汗液氯、钠测定和 *CFRT* 基因检查;疑有反复吸入综合征时,可进行环咽肌功能检查或食管 24 小时 pH 测定。

四、治疗

1. 寻找病因、治疗基础疾病　如清除异物,手术切除气管支气管、肺畸形,选用针对的免疫调节剂治疗原发性免疫缺陷病。

2. 抗感染治疗　主张基于循证基础上的经验性选择抗感染药物和针对病原体检查和药敏试验结果的目标性用药。强调高度疑似病毒感染者不滥用抗生素。

3. 对症处理　根据不同年龄和病情,正确选择应用祛痰、平喘、镇咳药物,雾化治疗、肺部体位引流和肺部物理治疗等。

4. 合理进行疫苗接种。

5. 去除环境因素,注意加强营养,合理饮食,补充微量元素和各种维生素。避免被动吸烟及异味刺激,保持室内空气新鲜,适当安排户外活动和体育锻炼等。

第三章　肺炎

肺炎是小儿的一种主要常见病,尤多见于婴幼儿,也是婴幼儿时期主要死亡原因。根据世界卫生组织(WHO)和联合国儿童基金会(UNICEF)的儿童健康流行病学专家组(CHERC)发布的"全球儿童死亡原因"分析显示,2010年全球5岁以下儿童死亡760万,其中64%为感染性疾病,肺炎病死率为14.1%,即107.1万,与早产儿并列成为儿童死亡的第一位原因。

第一节　细菌性肺炎

细菌性肺炎是一种累及肺泡的炎症,出现肺泡水肿、渗出、灶性炎症,偶可累及肺间质和胸膜。以下按细菌病原叙述肺炎链球菌肺炎、金黄色葡萄球菌肺炎、流感嗜血杆菌肺炎、其他链球菌肺炎及其他革兰阴性杆菌所致的肺炎。

一、肺炎链球菌肺炎

肺炎链球菌是大叶性肺炎的主要病原菌,但在婴幼儿更常引起支气管肺炎,本节主要论述大叶性肺炎。其特点是肺泡炎,年长儿多见。近年来儿科大叶性肺炎已较少见到。

1.病因　肺炎链球菌,旧称肺炎双球菌或肺炎球菌,为革兰阳性双球菌,属链球菌的一种。肺炎链球菌根据其荚膜特异性多糖抗原分型,有90种不同血清型。2011年报道国内多中心临床研究入选3865例5岁以下患儿的338例分离出肺炎链球菌,最常见的血清型为19F(55.6%)、19A(13.9%)、23F(10.1%)、6B(4.7%)和14(3.6%)。还有1、5、15型也是国内常见的血清型。肺炎链球菌耐药非常普遍,对青霉素的不敏感率逐年增加,对红霉素的耐药率在95%以上。

无症状的病菌携带者,在散播感染方面可起到比肺炎患儿更重要的作用。此病一般为散发,但在集体托幼机构有时也有流行。肺炎链球菌可引起大叶肺炎,皆为原发性,大多数见于3岁以上小儿,年长儿较多。因为此时机体防御能力逐渐成熟,能使病变局限于一个肺叶或一个节段而不致扩散。婴幼儿时期偶可发生。气候骤变时机体抵抗力降低,发病较多,冬春季多见,可能与呼吸道病毒感染流行有一定关系。

2.病理变化　病理以肺泡炎为主,很少涉及肺泡壁或支气管壁的间质。一般多局限于一个肺叶或其大部分,偶可同时发生于几个肺叶,右上叶或左下叶最为多见。未经治疗的病肺最初显著充血,第2~3天肺泡内含纤维素渗出物、大量红细胞、少量中性粒细胞及大量肺炎链球菌,此时称红色肝变期。第4~5天肺泡内充满网状纤维素,网眼中有大量中性粒细胞及大单核细胞,红细胞渐消失,肺叶由红色转变为灰色,又称灰色肝变期。

以后,白细胞大量破坏,产生蛋白溶解酶,使渗出物中的纤维素被溶解,称为消散期。

3. 临床表现

(1)症状:少数有前驱症状,起病多急剧,突发高热、胸痛、食欲缺乏、疲乏和烦躁不安。体温可高达 40~41℃。呼吸急促达 40~60 次/分,呼气呻吟,鼻翼翕动,面色潮红或发绀。呼吸时胸痛,故患儿多卧于病侧。最初数日多咳嗽不重,无痰,后可有痰呈铁锈色。早期多有呕吐,少数患儿有腹痛,有时易误诊为阑尾炎。幼儿可有腹泻。轻症者神志清醒,少数患儿出现头痛、颈强直等脑膜刺激症状。重症时可有惊厥、谵妄及昏迷等中毒性脑病的表现,常被误认为中枢神经系统疾病。严重病例可伴发脓毒症休克,甚至有因脑水肿而发生脑疝者。较大儿童可见唇部疱疹。婴幼儿主要表现为支气管肺炎,但近年其并发脓胸、脓毒血症的病例增加。

(2)胸部体征:早期只有轻度叩诊浊音或呼吸音减弱。病程第 2~3 天肺实变后有典型叩诊浊音、语颤增强及管性呼吸音等。消散期可听到湿啰音。少数病例始终不见胸部异常体征。确诊须靠 X 线检查。

(3)X 线检查:早期可见肺纹理加深或局限于一个节段的浅薄阴影,以后有大片阴影均匀而致密,占全肺叶或一个节段,经治疗后逐渐消散。可见肺大疱。少数病例出现胸腔积液。多数患儿在起病 3~4 周后 X 线片阴影消失。

(4)自然病程:大多在病程第 5~10 天体温骤退,可在 24 小时内下降 4~5℃,低到 35℃左右时,可见大汗及虚脱,类似休克状态。早期应用抗生素治疗者可于 1~2 天退热,肺部体征 1 周左右消失。

4. 实验室检查　白细胞及中性粒细胞计数明显增高,白细胞计数可达 $20×10^9/L$ 以上,偶达 $(50~70)×10^9/L$,但也有少数患儿的白细胞计数低下,常示病情严重。C-反应蛋白(CRP)往往阳性。做气道分泌物、血液、胸腔积液培养可获肺炎链球菌。此外,可采集血、尿标本检测肺炎链球菌荚膜抗原,用放射免疫、杀菌力试验和酶联免疫吸附试验(ELISA)等方法测定肺炎链球菌抗体作辅助诊断。

5. 并发症　未经适当治疗的患儿可发生脓胸、肺脓肿、心肌炎、心包炎等。败血症患儿可并发脓毒症休克。过去认为肺炎链球菌不引起肺组织坏死,最近有致坏死性肺炎的报道。

6. 诊断与鉴别诊断　如早期缺乏咳嗽和胸部体征,易与其他急性热病相混。如同时有呕吐、头痛、谵妄或惊厥等表现,则应与中枢神经系统传染病及中毒型菌痢区别,急需摄 X 线片以确定诊断。有时腹痛和呕吐很明显,特别在右下叶发生肺炎时,可刺激膈肌以致在右下腹也出现腹痛,很像急性阑尾炎。鉴别时应注意肺炎患儿的腹部压痛不限于右下腹,腹肌痉挛可在轻缓的压力下消失,并无深层压痛。此外,患大叶性肺炎时,体温和白细胞计数一般均较急性阑尾炎更高。临床常结合 CRP、降钙素原(PCT)的值来诊断细菌性肺炎,虽非特异,但可识别危重症的存在。一般 CRP≥40mg/L 或 PCT≥0.25μg/L 时细菌病原应该考虑。支气管结核合并肺段病变或干酪性肺炎的体征与 X 线片所见,可与大叶肺炎相似,但发病较缓,肺部阴影消失缓慢,结核菌素试验阳性,有助于鉴别。此外应与其他病原引起的肺炎如肺炎杆菌肺炎、支原体肺炎相鉴别。

7. 预防　在某些国家和地区,易发肺炎链球菌感染的高危人群(包括小儿,尤其是患有镰状细胞病的儿童最易感染)试用多价肺炎链球菌多糖疫苗预防,认为有效。2 岁以下儿童接种 7 价、13 价的结合疫苗,均有效地控制了该菌相应血清型的感染。

8. 治疗及预后　一般疗法可参阅支气管肺炎治疗节。抗生素治疗:青霉素敏感者首选青霉素 G 或阿莫西林;青霉素低度耐药者仍可首选青霉素 G,但剂量要加大,或用阿莫西林/克拉维酸钾或第 1 代或第 2 代头孢菌素,备选头孢曲松或头孢噻肟或万古霉素。青霉素高度耐药或存在危险因素者首选万古霉素或利奈唑胺。

青霉素常用剂量为 5 万~10 万 U/(kg·d),或每日给 60 万~100 万 U 或更多,一般分 3 次静脉给药。青霉素过敏的患儿可静脉注射红霉素 100mg/(kg·d),好转后可改为口服。治疗应持续 1~2 周,或完全退热后 3~5 天。如青霉素用药后 2~3 天病情未见好转,应考虑对青霉素不敏感的耐药菌株的存在,更换上述的抗生素。也可根据咽拭子培养出的肺炎链球菌敏感试验结果选用抗生素。对脓毒症休克或脑水肿、脑疝的病例,应按脓毒症休克或颅高压症进行抢救。对晚期就诊者必须注意较常见的并发症,如脓胸、肺脓肿、心包炎、心肌炎及中毒性肝炎,而及时给予适当的治疗。脓胸需穿刺抽脓。肺炎链球菌肺炎痊愈后通常不会遗留肺结构损伤。

二、金黄色葡萄球菌肺炎

1. 病因　金黄色葡萄球菌肺炎是由金黄色葡萄球菌所致的肺炎。本病大多并发于葡萄球菌败血症,多见于幼婴及新生儿,年长儿也可发生。以冬、春两季上呼吸道感染发病率较高的季节多见。常在医院内或婴儿室内发生交叉感染引起流行。葡萄球菌能产生多种毒素和酶,如溶血素、葡萄球菌激酶、凝固酶等。一般认为凝固酶与细菌毒性有一定关系,如为凝固酶阴性(如表皮葡萄球菌),则多为条件致病菌,很少引起严重疾病,但为医院内感染的常见细菌之一。在儿童,尤其是新生儿免疫功能不全是金黄色葡萄球菌感染的重要易感因素。国外研究表明,体重过小及胎龄不足是败血症的 2 个高危因素,而且凝固酶阴性的葡萄球菌(MRSE)在新生儿血培养中不容忽视。由于滥用抗生素的结果,耐药金黄色葡萄球菌的菌株明显增加,金黄色葡萄球菌感染也见增多。对青霉素 G 耐药金黄色葡萄球菌已成为全世界难题,20 世纪 80 年代国内外报道耐甲氧西林金黄色葡萄球菌已成为院内感染的主要病原,20 世纪 90 年代后期,出现了社区获得耐甲氧西林金黄色葡萄球菌,其来源为社区的甲氧西林敏感的金黄色葡萄球菌获得了耐药基因 SCC-mec Ⅳ或 Ⅴ。其毒力可能与 Panton-Valenline 杀白细胞介素有关。世界各地均有社区的甲氧西林敏感的金黄色葡萄球菌感染的报道。国内所有社区的甲氧西林敏感的金黄色葡萄球菌菌株对青霉素、红霉素、克林霉素、头孢菌素均耐药。对万古霉素耐药的金黄色葡萄球菌也先后在日本和美国出现,迄今在世界范围内有 20 株耐万古霉素的金黄色葡萄球菌。

2. 病理变化　金黄色葡萄球菌所致的原发性支气管肺炎,以广泛的出血性坏死、多发性小脓肿为特点。肺的胸膜表面覆盖着一层较厚的纤维素性脓性分泌物。脓肿中有金黄色葡萄球菌、白细胞、红细胞及坏死的组织碎片。胸膜下小脓肿破裂,则形成脓胸或脓气胸。有时可侵蚀支气管形成支气管-胸膜瘘。若继发于败血症之后,则除肺脓肿外,其他器官如皮下组织、骨髓、心、肾、肾上腺及脑都可发生脓肿。

3. 临床表现

(1)症状和体征:金黄色葡萄球菌肺炎常见于 1 岁以下的幼婴。社区发病的 MRSA(CO-MRSA)平均年龄为生后 3 个月内。一般30%在 3 个月内,70%在 1 岁以内。在出现1~2 天上呼吸道感染或皮肤小脓疱数日至 1 周以后,突然出现寒战、高热。年长儿大多有弛张性高热,但新生儿则可低热或无热。肺炎发展迅速,表现呼吸和心率增快、呻吟、咳嗽、发绀等,可有黄脓痰或脓血痰;有时可有猩红热样皮疹,可有消化道症状,如呕吐、腹泻、腹胀(由于中毒性肠麻痹)及嗜睡或烦躁不安或惊厥等脓毒症症状,甚至呈休克状态。肺部体征出现较早,早期呼吸音减低,有散在湿啰音。在发展过程中可迅速出现肺脓肿,常为散在性小脓肿;脓胸及脓气胸是本症的特点。并发脓胸或脓气胸时,叩诊浊音、语颤及呼吸音减弱或消失。社区获得性 MRSA(CA-MRSA)感染大多数为皮肤和软组织感染,可引起坏死性肺炎、脓胸,可有咯血、红斑样的皮疹、中性粒细胞减少症。CA-MRSA 较医院获得性 MRSA(HA-MRSA)引起的肺部感染更为严重,可出现急性 NRDS 的改变。美国的 117 例金黄色葡萄球菌肺炎中,耐甲氧西林金黄色葡萄球菌(MRSA)占74%,金黄色葡萄球菌占26%,而且 MRSA 的患儿年龄较金黄色葡萄球菌的患儿年龄为小;72 例有脓胸,15 例合并肺脓肿。北京儿童医院也有 CA-MRSA 所致坏死性肺炎、脓气胸的病例。

(2)X 线检查:①临床症状与胸部 X 线片所见不一致。当肺炎初起时,临床症状已很重,而 X 线片征象却很少,仅表现为肺纹理重,一侧或双侧出现小片浸润影;当临床症状已趋明显好转时,在胸部 X 线片上却可见明显病变如肺脓肿和肺大疱等表现;②病变发展迅速,甚至在数小时内,小片炎症就可发展成脓肿;③病程中,多合并小脓肿、脓气胸、肺大疱,严重的还并发纵隔积气、皮下气肿及支气管-胸膜瘘;④胸部 X 线片上病灶阴影持续时间较一般细菌性肺炎为长,在 2 个月左右阴影仍不能完全消失。

4. 实验室检查　白细胞计数一般超过$(15\sim30)\times10^9$/L,中性粒细胞百分数增高,白细胞内可出现中毒颗粒。半数小婴儿白细胞计数可减低至5×10^9/L 以下,而中性粒细胞百分数仍较高。白细胞计数减低多示预后严重。C-反应蛋白增高。对气管咳出或吸出物及胸腔穿刺抽出液进行细菌培养阳性者有诊断意义,细菌的药物敏感试验可以协助MRSA 感染的判断。

5. 诊断与鉴别诊断　早期金黄色葡萄球菌肺炎常不易认识。起病急,肺炎症状迅速发展时可考虑本病。如近期有上呼吸道感染、皮肤小疖肿或乳母患乳腺炎的病史,可以协助诊断。

金黄色葡萄球菌肺炎需与下列疾病相鉴别:肺炎链球菌、流感嗜血杆菌或肺炎杆菌肺炎,原发性肺结核伴空洞形成或干酪性肺炎,气管异物继发肺脓肿及横膈疝等。X 线片表现的特点,如肺脓肿、大疱性肺气肿及脓胸或脓气胸等存在都可作为金黄色葡萄球菌肺炎诊断的根据;但需与其他细菌性肺炎所引起的脓胸及脓气胸鉴别,因而病原学诊断十分重要。

6. 治疗　本病的一般治疗与支气管肺炎相同。因病情多较严重,在早期疑为金黄色葡萄球菌肺炎时即应给以积极治疗控制感染。甲氧西林敏感的金黄色葡萄球菌、甲氧西林敏感表皮葡萄球菌,首选 β 内酰胺类的抗生素如苯唑西林及氯唑西林,备选第 1 代、第 2 代头孢菌素。可用青霉素 10 万~50 万 U/(kg·d),肌内注射或静脉滴注。MRSA、MRSE 首选万古霉素或联用利福平或替考拉宁或利奈唑胺或夫西地酸。对万古霉素耐药的金黄色葡萄球菌可选用达托霉素、利奈唑胺、替加环素等。HA-MRSA 较 CO-MRSA 多重耐药更普遍。一般在体温正常后 7 天,大部分肺部体征消失时可停用抗生素,疗程 3~4 周。

发展成脓胸或脓气胸时,如脓液量少可采用反复胸腔穿刺抽脓治疗;但多数患儿脓液增长快、黏稠而不易抽出,宜施行闭式引流术排放。胸腔内注入抗生素的疗效不肯定。

7. 预防　除肺炎一般预防措施之外,必须重视幼托机构居室的卫生清洁,并应及时检查工作人员是否带菌,带菌者应及时适当处理。

8. 预后　并发金黄色葡萄球菌脑膜炎和心包炎或婴儿张力性气胸则预后严重,病死率高达 10%~20%。并发脓胸、脓气胸预后较好,治愈者长期随访无后遗肺功能障碍。

三、流感嗜血杆菌肺炎

1. 病因　大多数流感嗜血杆菌肺炎是由具有荚膜的流感嗜血杆菌 b 型(Hib)引起的炎症。流感嗜血杆菌(Hi)是常见的细菌病原之一。我国的资料表明儿童 Hib 肺炎占社区获得性肺炎的 8%~20%。小婴儿流感嗜血杆菌肺炎后有时并发脓胸、脑膜炎及化脓性关节炎。可为局限(节段性或大叶性肺炎),也可为弥散(支气管肺炎)分布。病理上肺部可见多形核白细胞浸润的炎性区域,支气管或细支气管上皮细胞遭到破坏,间质水肿常呈出血性。尽管大叶性分布的流感嗜血杆菌肺炎起病可隐袭,但常不易与肺炎链球菌肺炎鉴别。支气管肺炎早期变化与急性毛细支气管炎相似。但随着间质炎症的加重,胸部 X 线片可出现粟粒状阴影,提示细菌性感染。

2. 临床表现　流感嗜血杆菌肺炎易并发于流感病毒或葡萄球菌感染的患儿,起病较缓,病程为亚急性。临床及 X 线片所见均颇似肺炎链球菌肺炎。常有发热、咳嗽、胸痛、气促或呼吸困难,可有三凹征、肺部湿性啰音等表现。但以下几个特点值得注意:①有痉挛性咳嗽,颇似百日咳,有时像毛细支气管炎;②全身症状重,中毒症状明显;③白细胞计数增高明显,可达 2 万~7 万,有时伴有淋巴细胞的相对或绝对升高;④胸部 X 线片可呈线状渗出、过度通气及斑片状实变;⑤小婴儿多并发脓胸、心包炎、败血症、脑膜炎及化脓性关节炎;⑥易后遗支气管扩张症。

3. 诊断　常根据发热、咳嗽,全身中毒症状重,结合血培养或胸腔积液培养或胸腔积液的抗原检测获得病原学的诊断,痰培养和支气管肺泡灌洗液常因标本易有污染而难于确定。需要与肺炎链球菌肺炎、金黄色葡萄球菌肺炎和百日咳进行鉴别诊断。

4. 治疗　应首选阿莫西林+克拉维酸或氨苄西林+舒巴坦,备选第 2、第 3 代头孢菌素或新大环内酯类(阿奇霉素、克拉霉素)。氨苄西林 100~150mg/(kg·d),肌内注射或静脉注射。当细菌对氨苄西林耐药时可改用头孢曲松 100mg/(kg·d)或头孢呋辛 75mg/（kg·d）。

四、其他链球菌肺炎

链球菌为革兰阳性链状球菌,有很多族和型。通常按溶血与否分为 α、β、γ（甲链、乙链、丙链）三种。大多数致病性链球菌为乙链,即产生完全溶血的链球菌。Lancefield 根据抗原结构不同将乙链分为 A、B……S 共 18 个血清型。近年来,欧美国家发现某些 A 型链球菌（GAS）菌株毒力很强,可引起严重全身性感染如败血症和肺炎等。GAS 引起咽炎、猩红热、皮肤感染,并与风湿和肾炎有关。由 GAS 引起的肺炎常继发于小儿风疹、水痘和猩红热。乙链溶血性链球菌可以在麻疹或百日咳病程中作为继发感染出现,但不多见,而其中 B 型链球菌（GBS）是国外新生儿肺炎的主要致病菌。在欧美国家 GBS 与产科和新生儿感染关系密切,是新生儿肺炎的主要病原菌。GBS 可引起新生儿早发型或晚发型感染,早发型感染常发生在生后 24 小时内,主要引起肺炎和败血症,晚发型感染多发生在生后第 7 天~3 个月,主要引起脑膜炎。母婴垂直传播是 GBS 早期感染的主要途径,而晚发型 GBS 感染可能与生后的水平传播有关。

链球菌首先侵犯上呼吸道,由淋巴管到达支气管、肺实质和胸膜表面,逆行扩散后,局部的炎症反应可阻塞淋巴管。在早期,大多数炎症反应发生在间质,这与病毒或支原体引起的间质性肺炎相似。如果细支气管周围有炎症,小支气管可部分阻塞。阻塞的远端肺实质通气差,可能发生脓肿或肺大疱。在肺的其他区域,可有水肿液聚集在肺间质和肺泡内,肺间质和支气管壁有白细胞浸润,并且有肺泡上皮脱落。在链球菌肺炎愈合期,肺泡内的水肿渗出液、红细胞、纤维蛋白和其他碎屑可融合形成透明膜。

链球菌感染发病急,有咽痛、音哑、发热、胸痛、咳嗽、呼吸窘迫和白细胞增多。体格检查当炎症位于一个肺段或肺叶时叩诊呈浊音,听诊有捻发音,出现胸腔积液时有相应体征。胸部 X 线片可见节段受累与其他细菌性肺炎相似。细支气管周围弥散性炎性渗出,可与病毒引起的间质性肺炎及化脓性肺炎相似。常伴有肺脓肿和肺大疱,与葡萄球菌肺炎相似。这些症状通常会自行消失。最常见的并发症是肺脓肿和脓胸,较少见的并发症有心包炎、腹膜炎。全身链球菌感染性疾病可出现暴发性紫癜、休克症状及链球菌脓毒症休克。

A、B 型链球菌感染首选青霉素 G 或阿莫西林或氨苄西林,青霉素剂量要加大。治疗用大剂量青霉素 G 10 万 U/（kg·d）进行静脉或肌内注射有效。在应用青霉素治疗后,临床症状改善、白细胞计数降低及链球菌消失过程可能很慢,疗程 3~4 周。在细菌培养未获结果时可用头孢呋辛 75mg/（kg·d）有良效,疗程 3 周。脓胸需做闭式引流术。链球菌感染偶可致肺组织坏死并后遗慢性肺部疾病。

五、其他革兰阴性杆菌所致肺炎

由革兰阴性杆菌引起的肺炎多见于新生儿及小婴儿。近年来由于广泛使用抗生素及免疫抑制剂和医院内的交叉感染,革兰阴性杆菌性肺炎有增加趋势。尽管新的抗生素不断出现,但其病死率仍高。常见的细菌有大肠埃希菌、肺炎杆菌和铜绿假单胞菌。

这些肺炎就其临床过程和肺部病变难以和其他细菌性肺炎相区别。诊断主要依靠气管吸出物、血液及胸腔积液的培养等细菌学检查而获得。血常规检查时，白细胞及分类中多形核细胞可仅轻度增加。凡原有肺炎见好后又见恶化或原发病迁延不愈时，应怀疑此类肺部感染。

革兰阴性杆菌肺炎虽可归为一类，但不同病原菌的荚膜抗吞噬能力、内毒素及外毒素等因素均有差别，以致其毒力及致病能力强弱不同，其临床表现及病情发展也不尽相同，治疗亦各异，但预防医院内革兰阴性细菌交叉感染的原则措施是相同的。诸如消毒隔离制度，呼吸道的严格护理，气管切开术的护理，保持呼吸器、雾化器、吸引管、洗涤槽及各种有关设备及药物溶液的无菌和避免污染，医护人员经常洗手防止带菌，合理应用抗生素及激素等对避免院内交叉感染均十分重要。

1. 大肠埃希菌肺炎 大肠埃希菌肺炎多是间质性肺炎，肺间质有多种细胞浸润，此病多见于下列情况：①发生于新生儿或小婴儿时，肺炎常为全身大肠埃希菌败血症的一部分；②腺病毒性肺炎后继发；③慢性疾病如糖尿病、肾盂肾炎之后亦可发生。

其临床特点如下：①全身症状极重，脉搏增快常与发热不成比例，新生儿体温低于正常；②有大肠埃希菌败血症者，易见循环衰竭；③X 线片多呈双侧支气管肺炎；④脓胸常见；⑤肺脓肿少见。

治疗首选头孢曲松或头孢噻肟，单用或联用阿米卡星，备选有替卡西林+克拉维酸或氨曲南或亚胺培南或第 4 代头孢菌素如头孢吡肟等或庆大霉素。对产生超广谱 β-内酰胺酶的耐药菌株，应停用第 3 代头孢菌素，首选亚胺培南或美罗培南。此病预后欠佳，病死率可高达 50%。

2. 铜绿假单胞菌肺炎 铜绿假单胞菌肺炎是一种坏死性支气管肺炎，多发生于患严重心肺疾病的患儿、早产儿、粒细胞缺乏或免疫缺陷的患儿，以及长期用抗生素治疗的患儿。北京儿童医院病房所见铜绿假单胞菌肺炎多继发于极重型腺病毒性肺炎、气管切开的乙型脑炎、化疗后的白血病及烧伤患儿，也是呼吸肌相关肺炎的主要病原。国外多见于纤维囊性变患儿。近年来对氨基糖苷类抗生素耐药铜绿假单胞菌日益增多，造成治疗上的困难。

临床特点如下：①出现寒战中等度发热，中毒症状、咳嗽、呼吸困难和发绀；②排出大量脓性绿色痰液，可有咯血；③脉搏与体温比较相对缓慢；④肺部体征无明显的大片实变，有弥散细湿啰音及喘鸣音；⑤外周血白细胞计数可增高，但 1/3 患儿白细胞可减少，并可见贫血及黄疸，北京儿童医院的铜绿假单胞菌肺炎的外周血的白细胞计数最高为 71.9×10^9/L，最低为 1.0×10^9/L。CRP 显著增高；⑥胸部 X 线片可见结节状浸润阴影及许多细小脓肿，后可融合成大脓肿；一侧或双侧出现少量血性胸腔积液或脓胸；⑦痰或胸腔积液内可见大量革兰阴性杆菌，培养阳性。

病情发展迅速，病死率极高，可达 90%。因细菌多耐药，疗效差，抗生素首选替卡西林+克拉维酸或哌拉西林+他唑巴坦或亚胺培南，备选有美洛西林或头孢拉定或头孢哌酮+舒巴坦或头孢吡肟，单用或联用氨基糖苷类抗生素（阿米卡星或庆大霉素）。

3. 肺炎杆菌肺炎 肺炎杆菌肺炎又称克雷伯肺炎，其病原菌肺炎克雷伯菌为儿童院内获得性肺炎的最常见病原，易产生超广谱 β-内酰胺酶的耐药菌株（ESBL）。可继发于慢性支气管扩张、流感或结核患儿,亦可继发于近期使用抗生素之后。原发感染仅偶见于婴幼儿,可在婴儿室或病房内因奶瓶、吸氧设备及湿化器等污染而发生交叉感染,甚至造成小流行。此时呕吐、腹泻可为首现症状。此病临床表现与环境有关,新生儿、年长儿的肺炎克雷伯肺炎与相应年龄的其他细菌病原肺炎相似。但可致广泛肺泡损坏、肺实质坏死、肺脓肿及空洞形成,有大量黏液蛋白渗出物,实变常沿大叶或小叶分布。

临床特点如下:①发病常骤起,出现胸痛、呼吸困难;②年长儿有大量黏稠血性痰,呈砖红色。但婴幼少见;③由于气道被黏液梗阻,肺部体征较少或完全缺乏;④病情极为严重,发展迅速,患儿常呈休克状态;⑤胸部 X 线片示肺段或大叶性致密实变阴影,其边缘往往膨胀凸出。可迅速发展到邻近肺段,以上叶后段及下叶尖段较多见;⑥常见的并发症为肺脓肿,可呈多房性蜂窝状,日后形成纤维性变;其次为脓胸及胸膜肥厚。肺炎克雷伯肺炎可伴发于肺炎链球菌肺炎,如遇肺脓肿抗肺炎链球菌治疗无效时,应该考虑同时存在克雷伯菌感染。

抗生素治疗同大肠埃希菌肺炎。首选头孢曲松或头孢噻肟,单用或联用阿米卡星,备选替卡西林+克拉维酸或氨曲南或庆大霉素。对产生超广谱 β-内酰胺酶的耐药菌株,应停用第 3 代头孢菌素,首选亚胺培南或美罗培南。疗程 3~4 周。但近年已有产碳青霉烯酶的菌株出现。

此病预后严重,常出现肺脓肿、呼吸衰竭或脓毒症休克,存活者日后可残留肺部损害。

第二节 病毒性肺炎

病毒性肺炎病原的地区分布不一致。有少数地区仍以腺病毒为第一位;而二十余年来,北京、广州等地区呼吸道合胞病毒(RSV)占第一位,但仍可见散发的较为典型的腺病毒感染。

一、腺病毒性肺炎

腺病毒感染是我国儿童较为常见的疾病之一,可引起咽-结合膜热、肺炎、脑炎、膀胱炎、肠炎等,其中腺病毒性肺炎是婴幼儿肺炎中最严重类型之一。多见于 6 个月至 2 岁的婴幼儿。

1.病因 已知腺病毒有 60 多个型别,其中很多与人类上、下呼吸道感染密切相关。从我国北方和南方各地住院患儿的病原学观察,3 型和 7 型腺病毒为腺病毒性肺炎的主要病原。从咽拭子、粪便或死后肺组织可以分离出病毒,恢复期血清抗体滴度较早期(发病 5~10 天或更早)上升 4 倍以上。在一部分麻疹并发肺炎的严重病例,也得到同样的病原学检查结果。北京等地还发现 11 型腺病毒也是肺炎和上呼吸道感染的较常见的病原。此外,21、14 及 1、2、5、6 等型亦在我国大陆逐渐出现,台湾则以 1、2、5、6 型为主。

腺病毒是 DNA 病毒,主要在细胞核内繁殖,耐温、耐酸、耐脂溶剂的能力较强,除了咽、结合膜及淋巴组织外,还在肠道繁殖。可根据其对特殊动物红细胞的凝集能力分为 3

组,容易引起婴幼儿肺炎的3、7、11、14、21这一组,均能凝集猴红细胞。

2.病理变化　局灶性或融合性坏死性肺浸润和支气管炎为本病主要病变。肺炎实变可占据一叶的全部,以左肺下叶最多见。肺切面上从实变区可挤压出黄白色坏死物构成的管型样物,实变以外的肺组织多有明显的气肿。镜检所见病变,以支气管炎及支气管周围炎为中心,炎症常进展成坏死,渗出物充满整个管腔,支气管周围的肺泡腔内也常有渗出物,大多为淋巴细胞、单核细胞、浆液、纤维素,有时伴有出血,而中性粒细胞则很少,肺泡壁也常见坏死。炎症区域的边缘可见支气管或肺泡上皮增生,在增生而肿大的上皮细胞核内常可见核内包涵体,其大小近似正常红细胞,境界清晰,染色偏嗜酸性或嗜两色性,其周围有一透明圈;核膜清楚,在核膜内面有少量的染色质堆积;但胞质内无包涵体,也无多核巨细胞形成,因此,在形态学上可与麻疹、病毒性肺炎及肺巨细胞病毒感染症区别。此外,全身各脏器,如中枢神经系统及心脏均有间质性炎症及小血管壁细胞增生反应。

3.临床表现　根据经病毒学证实的3型、7型婴幼儿腺病毒性肺炎的临床特点可概述如下。

(1)症状

1)起病:潜伏期3~8天。一般急骤发热,往往自第1~2天起即发生39℃以上的高热,至第3~4天多呈稽留热或不规则的高热;5天以上的病例最高体温超过40℃。

2)呼吸系统症状和体征:大多数患儿自起病时即有咳嗽,往往表现为频咳或轻度阵咳,同时可见咽部充血,但鼻卡他症状不明显。呼吸困难及发绀多数开始于第3~6天,逐渐加重;重症者出现鼻翼翕动、三凹征、喘憋(具有喘息和憋气的梗阻性呼吸困难)及口唇甲床发绀。叩诊多呈浊音;浊音部位伴有呼吸音减低,有时可听到管状呼吸音。初期听诊大多先有呼吸音粗或干啰音,湿啰音于发病第3~4天后出现,日渐加多,并经常有肺气肿征象。重症患儿可有胸膜反应或胸腔积液(多见于第2周),无继发感染者渗出液为草黄色,不混浊;有继发感染时则为混浊液,其白细胞数多超过$10×10^9$/L。

3)神经系统症状:一般于发病3~4天以后出现嗜睡、萎靡等,有时烦躁与萎靡相交替。在严重病例的中晚期可出现半昏迷及惊厥。部分患儿头向后仰,颈部强直。除中毒性脑病外,尚有一部分腺病毒所致的脑炎,故有时需做腰穿鉴别。

4)循环系统症状:面色苍白较为常见,重者面色发灰。心率增快,轻症一般不超过160次/分,重症多在160~180次/分,有时达200次/分以上。心电图一般表现为窦性心动过速,重症病例有右心负荷增加,T波、ST段的改变及低电压,个别有Ⅰ~Ⅱ度房室传导阻滞,偶尔出现肺型P波。35.8%的重症病例可于发病第6~14天出现心力衰竭。肝逐渐增大,可达肋下3~6cm,质地较硬,少数也可有脾大。

5)消化系统症状:半数以上有轻度腹泻、呕吐,严重者常有腹胀。腹泻可能与腺病毒在肠道内繁殖有关,但在一部分病例也可能由于病情重、高热而影响了消化功能。

6)其他症状:可有卡他性结膜炎、红色丘疹、斑丘疹、猩红热样皮疹,扁桃体上石灰样小白点的出现率虽不高,也是本病早期比较特殊的体征。

(2)X线检查:X线片形态与病情、病期密切相关。肺纹理增多、模糊为腺病毒性肺炎的早期表现。肺部病变多在发病第3~5天开始出现,可有大小不等的片状病灶或融合性病灶,以两肺下野及右上肺多见。发病后6~11天,其病灶密度随病情发展而增高,病变也增多,分布较广,互相融合。与大叶肺炎不同之处是,本病的病变不局限于某个肺叶,病变吸收大多数在第8~14天以后。若此时病变继续增多、病情加重,应疑有混合感染。肺气肿颇为多见,早期及极期无明显差异,为双侧弥散性肺气肿或病灶周围肺气肿。1/6病例可有胸膜改变,多在极期出现胸膜反应,或有胸腔积液。

　　(3)病程:本症根据呼吸系统和中毒症状分为轻症及重症。腺病毒性肺炎热型不一致,多数稽留于39℃以上不退;其次为不规则发热,弛张热较少见。轻症一般在7~11天体温骤降。其他症状也较快消失,唯肺部阴影需2~6周才能完全吸收。重症病例于第5~6天以后出现明显嗜睡,面色苍白发灰,肝显著增大,喘憋明显,肺有大片实变,部分患儿有心力衰竭、惊厥、意识改变。恢复者于第10~15天退热,骤退与渐退者各占半数,有时骤退后尚有发热余波,经1~2天后再下降至正常。肺部病变的恢复期更长,需1~4个月之久,3~4个月后仍不吸收者多有肺不张,日后可能发展成支气管扩张。近年来的研究发现腺病毒性肺炎后出现闭塞性细支气管炎的比例较高。国内学者曾对3型、7型腺病毒性肺炎经过1~5年随访,30.1%有慢性肺炎、肺不张及个别支气管扩张。以后又对3型、7型、11型腺病毒性肺炎109例进行10年远期随访,X线片显示45.3%有肺间质增厚、纤维化和慢性支气管炎,慢性肺炎合并支气管扩张占3.8%,支气管扩张及慢性肺炎则各占4.7%。

　　学龄前期与学龄期儿童的腺病毒性肺炎,一般均为轻症,常有持续高热,但呼吸道症状及神经系统症状不重。麻疹并发或继发腺病毒性肺炎时,则所有症状均较严重,病情常易突然恶化。

　　11型腺病毒性肺炎的临床表现与3、7型腺病毒性肺炎无明显差异,但重症及死亡者与3型相似,而较7型者明显为少,临床特点为多低度或中度发热,热程短,无肺部实变体征。胸部X线片以小片阴影为主。萎靡、嗜睡等神经系统症状的发生较6个月以上婴幼儿少且轻,临床上无法与呼吸道合胞病毒或副流感病毒性肺炎区别,致使本组病例在病原学报告前无1例临床诊断为腺病毒性肺炎者。

　　4.实验室检查　白细胞计数在早期(第1~5天)大部减少或正常,约62%病例在$10\times10^9/L$以下,36%在$(10~15)\times10^9/L$,分类无任何特殊改变。晚期白细胞计数与早期类似,唯有继发细菌感染时才升高。血涂片检查,中性粒细胞碱性磷酸酶及四唑氮蓝染色,一般较正常小儿或细菌性肺炎患儿为低,白细胞计数高达$15\times10^9/L$,但中性粒细胞碱性磷酸酶指数仍明显降低,部分患儿血清冷凝集试验可为阳性。发热期间部分病例尿检查有少量蛋白。表现脑膜刺激征的患儿中,脑脊液检查一般正常。

　　5.并发症　在腺病毒性肺炎病程中,可并发金黄色葡萄球菌、大肠埃希菌、肺炎链球菌、肺炎杆菌、铜绿假单胞菌等感染,以致病势更为严重,在腺病毒性肺炎后期,以下几点常提示有继发细菌感染存在:①于发病10天左右病情不见好转,或一度减轻又复恶化;②痰变为黄色;③身体其他部位有化脓灶;④出现脓胸;⑤X线检查出现新的阴影;⑥白细胞计数增高及中性粒细胞比例增高或核左移;⑦中性粒细胞碱性磷酸酶或四唑氮蓝染色数值增高。

在重症腺病毒性肺炎的极期(病程第6~15天),少数病例可并发弥散性血管内凝血(DIC),尤其易发生在有继发细菌感染时。在DIC发生前均有微循环功能障碍,最初多仅限于呼吸道及胃肠道小量出血;以后可有肺、胃肠及皮肤广泛出血。近年来的研究显示,部分重症腺病毒性肺炎患儿可合并吞噬血细胞综合征。

吉林大学白求恩医学部发现重症病例或并发7型或3型腺病毒心肌炎者,以起病急、恢复快为特点。一般见于病程第2周早期,随着心肌缺氧、水肿的消除,其恢复较快。但由于合并心力衰竭,往往漏诊心肌炎;所以应重视突然出现苍白、多汗、呕吐、腹痛、心界扩大、心率变快或变慢及肝大等,常规做心电图及心肌酶检查以确定诊断。

6.诊断与鉴别诊断

(1)诊断:应根据流行情况,结合临床进行诊断。典型婴幼儿腺病毒性肺炎早期与一般细菌性肺炎不同之处:①大多数病例起病时或起病不久即有持续性高热,经抗生素治疗无效;②自病程第3~6天出现嗜睡、萎靡等神经症状,嗜睡有时与烦躁交替出现,面色苍白发灰,肝大显著,以后易见心力衰竭、惊厥等并发症。上述症状提示腺病毒性肺炎不但涉及呼吸道,其他系统也受影响;③肺部体征出现较迟,一般在病程第3~5天以后方出现湿性啰音,病变面积逐渐增大,易有叩诊浊音及呼吸音减低,喘憋于发病第二周日渐严重;④白细胞计数较低,绝大多数患儿不超过12×10^9/L,中性粒细胞不超过70%,中性粒细胞碱性磷酸酶及四唑氮蓝染色较化脓性细菌感染时数值明显低下,但如并发化脓性细菌感染则又上升;⑤X线检查肺部可有较大片状阴影,以左下为最多见。总之,在此病流行季节遇有婴幼儿发生较严重的肺炎,且X线片和血常规也比较符合时,即可做出初步诊断。有条件的单位,可进行病毒的快速诊断。目前可进行免疫荧光技术(间接法较直接法更为适用)、酶联免疫吸附试验、咽拭子腺病毒聚合酶链式反应(PCR)检测,前两种方法均不能对腺病毒进行分型,是其不足之处。而常规咽拭子病毒分离及双份血清抗体检查,只适用于实验室作为回顾诊断。

(2)鉴别诊断:特别应注意学龄前和学龄期儿童,腺病毒与支原体肺炎的临床表现几乎相同,都有高热,呼吸困难及嗜睡等症状均不太明显。但一般腺病毒性肺炎均有体征,支原体肺炎有的只有X线片阴影而无啰音等体征,或可助鉴别,但最终只能依靠实验室诊断。

5个月以下小婴儿腺病毒性肺炎临床表现较婴幼儿腺病毒性肺炎明显轻,与呼吸道合胞病毒、副流感病毒所致肺炎无法鉴别,只有靠快速诊断或病原诊断。

7.治疗 一般治疗参阅支气管肺炎治疗。目前尚无特异的抗腺病毒药物,可考虑选用利巴韦林、干扰素、左旋咪唑、人血丙种球蛋白等药物。利巴韦林,10~15mg/(kg·d),口服或静脉滴注。干扰素,每次100万U,每日1次,肌内注射。左旋咪唑,1~1.5mg/(kg·d),分2~3次口服。对于重症病毒感染,可考虑应用人血丙种球蛋白,400mg/(kg·d),连用3~5天。对有发热、呼吸衰竭、DIC、脑水肿、脱水的患儿采取相对应的对症措施。继发性细菌、真菌感染者选用敏感抗生素及抗真菌药物。

8.预防 3、4、7型腺病毒口服减毒活疫苗经国外小规模应用已证明有预防效果,但尚未大规模生产和应用。流行期间,特别在病房,应尽量隔离,以预防交叉感染;在地段工作中多做婴幼儿上呼吸道感染的家庭治疗,在托幼机构要特别注意早期隔离及避免患感冒的保育员继续担任护理工作,以减少传播机会。据报道,腺病毒交叉感染发生率达60%~85%,接触时间短者20分钟即可致病,潜伏期为4~6天。因此,腺病毒感染患儿不能与其他患儿同室,以避免交叉感染。

9. 预后　在我国北方腺病毒性肺炎的病情严重,1958年初次大流行时,住院患儿病死率高达25%,经中西医结合治疗后,病死率降至5%~10%。十余年来又有明显流行,病情轻重差异较大,但病死率进一步降低。流行时死亡大多发生在病程第10~15天,影响预后的主要因素:①年龄幼小缺乏特异抗体,死亡多发生于6~18个月儿童,2岁以上者几乎没有死亡;②如并发或继发于麻疹、一般肺炎或其他重症的过程中,病死率较高,继发金黄色葡萄球菌或大肠埃希菌等感染时预后也较严重;③与3型、11型腺病毒比较,7型所致肺炎,重症及死亡者较多;④存在基础疾病者。

二、流感病毒性肺炎

流感病毒性肺炎是一种严重的间质性肺炎,有时可侵犯中枢神经系统或循环系统,多发生于弱小婴幼儿,集中于6个月至2岁的年龄阶段,流行多见于冬春寒冷季节。乙型流感病毒性肺炎一般较甲型所致者轻。

1. 病因　流感病毒分为甲、乙、丙三型,具有血凝素(HA)及神经氨酸酶(NA)两种表面抗原,易发生抗原变异。目前流行的型别为新甲1型(H1N1)及甲3型(H3N2)同时存在,少数为乙型。

2. 病理变化　以间质性肺炎为主要病变,严重者有广泛出血性、坏死性支气管炎及肺炎。包涵体仅见于胞质而不见于胞核。

3. 临床表现　根据1953年北京天津所见病例[其中曾分离出亚甲型流感病毒(H1N1)]及2009年甲型H1N1病例,综合其临床特点如下:①潜伏期1~7天,平均2天;②发病急,大多数在发病后48小时高热持续不退,少数患儿经过中等度发热2~3天后才逐渐上升;③呼吸道症状显著,69.5%患儿有咳嗽症状,24.5%患儿有咳痰。可有喘息,有时退热后仍喘。肺部体征如叩诊浊音、呼吸音变化及细小湿啰音或捻发音,均于起病后逐渐发生。胸腔可见积液,多为黄色微混液,自数十至数百毫升不等。在少数病例中曾见咽部红肿,有假膜,易于剥离;④2009年的病例中呕吐、腹泻者比以往报告低、个别严重者并发肠出血,则预后较差;⑤有时神经系症状显著,甚至早期就有持久性昏迷,或发生惊厥。脑脊液检查除压力稍高外均正常;⑥部分患儿可以出现多脏器功能损害,如心肌炎、心源性休克、肾衰竭、神经系统并发症等;⑦白细胞减计数少,可低到$(1\sim2)\times10^9$/L,92.3%儿童患儿出现淋巴细胞减少,一半患儿伴有CD4/CD8下降(<1.4);⑧X线检查可在大多数病例中见肺门两旁的肺野有不整齐的絮状或小片状阴影,并不广泛;少数病例可发生大块阴影。

1963年在北京流行的流感病毒性肺炎是由亚洲流感病毒(H2N2)引起。根据病例观察,临床症状较轻,重症较少,年龄均在2岁以内,仍以骤然发病及持续高热(7~10天)为特点。肺部常可听到细湿啰音,但有呼吸困难者只占半数,胸腔积液仅是偶见。胸部X线片呈片状及斑点状阴影,第2周开始吸收,恢复较快。全部病例均告痊愈。同时期尚见少数乙型流感肺炎病例,其病情及症状与此次流行之亚洲甲型相仿。

1977年冬至1978年春北京又发生流感病毒性肺炎,最初由甲3型(H3N2)流感病毒引起,继由新甲1型(H1N1)流感病毒引起。此两型流感病毒性肺炎的症状均与北京1963年的甲2型(H2N2)流感病毒性肺炎相仿,未见1953年甲1型(H1N1)引起的严重病例。2009年出现甲型H1N1世界范围内流行,根据拉丁美洲的研究结果,小于5岁儿童的病死率为(9.4~45.8)/10万。

4.诊断 在流感流行时,婴幼儿持续高热不退并有肺炎症状,用抗生素无效,即应考虑流感病毒性肺炎的可能。确诊需要进行病毒学检查,作鼻咽分泌物或咽拭子病毒分离及双份血清红细胞凝集抑制试验或补体结合试验,但在一般医院尚难普及。近年来已采用单克隆抗体间接免疫荧光法进行病毒快速诊断。

5.治疗 金刚烷胺和金刚乙胺对乙型流感无效。甲型流感对金刚烷胺和金刚乙胺的耐药增加。流感病毒的神经氨酸酶对甲、乙型流感病毒的复制有重要作用。对神经氨酸酶的抑制将限制流感病毒的聚集和扩散。奥司他韦、扎那米韦均为神经氨酸酶的可逆性竞争抑制剂。奥司他韦的抗病毒活性比扎那米韦高,口服生物利用度好,推荐用于流感病毒性肺炎的治疗,但应早期应用。

6.预防 流感疫苗是预防流感及其严重并发症的最有效方法,流感疫苗主要包括灭活疫苗、减毒活疫苗、基因疫苗和生物佐剂。三价灭活流感疫苗和减毒活流感病毒疫苗是两种儿童和成人都可使用的流感病毒疫苗。6个月及以上高危儿童;6~59个月的健康儿童;高危儿童的家庭接触者及其家庭外看护者;卫生保健从业人员等均建议每年接受流感病毒疫苗免疫接种。

7.预后 原发性流感病毒性肺炎虽较重,热程可长至10天,但1963年以后,国内病例多预后良好,死亡较少。最近国外报道,严重流感病毒性肺炎远期后遗症可有肺不张、支气管扩张、闭塞性细支气管炎及肺纤维化等。

三、副流感病毒性肺炎

副流感病毒广泛存在于自然界,全年均可发病,可引起小儿轻重不同的上、下呼吸道感染,如感冒,中耳炎,重症喉、气管、支气管炎,毛细支气管炎和肺炎。副流感病毒性肺炎与呼吸道合胞病毒性肺炎类似,是婴幼儿肺炎中较常见者。

1.病因 副流感病毒属副黏病毒科,RNA病毒,与人类有关的副流感病毒分为4型:1型中有两种株别,即血细胞吸附第2型病毒(HA2)和仙台病毒(HVJ);2型为哮吼病毒(CA);3型为血细胞吸附1型病毒(HA1);4型也有两种株别,A及B(M25)。1、2、3型可引起轻度鼻炎、咽炎及支气管炎;1、2型可引起重症喉炎(哮吼),多见于2~6岁的儿童;3型可引起肺炎及毛细支气管炎,多见于1岁以内的婴儿。至于仙台病毒,1952年及1953年在日本、1955年在苏联海参崴曾有少数引起肺炎的报告,但国外对其可引起人类疾病有怀疑。在我国,北京曾发现婴幼儿肺炎、毛细支气管炎、上呼吸道感染仙台病毒恢复期抗体4倍以上升高,并分离出病毒。因此,仙台病毒对人类的致病性应予以肯定。

副流感病毒作为婴幼儿肺炎和毛细支气管炎的病毒病原,近年来在北方次于呼吸道合胞病毒及鼻病毒为第3位,在南方仅次于呼吸道合胞病毒为第2位。

2.临床表现 1962—1964年,在北京观察的恢复期血清抗体4倍上升的仙台病毒性肺炎的症状是发热1~8天,多数为3~5天,其间高热时间很短,咳嗽不甚剧烈,只有个别病例出现喉炎、轻度呼吸困难,肺部有散在啰音,但绝大多数叩诊无浊音。X线检查均可见小片状阴影,在1~3周吸收。还观察到个别其他型别副流感病毒引起的肺炎,症状与上述仙台病毒所致者相仿。1975—1980年中国医学科学院儿科研究所所见双份血清抗体4倍以上升高者主要为3型副流感病毒,也有少数2型及仙台病毒,这些婴幼儿肺炎的临床表现与1962—1964年所见者相仿,多数病情均较轻。国外报道,1岁以内婴儿的3型副流感病毒感染的临床表现与呼吸道合胞病毒感染极其相似。起病时先有感冒症状,流涕、低热、咳嗽,而后出现咳嗽加重,有痰,呼吸加快,肺内闻及干湿啰音及哮鸣音,合并细菌感染体温高热,中毒症状重,喘憋明显。X线片肺纹理增重,双下肺可见点状阴影,肺泡充气过度,合并细菌感染可见实变征象。

3.诊断与鉴别诊断 确诊需做病毒分离或血清学检查,健康儿童很少能从鼻咽部分离出该病毒,因此从咽、鼻分泌物中分离出该病毒即可确定致病原。进行病毒学诊断时,患儿的鼻咽分泌物或咽拭子标本应在发病早期采取。以猴肾细胞分离阳性率最高,1型及3型培养3~7天出现病变,可用血细胞吸附鉴定;2、4型培养时间较长,仅有2型可见融合细胞。血清诊断可用血凝抑制试验,即使第一次发病时也可能有1、2、3型及腮腺炎病毒同型及异型抗体同时上升;再感染时同型和(或)异型抗体也可上升;但有时虽鼻咽分泌物的病毒分离阳性,却无抗体上升。关于4型病毒抗体上升情况了解较少,只知第一次感染时常有同型抗体上升。

利巴韦林对副流感病毒治疗有效,临床要求快速诊断。急性期的快速诊断可用分泌物涂片或组织免疫荧光法查抗原,也可应用酶标抗体染色法、补体固定法、血凝抑制法或ELISA法检测。

本病常不能与呼吸道合胞病毒性肺炎及5个月以下小婴儿的腺病毒性肺炎鉴别,但较6个月以上婴幼儿病情明显轻。有时与抗生素治疗下的肺炎链球菌肺炎不易区别,白细胞增多及中性粒细胞碱性磷酸酶增高对诊断后者有一定帮助。

4.治疗 参阅呼吸道合胞病毒性肺炎。主要是对症治疗,根据年龄和病情采取相应的处理,婴幼儿肺炎可雾化吸入肾上腺素或β_2激动剂以改善通气。利巴韦林有抗副流感病毒功效,静脉滴注10~15mg/(kg·d),每日2~3次。

5.预防 国外有人进行亚单位疫苗的研究,但距实际应用尚需一定时间。已有副流感病毒3型活疫苗可作为预防应用。

6.预后 本病多数较轻,预后良好,痊愈后无永久性肺损害。

四、呼吸道合胞病毒性肺炎

呼吸道合胞病毒性肺炎是一种小儿常见的间质性肺炎,多发生于婴幼儿。由于母传抗体不能预防感染的发生,因而出生不久的小婴儿即可发病,有报道新生儿病毒性肺炎中 RSV 占 10%~15%。国外偶有院内感染导致产科医院新生儿病房暴发流行的报道。

来自 10 个发展中国家 5 岁以下儿童急性下呼吸道感染的资料表明,RSV 是造成急性下呼吸道感染最常见的病因,占所有病例的 70%。有报道,发展中国家住院患儿的病死率为 7%,比发达国家中高危患儿的病死率(0.5%~2%)高得多。

RSV 感染的高危人群为有早产史的婴儿,有支气管肺发育不良、先天性心脏病(特别是发绀型、有肺动脉高压的左向右分流者)、囊性纤维化、免疫抑制(包括接受化疗、骨髓或实质器官移植及有细胞免疫功能的潜在性疾病)及神经肌肉病(脑瘫或肌营养不良)的患儿。另外有一些与严重 RSV 感染有关的危险因素:家庭社会经济地位状况低下,居住环境拥挤,室内烟雾污染、有哮喘或特应性疾病家族史。

1.病因 RSV 属副黏病毒科,是引起小儿病毒性肺炎最常见的病原,可引起间质性肺炎及毛细支气管炎。

RSV 在电镜下所见与副流感病毒类似,病毒颗粒大小约为 150nm,较副流感病毒稍小,为 RNA 病毒,对乙醚敏感,无血细胞凝集性,在人上皮组织培养形成特有的合胞,病毒在胞质内增生,可见胞质内包涵体。呼吸道合胞病毒只有一个血清型,最近分子生物学方法证明有两个亚型,A 和 B。

2.病理及发病机制 RSV 的潜伏期为 2~8 天(多为 4~6 天),RSV 肺炎的典型所见是单核细胞的间质浸润。主要表现为肺泡间隔增宽和以单核细胞为主的间质渗出,其中包括淋巴细胞、浆细胞和巨噬细胞。此外肺泡腔可见肺透明膜形成。在一些病例,亦可见细支气管壁的淋巴细胞浸润:在肺实质出现伴有坏死区的水肿,导致肺泡填塞、实变和萎陷。少数病例在肺泡腔内可见多核融合细胞,形态与麻疹巨细胞相仿,但找不到核内包涵体。Gardner(1970)解剖 RSV 肺炎死亡患儿 1 例,用荧光抗体检查法检出大量 RSV,未见人免疫球蛋白沉着,认为肺炎病变可能主要是病毒对肺的直接侵害,并非变态反应所致。

3.临床表现 本病多见于婴幼儿,其中半数以上为 1 岁以内婴儿,男多于女,其比例为(1.5~2):1。潜伏期为 4~5 天。初期可见咳嗽、鼻塞。约 2/3 的病例有高热,最高可至 41℃,但发热一般不是持续性的,较易由解热药退热,高热时间多数为 1~4 天,少数为 5~8 天。约 1/3 患儿中度发热,多持续 1~4 天。多数病例的热程为 4~10 天。主要症状为咳嗽、喘息、气促。轻症病例呼吸困难不显著;中、重症有较明显的呼吸困难、喘憋、口唇发绀、鼻翼翕动及三凹征。胸部听诊多有细小或粗、中啰音,约 2/3 患儿有喘鸣音,叩诊一般无浊音,少数有过清音。少数重症病例也可并发心力衰竭。早产儿、有基础疾患儿童多有并发症,另有对重症 RSV 肺炎的临床研究显示,其主要见于 6 个月以下婴儿,其中 70.9%合并基础疾病,33.5%合并感染,以革兰阴性菌多见。

4.辅助检查

(1)血常规:白细胞计数一般在(5~15)×10⁹/L,多数在 10×10⁹/L 以下,中性粒细胞多在 70%以下。

(2)X 线检查:多数有小点片状阴影,大片状者极为罕见,约 1/3(部分)患儿有不同程度的肺气肿。少数患儿可有肺不张。

5. 诊断与鉴别诊断　RSV 肺炎症状与副流感病毒性肺炎、轻症流感病毒性肺炎及轻症腺病毒性肺炎临床上几乎无法区别。重症流感病毒性肺炎及重症腺病毒性肺炎则高热持续，中毒症状及呼吸症状重，临床表现远较 RSV 肺炎严重。本病的实验室诊断方法主要包括病毒分离、抗原检测和核酸扩增。利用免疫荧光法和胶体金法检测鼻咽分泌物中 RSV 抗原能达到快速诊断的目的，病毒分离较为耗时，主要用于分子流行病学研究。核酸扩增技术逐渐得到广泛应用，但技术要求较高。

6. 治疗

（1）一般治疗：要特别重视一般治疗，包括氧疗、补液、保持呼吸道通畅等。注意隔离，努力防止继发细菌或其他病毒感染。如无继发细菌感染，只用中医治疗即可。一般治疗考考支气管肺炎，其他可参考腺病毒性肺炎。雾化、叩背吸痰是简单易行的呼吸治疗手段。不仅有助于气道湿化和炎性分泌物的清除，而且由于梗阻解除和通气改善，使重症病例的呼吸性酸中毒乃至 Ⅱ 型呼吸衰竭较迅速被纠正，避免误用、滥用碱性药物。国内研究证明，对 RSV 肺炎及毛细支气管炎，中药双黄连雾化吸入效果明显。

（2）抗病毒治疗：关于抗病毒化学药物，利巴韦林可能有效，较重者可用利巴韦林雾化治疗。国内研究证明，双黄连雾化吸入效果亦较明显。干扰素雾化治疗 RSV 感染亦在研究中。

（3）免疫球蛋白

1）RSV-IGIV 的使用方法：RSV-IGIV 用于预防，在 RSV 流行的季节，每个月经静脉注射大剂量 RSV-IGIV 每次 750mg/kg（即每次 15mL/kg），共 3～5 次。RSV-IGIV 应用于治疗：在选定的高危患儿中予一次 RSV-IGIV 1500mg/kg，静脉滴注；另有一种吸入疗法，在住院第一天予 RSV-IGIV 吸入 2 次，每次 0.05g/kg（即每次 1mL/kg），每次约 20 分钟，间歇期 30～60 分钟。

2）RSV 单克隆抗体帕利珠单抗：是一种人类单克隆 IgG 抗体，特异性抑制 RSV 的 F 蛋白 A 抗原位点上的抗原决定簇，它通过抑制病毒的复制并直接中和病毒而发挥作用。用法是每月肌内注射 1 次，每次 15mg/kg，用于整个 RSV 流行季节，在 RSV 感染开始的季节提前应用则效果更佳。目前，人们普遍认同在高危儿中应用被动免疫药物 RSV-IGIV 和帕利珠单抗防治 RSV 感染，尤以后者为佳。有研究显示两种治疗均可以降低 RSV 住院率和 ICU 住院率，其作用相似，但都不能降低机械通气的使用和病死率。

对 RSV 所致的呼吸道感染患儿和伴有先天性心脏病、支气管肺发育不良、免疫缺陷、新生儿、早产儿或伴其他严重疾病的高危儿应用 RSV 免疫球蛋白，有很好的耐受性和保护作用。

7. 预后　本病一般较轻，单纯病例 6～10 天临床恢复，X 线片阴影多在 2～3 周消失。如隔离措施不力，易有继发感染，可再度发热。单纯 RSV 肺炎极少死亡。

五、毛细支气管炎

急性毛细支气管炎是一种婴幼儿较常见的下呼吸道感染，多见于 2 岁以下婴幼儿，多数是 1~6 个月的小婴儿,发病与该年龄支气管的解剖学特点有关。因微小的管腔易因黏性分泌物、水肿及肌收缩而发生梗阻,并可引致肺气肿或肺不张。其临床症状如肺炎,且喘憋更著。临床上较难发现未累及肺泡与肺泡间壁的纯粹毛细支气管炎,故国内认为是一种特殊类型的肺炎,有人称之为喘憋性肺炎。

1. 病因　毛细支气管炎可由不同的病毒所致。呼吸道合胞病毒(RSV)是最常见的病原,其他病毒包括副流感病毒(3 型较常见)、腺病毒、流感病毒、呼肠病毒与鼻病毒均可引致毛细支气管炎,少数是由人肺炎支原体引起。过去,偶自本病患儿分离出流感杆菌,可能在极个别情况下为病原,但也可能为带菌或病毒与细菌混合感染。

2. 病理变化及发病机制　病变主要侵及直径 75~300μm 的毛细支气管,黏液分泌增加,有细胞破坏物、纤维素堵塞,出现上皮细胞坏死及支气管周围淋巴细胞浸润。炎症可波及肺泡、肺泡壁及肺间质。肺不张、肺气肿较为明显。

3. 临床表现　常在上呼吸道感染以后 2~3 天出现持续性干咳和发作性呼吸困难。咳与喘憋同时发生为本病特点。症状轻重不等,重者呼吸困难发展甚快,咳嗽略似百日咳,初起时呼吸症状远较中毒症状严重,出现发作性喘憋。体温高低不一,低热(甚至无热)、中等度发热及高热约各占 1/3。体温与一般病情并无平行关系。一般虽有呕吐,但不严重,也多无严重腹泻。由于肺气肿及胸腔膨胀压迫腹部,常易影响吮奶及饮食。

喘憋发作时呼吸快而浅,常伴有呼气性喘鸣,呼吸频率 60~80 次/分,甚至 100 次/分以上,脉快而细,常达 160~200 次/分。有明显鼻翼翕动及三凹征,重症患儿有明显的梗阻性肺气肿、苍白及发绀。胸部体征常有变异。叩诊可呈鼓音。当毛细支气管接近于完全梗阻时,呼吸音明显减低或听不见。在喘憋发作时往往听不到湿啰音,当喘憋稍缓解时,可有弥散性细湿啰音或中湿啰音,喘鸣音往往很明显,偶有笛音等干啰音。发作时可有肋间增宽、肋骨横位,横膈及肝、脾因肺气肿推向下方。由于过度换气引起的不显性失水量增加和液体摄入量不足,部分患儿可发生比较严重的脱水,在小婴儿还可能有代谢性酸中毒。重度喘憋者可有二氧化碳潴留,出现呼吸性酸中毒,动脉血氧分压降低、呼吸衰竭。经过正确治疗后,发展成心力衰竭者已较少见。

4. X 线检查　可见全肺有不同程度的梗阻性肺气肿,摄片可显现支气管周围炎征象,或有肺纹理粗厚。不少病例肺泡亦明显受累,有小的点片状阴影,但无大片实变,与腺病毒性肺炎不同。

5. 实验室检查　白细胞计数及分类多在正常范围。病情较重的小婴儿血气分析检查可有代谢性酸中毒,约 1/10 的病例可有呼吸性酸中毒。病毒快速诊断用免疫荧光技术、酶标抗体染色法或 ELISA 等法进行,有条件的单位可进行病毒分离及双份血清检查,以确定各种病毒感染。鼻咽拭子细菌培养与健康儿无明显不同(二者均可有带菌情况)。

6. 诊断与鉴别诊断　患儿年龄偏小,在发病初期即出现明显的发作性喘憋,体检及 X 线检查出现明显肺气肿,故与其他急性肺炎较易区别。本病有时需与以下几种疾病鉴别。

(1)支气管哮喘:婴儿的第一次感染性喘息发作,多数是毛细支气管炎,如有反复多次喘息发作,亲属有哮喘及变应性疾病史,则有婴幼儿哮喘的可能。

（2）粟粒性肺结核：有时呈发作性喘憋，但一般听不到啰音。尚有其他结核病症状、结核菌素试验阳性及 X 线所见，均有助于结核的诊断。

（3）其他疾病：百日咳、充血性心力衰竭、心内膜弹性纤维增生症、硬脂酸锌（在扑粉内）吸入及异物，都可发生喘憋，有时也需鉴别。

7. 治疗 一般治疗与护理，参考支气管肺炎。

（1）对症治疗：①增加空气内的湿度极为重要，一般可使用室内加湿器。重症病例合理应用雾化治疗对患儿有一定帮助，一般雾化器可结合给氧进行雾化；超声雾化只在有呼吸道痰堵时应用，每次 20 分钟，每日 3~4 次，吸雾后要叩背吸痰。应用加温湿化有时可使患儿安静下来。至于直接冲洗咽喉部及从喉支气管吸出痰液的办法，只能对个别病例在耳鼻喉科配合下应用喉镜进行；②对喘憋严重者首先要抬高头部与胸部，以减少呼吸困难；遇有明显缺氧时，最好应用雾化器给氧，应连接口罩，或用头罩；对轻度缺氧病例，有条件的地方可试用冷空气疗法，也可采用鼻管给氧，导管尖端放在鼻前庭即可；③在喘憋发作期间，可应用支气管舒张剂雾化吸入。如烦躁明显，可用冬眠 Ⅱ 号肌内注射，或用水合氯醛加强镇静作用。如效果仍不明显，可以氢化可的松、甲泼尼龙或地塞米松静脉点滴，于数小时内输入。如喘憋非常严重，一般方法难以控制时，可试行徐徐静脉推入 5%碳酸氢钠 3~5mL/kg，有时可见显著效果，也可试用酚妥拉明+间羟胺静脉滴注或缓慢静脉推入，或试用东莨菪碱静脉滴注。有研究表明 3%高张盐水雾化吸入治疗毛细支气管炎，可减少非重症患儿的住院时间，但对于重症儿童无效。硫酸镁静脉滴注；维生素 K_3 雾化吸入；小剂量异丙基肾上腺素静脉滴注治疗毛细支气管炎喘憋发作，也可审慎试用；④争取多次口服液体以补充快速呼吸时失去的水分，不足时可以静脉点滴补液，一般用 10%葡萄糖溶液，加入少量（约 1/5 容量）0.9%氯化钠溶液；遇有代谢性酸中毒，可静脉输入 1/6g 分子浓度（1.4%）碳酸氢钠。如有血气测定条件，可按［0.3×体重（kg）×剩余碱（负值）＝输给的碳酸氢钠毫当量数］的公式计算，先输给总量的 1/2，视情况再输其余的 1/2；⑤对呼吸性酸中毒宜用雾化吸痰等方法使呼吸道通畅。对伴呼吸衰竭病例可进行 CPAP 呼吸支持，必要时气管插管机械通气；⑥并发心力衰竭时应及时应用洋地黄类药物，对疑似心力衰竭病例，也可及早试用；⑦对疑似哮喘患儿，可试用小剂量肾上腺素，无效时不再重复；⑧最近有人试用干扰素雾化疗法，对本病及喘息性支气管炎均有疗效。

（2）抗病毒治疗：利巴韦林雾化吸入疗效较好，国内研究证明，双黄连雾化吸入效果亦较明显，也可以加用 α 干扰素。可参考 RSV 肺炎的抗病毒治疗。

本症一般不需用抗生素。但如有继发细菌感染时，可酌用青霉素控制感染。如发现葡萄球菌或流感杆菌等继发感染，应积极进行抗菌治疗。

8. 预后 病程一般为 5~15 天，平均为 10 天，治疗恰当时可缩短。在咳喘发生后 2~3 天以内病情常较为严重，经过正确治疗后大多迅速恢复，并在数日内见愈。近期预后多数良好，在住院的毛细支气管炎患儿中，病死率约为 1%，原有心肺疾病和其他先天畸形的婴儿及新生儿、未成熟儿的死亡危险性高。死亡多由于喘憋时间过长，呼吸暂停、呼吸衰竭，非代偿性呼吸性酸中毒及严重脱水酸中毒等原因所致。患儿易于病后数年间反复发生喘鸣,长期随访观察,22.1%~53.2%患儿发生哮喘。

六、巨细胞病毒性肺炎

巨细胞病毒感染在先天性或后天性病例中大多数症状不明显,出现症状者称为巨细胞病毒感染症,巨细胞病毒性肺炎(CMV)是这类病的一个组成部分。

1.病因　病原为巨细胞病毒,是一种 DNA 病毒,属疱疹病毒类,健康小儿可携带此种病毒。先天性病例的传染途径主要是从受感染的母亲经过胎盘传给胎儿。出生时即可出现黄疸、紫癜及肝脾大。后天传染主要经呼吸道、受污染的尿及输血。在新生儿及早产儿较多见,多于生后 4 个月内发病,患病者和携带病毒者均可从尿和唾液中排出病毒。近年来由于广泛应用激素及免疫抑制剂,较大年龄的儿童,特别在恶性肿瘤、器官移植患儿应用免疫抑制剂治疗之后及获得性免疫缺陷综合征(AIDS)患儿,巨细胞病毒性肺炎有增多趋势。在接受骨髓移植的患儿中,CMV 感染的发病率很高,移植后 CMV 的感染率为 60%~70%,且有 10%~50%发展成为间质性肺炎。有研究证实,在免疫受抑制或免疫缺陷患儿发生的间质性肺炎,有 50%是由 CMV 引起的。

2.病理变化　肺部病变广泛,与其他间质性肺炎相似。终末气道肺泡壁及肺泡腔可见许多巨细胞,其中含核内包涵体和胞质内包涵体,这些包涵体亦可见于唾液腺、肾、胃肠道、肝、脑等器官。间质和肺泡内均有单核细胞浸润及富含蛋白质的液体。

3.临床表现　无论是先天性或后天性巨细胞病毒感染症,肺炎常被其他全身严重症状所掩盖。新生儿巨细胞病毒性肺炎可表现为持续性呼吸窘迫,但同时常有肝脾大、黄疸、紫癜和中枢神经系统损害。生后数月发病者,肺炎亦可合并肝、脾增大,有时还并发肺孢子虫肺炎。根据一组国内 CMV 肺炎的临床观察,其多见于 6 个月以内婴儿,平均年龄 6.2 个月,主要症状为咳嗽、气促、喘息,高热症状的患儿仅占 15.1%。肺部可以闻及湿啰音,合并肝炎的患儿比例较少,占 7.5%。肺部症状多与其他非细菌性肺炎相似,有咳嗽、呼吸困难、发绀及三凹征等。听诊多无异常,与肺部 X 线片改变不相平行。胸部 X 线片可见广泛的索条状纹理增粗和小叶性炎症浸润灶,呈网点状阴影,实变少见(占 7.5%)。CMV 引起的单核细胞增多症难以与 EB 病毒(EBV)引起的传染性单核细胞增多症鉴别。

4.诊断　本病缺乏独特的临床表现,常需病毒学和血清学的诊断方法。

(1)病原学检查:应用人胚肺成纤维细胞可从患儿呼吸道分泌物及尿培养分离 CMV。尿沉渣涂片后可找到有包涵体的巨细胞。

1)分子生物学技术:聚合酶链反应(PCR)方法直接检测巨细胞病毒 DNA,与病毒分离比较具有快速、特异、灵敏等优点,目前已应用于早期快速诊断。

2)HCMVpp65 检测:HCMVpp65 是 HCMV 的晚期抗原,HCMVpp65 抗原血症是活动性 HCMV 感染的重要标志。检测方法是应用单克隆抗体技术和免疫染色法直接检测被感染细胞内的 HCMV 编码的蛋白质。该方法诊断活动性 HCMV 感染的灵敏度和特异度均≥90%。

(2)血清学检查:应用免疫荧光、间接血凝抑制及补体结合等试验,均可发现抗体滴度升高。应用间接免疫荧光试验、免疫酶染色法 ELISA 测 CMV-IgG 和 IgM 抗体,CMV-IgM 抗体阳性表示近期感染,有诊断价值。单份血 CMV-IgG 抗体阳性表示既往感染,而急性期和恢复期双份血清 CMV-IgG 抗体效价呈 4 倍或 4 倍以上增高时有诊断意义,表示有近期感染。

5. 治疗

(1)阿昔洛韦:为核苷类似物,在体内经病毒胸苷激酶和细胞激酶转变为三磷酸而活化,竞争性抑制病毒 DNA 多聚酶。阿昔洛韦、阿糖胞苷和干扰素防治 CMV 感染,有一定的降低病毒效价和抑制病毒繁殖的作用,但并不理想。

(2)更昔洛韦:是阿昔洛韦的衍生物,是脱氧核糖核苷的开环类似物,体外实验中证实其抗 CMV 作用是阿昔洛韦的 10 倍,对 CMV 间质性肺炎有效。更昔洛韦为儿童严重 CMV 感染的一线用药。儿科静脉用药尚少大样本报告,多参照成人的治疗方案①诱导治疗:通常采用 5mg/kg,每 12 小时 1 次(以恒定速度静脉滴注 1 小时以上),持续 2~3 周;②维持治疗:剂量 5mg/kg,每日 1 次,连续 5~7 天。若维持治疗期间疾病进展,可考虑再次诱导治疗。有肾损害的患儿应减量,主要的不良反应有粒细胞和血小板减少。用药期间,应监测血常规,若血小板和粒细胞下降计数分别≤$25×10^9$/L 和 $0.5×10^9$/L 或减少至用药前水平的 50% 则应停药。

(3)免疫治疗:CMV-免疫球蛋白是目前较常用的治疗 CMV 间质性肺炎的免疫球蛋白,目前多主张联合用药治疗 CMV 间质性肺炎,将更昔洛韦与大剂量静脉注射免疫球蛋白联合治疗有良好的效果。

七、人类偏肺病毒性肺炎

人类偏肺病毒(human metapneumo virus,HMPV)是 2001 年荷兰的研究人员报道的与人类特别是婴幼儿呼吸道感染有关的新病毒,之后陆续在美国、加拿大及欧洲等国检测出该病毒。2003 年开始我国的利,研人员也有类似的报道。有研究表明,小于 1 岁住院儿童中 5%~10% 是人类偏肺病毒感染所致。

1. 病因　HMPV 为单分子负链 RNA 目,副黏病毒科,肺病毒亚科,偏肺病毒属。在电子显微镜下,其外观形态和生化特性与副黏病毒相似。基因组全长大约 13kb,编码 9 种不同的蛋白质。HMPV 主要有两个基因型,A 型和 B 型,至少四个基因亚型 A1、A2、B1 和 B2,人群对两种基因型无交叉免疫力。

2. 病理变化　HMPV 感染肺组织后,肺泡 2 型上皮细胞增生,细胞核染色质浓染及肺泡弥散性破坏;电镜下可见透明膜形成。

3. 临床表现　HMPV 感染的临床特征缺乏特异性。儿童 HMPV 下呼吸道感染的临床表现与 RSV 下呼吸道感染相似。与 RSV 感染一样,HMPV 感染也多见于婴幼儿,但其年龄比 RSV 患儿偏大,男性多于女性。潜伏期 3~5 天。发病初期表现为上呼吸道感染症状,咳嗽、流涕、鼻塞等,发热多在 38℃ 以下,也可表现为高热。人类偏肺病毒性肺炎临床表现差异较大,严重病例可以出现呼吸增快、喘息、三凹征和发绀等,少数病例可以发生呼吸衰竭和心力衰竭。肺部听诊可闻及细小或粗中啰音。

4. 胸部 X 线片　表现多样,可以为肺门周围浸润、支气管周围增厚、气体潴留、过度通气、浸润性病变、肺不张等。

5. 实验室检查　外周血白细胞计数正常或升高,白细胞分类多正常或淋巴细胞减少。有研究报道部分病例可有 CRP 升高。人类偏肺病毒感染的病原学诊断主要有抗原、抗体检测、病毒分离和 PCR 方法检测。HMPV 的抗原检测是检测 HMPV 的有效方法,临床常用的有免疫荧光法、免疫色谱法和酶免疫分析法。HMPV 抗体检测目前还无法用于临床诊断。反转录聚合酶链反应(RT-PCR),尤其是实时 RT-PCR 技术是目前检测 HMPV 感染的最灵敏、最有效的方法,目前已广泛应用于临床,是检测 HMPV 的主要手段。病毒细胞培养费时费力,故灵敏度低,不用于临床诊断。

6. 诊断与鉴别诊断　人类偏肺病毒性肺炎临床表现无特异性,因此,病原学诊断较为重要。主要与其他呼吸道病毒引起的下呼吸道感染鉴别。

7. 治疗　一般治疗与护理参考支气管肺炎。本症的治疗以对症治疗为主。目前尚在研究中的可能的治疗方法包括利巴韦林、免疫球蛋白和融合抑制剂。

八、人感染禽流感

高致病性禽流感是由正黏病毒科流感病毒属 A 型流感病毒引起的禽类烈性传染病。历史上称为鸡瘟的禽流感最早由意大利(1878 年)报道,至今已经有一百多年的历史。禽流感病毒除感染禽外,还可感染人、猪、马、水貂和海洋哺乳动物。自 2003 年末起,在家禽与鸟类中广泛传播的高致病性禽流感 A/H5N1 病毒感染几乎覆盖了全球大部分,导致人感染 A/H5N1 病毒病例(简称人禽流感)不时出现,流感大流行的危险性日益增加。本节重点介绍 H5N1。

1. 病因及传播途径　禽流感病毒属于甲型流感病毒;甲型流感病毒可分为 16 个 H 亚型(H1~H16)和 9 个 N 亚型(N1~N9),其中引发高致病性禽流感的病毒均属 H5 和 H7 亚型。到目前为止,已证实感染人类的禽流感病毒亚型为 H5N1、H9N2、H7N7、H7N2、H7N3、H7N9 等。不同亚型禽流感病毒致病力不同,其中感染 H5N1 的患儿较易出现严重并发症,病死率高。现有证据表现人禽流感传播途径可能包括 4 个方面:禽-人传播、环境-人传播、少数和非持续性人际间的有限传播、母婴间垂直传播。与感染的活禽或被其粪便严重污染的物体和水面有密切接触的人,感染的危险性最大。

2. 临床表现　H5N1 病毒暴露后发病潜伏期尚待确定,目前多以病例的末次暴露时间与发病时间的间隔来估计,一般为 1 周以内。临床常见症状为发热,体温通常大于 38℃,咳嗽、咳痰、呼吸增快及呼吸困难等。相当比例的病例表现为流感样症状(肌痛、咽痛、流涕等)和消化系统症状(呕吐、腹痛、腹泻等)。体格检查可发现受累肺叶段区域实变体征,包括叩诊呈浊音、语颤和语音传导增强、呼气末细湿啰音及支气管呼吸音等。重症患儿病情进展迅速,可出现 NRDS、多脏器衰竭。本病病死率高,据 11 个国家自 2007—2010 年登记的 193 例小于 18 岁儿童 H5N1 病例分析,其总病死率 48.7%,低年龄组儿童,特别是小于 5 岁儿童病死率低(27.5%),而在 12~17 岁组病死率最高,达 80.4%。

3. 病理变化　有限的尸解病理检查发现主要病变为弥散性肺泡损伤,透明膜形成。

早期呈渗出性改变,肺泡上皮坏死脱离,肺泡腔内大量均匀粉染渗出液伴广泛透明膜形成。中晚期主要呈增生性和纤维化性改变,肺泡上皮和支气管上皮增生,肺泡腔内渗出物和肺间质纤维化。一些淋巴器官包括脾淋巴结,扁桃体内呈现淋巴细胞耗竭状态;宿主的细胞吞噬作用活化、细胞因子反应明显升高,病毒感染还导致组织增生。此外还可有心肌细胞水肿和变性,以及急性肾小管坏死。

4.实验室检查　常见白细胞计数减低,尤以淋巴细胞减少为著,血小板不同程度的减少,肝、肾和心肌检查指标的轻到中度受损比较常见。常见的病原学检查:①病毒分离:病毒分离阳性并经亚型鉴定确认;②血清学检查:患儿恢复期血清红细胞凝集抑制(hemagglutination inhibition,HI)试验阳性(抗体效价≥40);微量中和试验(microneutralization,MN)禽流感病毒(H5亚型)抗体阳性(抗体效价≥40);恢复期血清抗体滴度比急性期血清高4倍或以上;③病毒抗原及核酸检测:H5N1病毒特异性核酸或特异性H亚型抗原阳性。根据一项Meta分析,白细胞和血小板减少与病死率相关。

5.影像学检查　患儿胸部X线片和CT可见片状高密度影,动态变化较快。疾病早期病变局限,多局限于一个肺段或肺叶,可呈肺实变或磨玻璃状改变。部分患儿短期内可进展为大片状或融合斑片状阴影,其间可见支气管充气征,累及多个肺叶或肺段。少数病例可有胸腔积液、气胸、肺不张。

6.诊断　包括流行病学史和病原学检测阳性。前者指:①发病前7天内接触过病、死禽或其排泄物、分泌物,或暴露于其排泄物、分泌物污染的环境;②发病前14天内曾经到过活禽交易、屠宰市场;③发病前14天内与人禽流感疑似、临床诊断或实验室确诊病例有过密切接触,包括与其共同生活、居住,或护理过该病等;④发病前14天内在出现异常病、死禽的地区居住、生活、工作过;⑤高危职业史。

人感染禽流感的诊断标准如下。

(1)疑似病例:具备流行病学史中任何1项,且无其他明确诊断的肺炎病例。

(2)临床诊断:①诊断为人禽流感疑似病例,但无法进一步取得临床标本或实验室证据,而与其有共同接触史的人被诊断为确诊病例,且无其他疾病确诊依据者;②符合流行病学史中的任何1项且伴有相关临床表现,患儿恢复期血清HI试验或MN试验中H5N1病毒抗体阳性(效价≥40)。

(3)确诊病例:有流行病学接触史和临床表现,呼吸道分泌物或相关组织标本中分离出特定病毒,或经2个不同实验室证实人禽流感病毒亚型特异性抗原或核酸阳性,或发病初期和恢复期双份血清人禽流感病毒亚型毒株抗体滴度4倍或4倍以上升高者。

7.防治

(1)临床病例在疑似或确诊后应及时报告,并转入有隔离、监护和救治条件的医疗机构接受综合治疗。防治院内交叉感染,尤其要尽可能避免临床医护人员感染。

(2)一般治疗与护理,参考支气管肺炎。

(3)抗病毒治疗

1)奥司他韦:是主要治疗药物,强调早期给药,在发病后36~48小时服药,疗效较好。剂量为2mg/kg,每日2次,疗程5天。具体措施:体重不足15kg时,给予30mg;体重15~

23kg 时,45mg;体重 23~40kg 时,60mg,每日 2 次;体重大于 40kg 时,用法同成人。

2)其他抗病毒药物:扎那米韦已被美国食品药品监督管理局批准用于≥7 岁的流感患儿。金刚烷胺和金刚乙胺最好发病 48 小时内开始用药。1~9 岁 5mg/(kg·d)(最大 150mg),分 2 次口服,疗程 5 天;≥10 岁,100mg,每日 2 次,口服,疗程 5 天。

3)不建议使用利巴韦林治疗。

4)免疫调节治疗:①糖皮质激素:可抑制肺组织局部的炎性损伤及炎性因子产生的"瀑布"效应,从而减轻全身的炎症反应状态。儿童选择的剂量为泼尼松/泼尼松龙/甲泼尼龙 1~2mg/(kg·d),或氢化可的松 5~10mg/(kg·d),或地塞米松 0.2~0.3mg/(kg·d),临床症状控制好转后,应及时减量停用,疗程控制在 1 周左右;②静脉注射用人血丙种球蛋白对 H5N1 病毒感染尚缺乏临床治疗有效的循证医学证据。

第三节　支原体肺炎

支原体肺炎又称原发性非典型肺炎,是学龄儿童及青少年常见的一种肺炎,婴幼儿也不少见。

一、病因

本病主要病原为肺炎支原体(Mycoplasma pneumoniae,MP),是介于细菌和病毒之间的能在无细胞培养基上独立生活的最小病原微生物,能通过细菌滤器,需要含胆固醇的特殊培养基,在接种 10 天后才出现菌落,菌落很小,很少超过 0.5mm。病原体直径为 125~150μm,与黏液病毒的大小相仿,无细胞壁,故呈球状、杆状、丝状等多种形态,革兰染色阴性,兼性厌氧,能耐冰冻,37℃时只能存活几小时。

二、临床表现

1. 潜伏期　2~3 周(8~35 天)。

2. 症状　轻重不一。大多起病不甚急,有发热、厌食、咳嗽、畏寒、头痛、咽痛、胸骨下疼痛等症状。体温在 37~41℃,大多数在 39℃左右,可为持续性或弛张型,或仅有低热,甚至不发热。多数咳嗽重,初期干咳,继而分泌痰液(偶含少量血丝),有时阵咳似百日咳。偶见恶心、呕吐及短暂的斑丘疹或荨麻疹。一般无呼吸困难表现。体征依年龄而异,年长儿往往缺乏显著的胸部体征,婴儿期可有湿啰音,有时可呈梗阻性肺气肿体征。重症支原体肺炎时,可出现坏死性肺炎,胸腔积液。支原体肺炎可伴发多系统、多器官损害,呼吸道外病变可涉及皮肤黏膜,表现为麻疹样或猩红热样皮疹,一般呈自限性,少数可发展为重症病例,如 Stevens-Johnson 综合征等;偶见非特异性肌痛及游走性关节痛;胃肠道系统可见恶心、呕吐、腹痛、腹泻和肝功损害;血液系统方面以溶血性贫血较常见,其次为血小板减少、粒细胞减少及再生障碍性贫血,文献报道有合并 DIC 者;神经系统损害多表现为脑炎,也可表现为 Guillain-Barre 综合征、急性播散性脑脊髓炎、周围神经炎、多发性神经炎等多种病变;心血管系统病变偶有心肌炎及心包炎;泌尿系统常见的有血尿、白细胞尿、蛋白尿,罕见的有膜增生性肾小球肾炎、肾病综合征,个别患儿可能有肾功能损害。细菌性混合感染少见。白细胞计数高低不一,大多正常,有时偏高。血沉显示中等程度增快。

3. X线检查　多表现为单侧病变,占80%以上,主要为右肺,大多数在下叶,有时仅为肺门阴影增重,多数呈不整齐云雾状肺浸润影,从肺门向外延至肺野,尤以两肺下叶为常见,少数为大叶性实变影;可见肺不张;往往一处已消散而他处有新的浸润发生。有时呈双侧弥散网状或结节样浸润阴影或间质性肺炎表现,而不伴有肺段或肺叶实变。CT大多数表现为磨玻璃样改变,小叶间隔增厚、支气管血管束增粗和"树芽征"等间质性改变。体征轻微而胸部X线片阴影显著,是本病特征之一。

4. 病程　自然病程自数日至2~4周不等,大多数在8~12天退热,恢复期需1~2周。X线片阴影完全消失,比症状更延长2~3周之久。偶可见复发。

三、诊断与鉴别诊断

1. 诊断要点　①持续剧烈咳嗽,X线片所见远较体征为显著。如在年长儿中同时发生数例,可疑为流行病例,可早期确诊;②白细胞数大多正常或稍增高,重症患儿可见有白细胞计数降低,血沉多增快;③青霉素、头孢类抗生素无效;④血清特异性抗体检测对诊断有帮助,临床上目前常用ELISA法检测肺炎支原体特异性IgM抗体,MP-IgM一般在病后1周可检测到,但病情越重,MP-IgM出现越晚,阳性率越高,至第3~4周达高峰,以后降低,2~4个月时消失。此外,还有补体结合试验、间接血凝试验、间接免疫荧光法等用来检测肺炎支原体肺炎血清特异性抗体。特异性IgG产生较晚,不能作为早期诊断;⑤PCR方法检测MP-DNA;荧光定量PCR可用于检测患儿体液标本中的MP-DNA来确定肺炎支原体感染,此方法简便,特异度及灵敏度高,已经在临床上开始应用来检测肺炎支原体。此外,实验室研究中目前应用LAMP方法来检测肺炎支原体DNA,此方法操作简便、仪器设备简单,有望向临床推广。肺炎支原体感染后可有一过性肺炎支原体血症,血中肺炎支原体不存在携带状态,检测血中肺炎支原体DNA可提高检测灵敏度和特异度,但因支原体血症持续时间较短,临床应用受限;⑥用患儿痰液或咽拭洗液分离培养支原体是诊断肺炎支原体感染的可靠标准,但由于肺炎支原体生长营养要求高,培养周期长,且培养阳性率低,一般仅限于实验室研究。

2. 本病有时需与下列各病鉴别　①肺结核;②细菌性或病毒性肺炎;③衣原体肺炎;④百日咳;⑤伤寒;⑥传染性单核细胞增多症;⑦风湿性肺炎。均可根据病史、结核菌素试验、X线随访观察及病原学检查和血清学反应等而予以鉴别。

四、预防

加强体格锻炼,增强抵抗力;呼吸道感染疾病流行季节,避免去人多拥挤的公共场所及避免与患急性上呼吸道感染者接触。近年来,国外对肺炎支原体疫苗进行了不少研究,制备了灭活疫苗及减毒活疫苗。Wenzel(1977)观察福甲醛灭活的肺炎支原体疫苗,有一定效果。

五、治疗及预后

应注重休息、护理与饮食。必要时可服适量退热药及服用中药(见支气管炎)。其他对症疗法也与支气管炎节所述相同。支原体首选大环内酯类抗生素,目前临床上以阿奇霉素为首选药物,剂量 5~10mg/(kg·d),每日 1 次,口服或静脉注射均可以,根据病情确定疗程,可改善临床症状,减少肺部阴影,可缩短病程。此外,红霉素也可使用。8 岁以上儿童可选用盐酸米诺环素或多西环素口服。重症患儿可适时应用肾上腺糖皮质激素治疗,常用的为甲泼尼龙 1~2mg/(kg·d),疗程 10~14 天。恢复期实变吸收不明显者可纤维支气管镜酌情灌洗治疗。当重症病例有肺外并发症者,如中耳炎、胸腔渗出液、溶血性贫血、心肌炎、心包炎、脑膜脑炎及皮肤黏膜综合征,应及时确诊和对症处理。近年重症支原体肺炎的患儿恢复期易实变迁延或留有闭塞性细支气管炎、闭塞性支气管炎,而且与急性热程长、合并胸腔积液有关。

第四节 衣原体肺炎

一、病原

衣原体属分为沙眼衣原体(Chlamydia trachomatis,CT)、肺炎衣原体(Chlamydia pneumoniae,CP)、鹦鹉热衣原体和家畜衣原体 4 种。衣原体既不同于细菌也不同于病毒,是一类能通过细菌滤器、严格细胞内寄生、有独特发育周期的原核细胞性微生物,但同时具有细菌和病毒的特点,似细菌处为其具有细胞壁及相同的繁殖分裂方式,有 DNA 和 RNA;似病毒处为只在细胞内生长。常见的引起肺炎的衣原体为 CP 和 CT。

二、临床表现

CP 肺炎多见于 5 岁以上的年长儿。起病隐匿,潜伏期半个月左右,低度发热,只有轻度的呼吸道症状,如流涕、鼻塞、咳嗽,咳嗽可逐渐加重,持续 1~2 个月。呼吸加快为典型症状,偶见呼吸暂停或呼气性喘鸣音。肺部听诊可闻及中、细湿啰音。少数伴有肺外并发症,如中耳炎、红斑结节、甲状腺炎、脑炎及格林-巴利综合征等,偶可发生胸膜渗出、脓胸、肺脓肿。末梢血常规往往出现嗜酸性粒细胞增多。血内 IgM、IgG 和 IgA 均增高,PaO_2 降低但 $PaCO_2$ 正常。肺活检可见坏死性毛细支气管炎及肺泡实变。病程迁延,常达数周,多可自愈。而 CT 肺炎常发生于 6 个月内的婴儿,可于产时或产后感染症状为无热或低热、鼻塞、气促、咳嗽。其咳嗽可呈痉挛性咳嗽如百日咳样的咳嗽,但无回声。肺内可闻及湿啰音。半数可伴有结膜炎。

三、X 线检查

CT 肺炎可见弥散性间质性病变及斑片状肺浸润伴肺气肿;CP 肺炎多为单侧下叶浸润,表现为节段性肺炎,也可为广泛单侧或双侧病灶,重症可伴发胸腔积液。肺部体征和 X 线片所见往往经过 1 个多月才消失。

四、诊断与鉴别诊断

1. 诊断 因衣原体肺炎的临床表现、X 线检查或常规实验室检查无特异性,须根据微生物学诊断标准进行诊断。

（1）病原学检查:靠鼻咽拭子涂片做吉姆萨染色可见病原体呈碘染的胞质内包涵体,对诊断的灵敏度只有35%左右;采用细胞培养作病原体分离,目前认为McCoy细胞培养并用荧光抗体染色是"金标准",诊断的灵敏度为70%~80%,特异度达90%以上,但因标本储存要求较严格(标本获取后必须立即保存在4℃的环境中,并且要在24小时内尽早接种,或应先冷藏后再置于-70℃冷冻保存至进行检验时)、培养较困难,目前多用于试验研究。

（2）血清学检查:微量免疫荧光法测得单份血清IgM≥1:16或IgG≥1:512或双份血清检查抗体滴度上升≥4倍,提示急性期感染。如IgG≥1:16但<1:512,提示既往感染。

（3）PCR检测特异性DNA:PCR法快速、简便、灵敏而特异。

2. 鉴别诊断　衣原体肺炎应注意与支原体肺炎和病毒性肺炎相鉴别,因临床表现和肺部影像学表现相似,鉴别诊断有赖于实验室检查。

五、治疗

大环内酯类抗生素为首选。用红霉素40mg/(kg·d)或罗红霉素、阿奇霉素、克拉霉素,疗程为2~3周,可使病程缩短。青霉素类及氨基糖苷类均无疗效。本病预后良好,部分儿童随访7~8年后仍有呼吸道症状如咳、喘和肺功能异常。

六、预防

因肺炎衣原体可能通过呼吸道传播,故其预防方法同普通呼吸道感染疾病。对于沙眼衣原体肺炎,应在妊娠期诊治,母亲妊娠后期用红霉素1g的每日剂量,连续2周,可达到预防婴儿发病的目的。

第四章 气管支气管疾病

第一节 支气管炎

一、急性支气管炎

急性支气管炎或急性气管支气管炎在婴幼儿时期发病较多、较重,常并发或继发于呼吸道其他部位的感染,并为麻疹、百日咳、伤寒和其他急性传染病的一种临床表现。发生支气管炎时,气管大多同时发炎,如果涉及毛细支气管,则其病理与症状均与肺炎相仿。

1. 病因 主要为感染。病原是病毒、肺炎支原体或细菌,或为其混合感染。病毒感染中,以鼻病毒、冠状病毒、流感、腺病毒、3 型副流感病毒及呼吸道合胞病毒等占多数,肺炎支原体亦不少见。凡可引起上呼吸道感染的病毒都可成为支气管炎的病原体,在病毒感染的基础上,致病性细菌可引起继发感染。较常见的细菌是肺炎链球菌、乙链溶血性链球菌 A 型、葡萄球菌及嗜血流感杆菌,有时为百日咳杆菌、沙门菌属或白喉杆菌。环境污染、空气污浊或经常接触有毒气体亦可刺激支气管黏膜引发炎症。免疫功能低下或特异素质,如营养不良、佝偻病、变态反应及慢性鼻炎、咽炎等皆可为本病的诱因。

2. 临床表现 发病大多先有上呼吸道感染症状,也可忽然出现频繁而较深的干咳,以后渐有支气管分泌物。在胸部可闻干、湿啰音,以不固定的中等水泡音为主,偶尔可限于一侧。婴幼儿不会咳痰,多经咽部咽下。症状轻者无明显病容,重者发热 38~39℃,偶尔达 40℃,多 2~3 天退热。感觉疲劳、影响睡眠食欲,甚至发生呕吐、腹泻、腹痛等消化道症状。年长儿可诉头痛及胸痛。咳嗽一般延续 7~10 天,有时迁延 2~3 周,或反复发作。如不经适当治疗可引起肺炎。一般白细胞计数正常或稍低,升高者可能有继发性细菌感染。身体健壮的小儿少见并发症,但在营养不良、免疫功能低下、先天性呼吸道畸形、慢性鼻咽炎、佝偻病等患儿中,易并发肺炎、中耳炎、喉炎、鼻旁窦炎等。

3. 诊断与鉴别诊断 根据呼吸道症状、体征,结合辅助检查一般可诊断。重症支气管炎与肺炎早期难以鉴别,如呼吸频率明显增快。在 2 个月以下小儿≥60 次/分、2~12 个月小儿≥50 次/分、1~5 岁以下≥40 次/分,听到细湿啰音或捻发音,咳嗽后啰音无明显减少应考虑肺炎。可做胸部 X 线检查以确诊。并应注意与支气管异物、肿物压迫等疾病相鉴别。

4. 治疗

(1)一般治疗:关于休息、饮食、室内温度、湿度的调整等可参考上呼吸道感染。婴儿需经常调换体位,使呼吸道分泌物易于排出。因咳嗽频繁妨碍休息时,可给祛痰药物。应避免给予喷托维林、异丙嗪类或含有阿片、可待因等成分的镇咳药物,以免抑制分泌物

58

的排出。当急性支气管炎发生痉挛时可给予支气管扩张药物。亦可采用以下中医治疗方法。轻者按"实热喘"处理,重者参考毛细支气管炎及支气管哮喘的治疗方法。

（2）其他治疗:可用适量的吐根糖浆,婴幼儿 2～15 滴/次,年长儿每次 1～2mL,每日 4～6 次,可使痰液易于咳出;目前常用的化痰药:①甘油醚:为恶心性祛痰药。儿童:每次 0.025～0.1g,每日 3 次口服。②氨溴索:为黏液溶解剂,降低痰液的黏稠度。儿童:每次 0.15～0.3mg/kg,每日 2 次口服。③乙酰半胱氨酸:可使痰液的黏蛋白的双硫键断裂,降低痰液的黏稠度。儿童:每次 0.1g,依照年龄每日 2～4 次。④羧甲司坦:作用与乙酰半胱氨酸相似,儿童每日 30mg/kg,每日 2～3 次。并发细菌感染时,可选用适当抗生素。

二、慢性支气管炎

慢性支气管炎指反复多次的支气管感染,病程超过 2 年,每年发作时间超过 3 个月,有咳、喘、炎、痰四大症状,胸部 X 线片显示间质性慢性支气管炎、肺气肿等改变。慢性支气管炎的认识来源于成人,在儿童其作为一种独立的疾病存在是有争议的。

1.病因　单纯性慢性支气管炎在小儿很少见,一般与慢性鼻窦炎、增生体炎、原发性或继发性呼吸道纤毛功能异常等有关联。可继发于重症腺病毒性肺炎、麻疹肺炎、毛细支气管炎和肺炎支原体感染之后,也可由于长期吸入有害尘烟,削弱了呼吸道防御功能而发生。病毒与细菌可为本病的主要病原体。慢性支气管炎的病例应注意基础疾病的存在。

2.病理生理　慢性支气管炎的早期病变位于小呼吸道。由于该区的纤毛上皮由少到无,管壁无软骨,仅有一层薄的肌层,其总体横断面积大,气流速度到此大为减慢,故细菌、病毒及有害物质容易沉着,发生病理改变,造成不同程度的纤维增生或黏膜溃疡,导致气道狭窄和阻塞,以及细支气管周围炎。此后支气管也有相似的炎症改变,黏液腺分泌增多,纤毛上皮遭到不同程度的损伤或破坏,使痰液排出困难,潴留于支气管内,影响通气。病变进一步发展时,支气管壁溃疡破坏,形成肉芽组织和机化,用力呼气时,胸腔和支气管周围的肺泡内压力增高,小支气管容易塌陷,造成阻塞性肺气肿等病理生理改变。

3.临床表现　约有半数患儿生长发育落后于同龄儿,体力较差。多在冬季发病,早晚加重,尤以夜间为甚。常在感冒后产生持久性咳嗽,多日不愈,或伴轻度至中度喘息,痰量或多或少,咳出后才舒服。患儿常感胸痛。如不积极治疗,则频发和加重,病程拖延,体质更弱,甚至夏季亦可发病。最终因支气管或肺间质破坏,可并发肺不张、肺气肿、支气管扩张等不可逆性损伤。

4.诊断与鉴别诊断　结合病史、临床表现及胸部 X 线检查,可以肯定诊断。但应与慢性鼻窦炎、增生体肥大、睡眠呼吸暂停综合征、肺结核、变异性哮喘、支气管扩张症、原发性纤毛运动障碍及胃食管反流等慢性呼吸道疾病相鉴别。

5.预防及治疗　必须注意营养,加强户外活动和体格锻炼。对有关病因如鼻窦炎、增生体炎等应及时根治。要重视季节性变化和避免可能存在的变应原以减少发作次数。痰多的患儿可以用甘油醚和氨溴索,还有稀化粘素(桃金娘油),为黏液溶解性祛痰药,还可以增加黏膜纤毛运动,有助于痰液排出。用于 4 岁以上患儿,每粒 120mg,每次 1 粒,每日 2 次,口服。慢性支气管炎急性发作大多是由细菌感染引起,故采用有关抗菌药物治疗。

第二节　支气管扩张

支气管扩张在儿童并非少见,但因早期症状较轻,易被忽略,晚期又易误诊为支气管肺炎和慢性支气管炎,而且支气管造影这一确诊的手段在小儿做得较少,特别是对症状较轻者,因此真正的发病数难以确切得知。北京儿童医院自 1955—1980 年住院患儿 32 万多人中有 128 人为支气管扩张,只占住院患儿的 0.4‰。近年来小儿支气管扩张较过去有所减少,如 1961—1970 年收治 76 例约占 0.6‰,而 1971—1980 年减为 32 例约占 0.3‰,其原因可能是:①容易引起支气管扩张的麻疹及百日咳较过去大为减少;②由于有效抗生素不断出现使细菌性肺炎疗效大为提高;③小儿肺结核患病率逐年降低;④对肺不张及其他肺部损害的治疗较前改进。

一、病因与发病机制

支气管扩张可分为先天性及后天性两大类。

1. 先天性支气管扩张　较少见,可因支气管软骨发育缺陷所致,见于婴儿;或由于气管支气管肌肉及弹性纤维发育缺陷引起巨大气管支气管症,见于年长儿。

2. 后天性支气管扩张　常见于麻疹、百日咳、毛细支气管炎及重症肺炎,尤以腺病毒 21 型、7 型及 3 型所致严重肺炎时较为多见。近年来随着重症支原体肺炎的增多,其引起的支气管扩张有增加。根据北京儿童医院对 2002—2008 年 91 例支气管扩张的研究,感染后支气管扩张最为多见,占 36.26%,其中 45.45% 为支原体肺炎后。哮喘病亦较常见,由此类病因所致者多为双侧弥散性支气管扩张。如果由于异物堵塞、支气管淋巴结结核或肿瘤压迫所致,以及支气管结核合并肺不张长期存在所致支气管扩张,多为局限性。

支气管扩张和机体一些特异性的防御功能缺陷有关,主要包括以抗体缺陷为主的免疫缺陷、局部免疫防御缺陷和免疫紊乱。其中,最多见于以抗体缺陷为主的原发免疫缺陷的患儿,如 X 连锁无丙种球蛋白血症、普通变异型免疫缺陷病,IgG 亚类缺陷、选择性 IgA 缺乏也为支气管扩张的病因之一。局部免疫防御缺陷,原发纤毛运动障碍的患儿,由于纤毛功能不良,导致黏液纤毛清除功能减低和反复呼吸道感染,而引起支气管扩张。

异物引起的呼吸道梗阻可形成支气管扩张;遗传疾病如呼吸道囊性纤维化主要表现为鼻窦炎及支气管扩张。另外,良性或恶性肿瘤、肋骨的骨质增生压迫也可导致支气管扩张。

发病机制以感染及支气管阻塞为两个根本致病因素,二者互相助长。由于支气管阻塞,腔内淤滞的分泌物对于受炎症影响而损伤软化的支气管壁予以压力,日久即造成阻塞远端支气管扩张。同时,感染引起剧烈咳嗽,使支气管内压力升高,亦可促进支气管扩张。此外,肺实变或肺不张存在日久,肺组织纤维化及瘢痕收缩,以致支气管受牵拉、扭曲和移位,也是促成支气管扩张的因素。

二、病理变化

支气管壁弹性组织、肌层及软骨均被破坏,为纤维组织所代替。管腔扩张,支气管上皮层的纤毛细胞被破坏,黏膜有溃疡形成,支气管动脉和肺动脉有阻塞性动脉内膜炎,其终末支常有扩张及吻合。有的毛细血管扩张形成动脉瘤,为咯血的根本原因。

支气管扩张的形态可分为两大类:①圆柱状,比较局限,见于轻症;②囊状,分布范围较广,见于重症。发生支气管扩张的肺叶均有肺不张,其他部分的肺组织可见代偿性肺气肿。支气管扩张约1/3病例为双侧,单侧者多侵犯左侧。一般地说,扩张部位多在双下叶,尤以左下叶为多见,这是因为:①左总支气管细长,其直径只有右侧的2/3;②左总支气管在心脏主动脉后方,易受其压迫而引流不畅。此外右中叶支气管易受结核肿大淋巴结压迫或因吸入异物引起肺不张并发支气管扩张。

三、临床表现

1. 主要症状 为咳嗽、多痰,多见于清晨起床后或变换体位时,痰量或多或少,含稠厚脓液,臭味不重。不规则的发热并不少见。病程日久者可见程度不同的咯血、贫血和营养不良。患儿易患上、下呼吸道感染,往往反复患肺炎,甚至并发肺脓肿,常限于同一病变部位。

2. 胸部体征 与肺炎近似,但轻重悬殊,有时听诊毫无所得,但大多数在肺底可闻湿啰音。如果病区范围较广,纵隔和心脏常因肺不张或纤维性病变而移位于病侧。患儿营养发育落后,胸廓畸形。杵状指、趾的出现早晚不一,最早者 1~2 个月即可发生,可在患病肺叶手术切除后自然消失。上颌窦炎比较多见。如病情继续发展,可见肿大和蛋白尿,也可并发淀粉样变性病及肺性肥大性骨关节病。

3. X 线检查 轻度时只有肺纹理加重,病变明显时双中下肺可见大小环状透光阴影,呈卷发状或蜂窝状,常伴肺段或肺叶不张及炎症浸润阴影,心脏及纵隔可见移位。断层 X 线片可见到支气管扩张和变形。支气管造影可示支气管呈柱状、梭状或囊状扩张,从而明确支气管扩张的形态、部位及范围。造影时应做好术前准备,预防意外窒息。术前需禁食以免呕吐,术后应给硫酸镁以排出胃中碘油,避免碘中毒。

近年来,高分辨率 CT 已经代替了支气管造影,安全可靠,简单易行,其灵敏度及特异度与支气管造影是相同的,已成为确诊支气管扩张的主要检查方法。胸部 MRI 作为一种准确的、无射线伤害的检查手段,有助于发现早期肺内病变,可能会逐步应用于临床。但其空间分辨率差、检查时间长、噪声大、费用高的缺点仍需要进一步改善。

四、并发症

肺不张区域及扩张的支气管常见感染复发,其程度轻重不同,轻者仅有低热及痰量增多,重者发生肺炎和肺脓肿。

五、诊断与鉴别诊断

1. 诊断 早期尚未发现明显症状,诊断较为困难。如慢性感染,患儿则出现持续性咳嗽、多量痰液及咯血等症状,易于辨认。对以下几点应加以注意:①在肺炎、百日咳、麻疹之后,长期咳嗽、咳痰反复肺部感染者,均应考虑到有支气管扩张的可能性;②患支气管淋巴结结核而伴有持久肺不张者,病变区域支气管可能扩张;③在肺部 X 线片中如见支气管影增大,或肺底部贴近心影处有三角形致密影,则很可能有支气管扩张。遇上述任何一种情况时,均宜采用深度曝光摄片或支气管造影、高分辨率 CT 以确定诊断。

2. 鉴别诊断　此病需与慢性肺结核、慢性支气管炎、肺脓肿、先天性肺囊肿、肺隔离症、肺吸虫病等相鉴别。关于咯血,应与小儿肺结核、肺吸虫病鉴别。从痰液检查结核菌及肺吸虫,做结核菌素试验及肺吸虫抗原皮肤试验,均有鉴别价值。X 线检查对鉴别诊断帮助很大。

六、治疗

除重视呼吸新鲜空气、休息、补充营养之外,主要应消除炎症,分述如下。

1. 去除病因,排除支气管分泌物　对于各种原因造成气道梗阻者,应及时去除病因。过去认为支气管扩张是不可逆的,但有病例证实,即使已经形成支气管扩张,去除梗阻后,经抗感染、肺部理疗等充分保守治疗,扩张的支气管可能重新修复,肺内炎症也可消失,而不必手术。对于支气管分泌物的排出,可用顺位排痰法,对不同的病区采取不同的顺位姿势排痰,每日进行 2 次,每次 20 分钟。如果分泌物太稠,宜服氨溴索或化痰的中西药,或先用雾化吸入法湿化呼吸道然后顺位排痰、叩背吸痰则痰液易于排出,这非常重要。北京儿童医院近年用支气管肺泡灌洗术排痰有良效。

2. 抗菌药物　在急性发作期宜用中西药物控制感染。治疗的关键在于抑制病原微生物生长和介质释放。在支气管扩张急性感染时,由于气管感染的细菌群通常和慢性支气管炎患儿相同,因此,针对肺炎链球菌及流感嗜血杆菌有效的抗生素是第一选择,阿莫西林、磺胺三甲氧苄啶、新的大环内酯类药物如克拉霉素、阿奇霉素、第 2 代头孢菌素是合理的选择。疗程不定,至少 7 天。抗生素预防感染的用药原则:抗生素低剂量、短疗程、谱窄,一旦产生耐药,及时换药,使用非口服途径,并应根据细菌培养及抗生素敏感试验结果,调整抗生素。在施行外科疗法前后,也要应用抗菌药物治疗。

常用的中药清热、解毒剂为蒲公英、板蓝根、银花、连翘、鱼腥草、大青叶等,在缓解期,对虚弱患儿宜加用当归、黄芪、党参。

3. 丙种球蛋白　对于低丙种球蛋白血症的患儿,丙种球蛋白替代治疗能够减少畸形的呼吸道细菌感染的发生,防止支气管扩张病变的进展。在 X 连锁无丙种球蛋白血症和普通变异型免疫缺陷病的患儿,确诊后早期使用丙种球蛋白替代治疗,使血中的 IgG 水平大于 5g/L,能够有效防止支气管扩张的形成。

4. 外科手术

(1)切除病肺:为根本疗法,但必须重视术前的内科治疗,应用强有力的抗生素治疗和支气管扩张剂治疗以减少细菌感染并促进分泌物引流,为手术做好准备。施行手术的适应证:①经内科治疗 9~12 个月仍然无效;②重症病例限于一个肺叶或一侧者;③反复咯血,不易控制,切除出血不能控制的气道部分;④病区屡次复发严重感染,且药物不易控制或可能有耐药微生物如曲霉菌生长的区域;⑤对顺位排痰不合作的患儿;⑥患儿的一般健康情况渐趋恶化。近年来,由于胸外科手术的进步,手术后并发症和病死率已大为降低,因此一般主张适合上述适应证的患儿,在有可靠的胸外科条件下,可以争取早日进行手术切除,以免重复感染造成肺组织进一步损害及日后增加手术的困难。

切除范围或属肺段,或为肺叶。儿童患者肺组织病变较轻,组织代偿能力较强,因而手术结果往往比成年患者满意,但年龄过小者不易合作,麻醉也较困难,延迟到 8~9 岁后行手术为宜,一般先做认真的内科治疗,为以后的手术治疗打好基础。

(2)肺移植:对于肺部病变严重而广泛、临床症状重的患儿肺移植可能是最后的治疗手段。

七、预防

应认真随访肺炎患儿直至完全复原为止。及时治疗支气管淋巴结结核并尽早取出支气管异物,都是预防支气管扩张的措施。营养不良及佝偻病患儿,应注意避免呼吸道感染,并做好麻疹和百日咳的自动免疫。

八、预后

广泛应用抗菌药物后,肺部细菌感染较易控制,但如治疗不及时,仍可伴发肺脓肿、肺气肿,大量咯血,甚至转为败血症。局限性病变,远期预后好;而合并哮喘、双侧或广泛支气管扩张的患儿,以及存在铜绿假单胞菌、真菌感染的患儿,预后差。CT 显示的肺内病变严重程度与患儿治疗能否顺利密切相关,第一秒用力呼气容积/用力肺活量对预测手术预后有帮助。

第三节　原发性纤毛运动障碍

人体许多部位都具有纤毛或类似结构,纤毛的正常功能是维护所在器官、系统以至整个人体功能的重要因素;正常的呼吸道黏液,纤毛转运系统的功能对维护呼吸道的防御功能有重要意义。

原发性纤毛运动障碍(primary ciliary dyskinesia,PCD)最初使用"不动纤毛综合征"描述这一疾病,但以后的研究证实有时纤毛存在运动,但运动频率不一致或存在无效运动,因此这一疾病被重新分类命名为原发性纤毛运动障碍,包括 Kartagener 综合征、不动纤毛综合征、纤毛运动方向缺陷。对于 PCD 最早的临床观察始于 100 余年前,关于 Kartagener 综合征的描述最早见于 1901—1904 年。在群体中发病率为 1∶(15 000~30 000),一般认为属常染色体隐性遗传,由于纤毛功能异常引起一系列临床表现,常见的是呼吸道纤毛功能异常,引起反复的呼吸道感染。纤毛异常包括蛋白动力臂部分或完全缺如较常见,其次为放射轴索缺如,中心微管移位、缺如,纤毛内若干微管缺如或整个轴丝缺如等。最有诊断意义的是动力臂变短或缺失。先天性纤毛异常导致纤毛运动不良和清除功能障碍,从而引起黏液分泌物和细菌的潴留,导致持续反复感染、鼻旁窦炎、支气管炎、肺炎和支气管扩张。Kartagener 综合征是 PCD 的一个类型,约占 PCD 的 50%。

一、纤毛的结构

目前发现鼻腔至 16 级支气管表面都有纤毛细胞存在,在鼻旁窦、耳咽管、中耳等处也有纤毛分布。此外在输卵管、精子及脑和脊髓室管膜处也有纤毛结构。纤毛在呼吸道各级支气管中的分布不同,以大呼吸道最多,小呼吸道较少,肺泡囊和肺泡上没有纤毛结构。每个纤毛细胞有 200 多根纤毛,纤毛直径为 0.1~0.2μm,长度为 3~7μm。每根纤毛都包括有体部、基底部和冠部,横断面在电镜下呈圆形,中央有一对中心微管,在外周均匀地环绕着 9 对周围微管,称之为 9+2 轴索微管结构。

呼吸系统是开放器官,需要一套完整的清除防御机制来保持该系统的清洁稳定,气管支气管上皮的纤毛上有一层黏液称为纤毛黏液毯,其黏液纤毛的清洁作用就是重要的呼吸道清除防御机制之一,同时具有机械、化学和生物屏障作用。

黏液纤毛的清洁功能通过纤毛摆动而得到发挥。纤毛的有效摆动是二联管间有效滑动的结果,这一滑动是由蛋白动力臂上 ATP 酶驱动的机械化学转化过程,纤毛摆动清除黏液是一个循环往复的过程,包括 3 种状态:静息状态、复原摆动和有效摆动。在整个摆动过程中,纤毛先向后摆动 180°,接近细胞膜表面并充分伸展,随后开始有效摆动。有效摆动在垂直于细胞表面的平面上进行,向头端摆动,有效摆动结束后纤毛经过短暂的静息状态又开始一次新的循环。正常人呼吸道的纤毛根部都成行排列,所有纤毛有效摆动的方向都基本相同,形成合力推动表面黏液向头端移动。纤毛以一种协调的配位方式进行,每根纤毛与其邻近的纤毛顺次摆动,当纤毛由静息状态进入复原摆动而向后摆动时,触动其他静息状态的纤毛并刺激它们进入复原摆动过程。因此,正常的纤毛运动有以下特点:周期性和节律性,方向性,同步性、协调性和异相性。

二、黏液纤毛功能障碍的病因

1. 先天性异常　原发性纤毛运动障碍、囊性纤维化、Young 综合征等。
2. 后天获得性　局部异常多为继发性。慢性气管炎、肺炎、支气管扩张、哮喘和肺癌可引起纤毛大小不等、巨大纤毛;慢性鼻旁窦炎、哮喘可引起轴丝变性;病毒感染可引起纤毛脱落、凹陷;变应性鼻炎可引起纤毛无力;肺炎支原体分泌过氧化氢、铜绿假单胞菌分泌的毒素可抑制纤毛运动,吸烟、环境污染、射线、硫化氢、机械通气等都可造成清除功能障碍。

纤毛功能障碍所致临床疾病是广泛的,可涉及所有纤毛的分布部位,呼吸道纤毛功能障碍导致的呼吸道感染最常见;精子鞭毛、输精管、输卵管纤毛功能障碍可导致不育或不孕症;中耳、鼻窦处纤毛功能障碍则导致中耳炎、鼻窦炎等;视网膜杆状细胞、前庭毛细胞和嗅觉细胞功能障碍导致失明、聋和嗅觉障碍;也有由于脑和脊髓室管膜处纤毛功能障碍而导致脑积水的报道。

三、临床表现

发病年龄可自新生儿至成年,但以学龄儿童及青年为多。为随年龄而加重的反复上下呼吸道感染,包括复发性中耳炎、鼻窦炎和支气管炎、肺炎以致支气管扩张症状。常见耳道流脓、鼻脓性分泌物、咳嗽、咳痰和咯血,严重时喘憋。常易误诊为一般慢性支气管炎、慢性肺炎、哮喘和肺结核,常见体征为发绀和杵状指,支气管造影可见支气管扩张以两下叶最常见,其次为左肺舌叶和右肺中叶,形态以柱状扩张为多见,少数可见囊状扩张。有时可伴肺不张和肺气肿,听力损害、男性不育症等,50%的患儿合并右位心。

Kartagener 综合征由下列三联征组成:①支气管扩张;②鼻旁窦炎或鼻息肉;③内脏转位(主要为右位心),有家族性。

人类内脏反位的发生率为 1 :(5000~10 000),支气管扩张的普通发病率为 0.3‰~0.5‰,而在内脏反位的患儿支气管扩张的发病率可增到 12%~25%,为一般人的 40~50 倍。因此,右位心儿童如伴频发上感和肺炎,应考虑到有合并支气管扩张和鼻旁窦炎的存在即 Kartagener 综合征的可能。如只具备内脏反位及支气管扩张两项则为不全性 Kartagener 综合征。Kartagener 综合征还常和其他先天性畸形同时存在,最多见的是先天性心脏病、脑积水、腭裂、双侧颈肋、肛门闭锁、尿道下裂和重复肾,其他尚有膜状瞳孔、智力障碍、听力减退、嗅觉缺损等。

根据北京儿童医院对 2000—2016 年确诊 29 例 PCD 的临床研究,发现本病最小起病年龄为生后第 2 天,所有患儿有咳嗽症状,25/29 例有咳痰,8/29 例有体格发育落后。其中 Kartagener 综合征 10 例,1 个家族中同胞姐弟二人均被诊断为 Kartagener 综合征。

四、诊断

1. 有典型的临床表现 慢性、反复的呼吸道感染,可伴有支气管扩张的表现,同时可有鼻窦炎、中耳炎、男性不育等;伴内脏转位时,应考虑 Kartagener 综合征。

2. 黏液纤毛清除功能的检查方法 包括糖精筛查试验、放射性气溶胶吸入肺扫描、扫描电子显微镜结合高速照相技术测纤毛摆动频率、纤支镜结合 γ 照相技术测支气管黏液转运速度。

3. 电镜检查 确诊可取鼻腔黏膜活检或支气管镜取支气管黏膜上皮在电镜下观察纤毛数目及结构异常,从而确诊。检查精子泳动能力有缺欠可辅助诊断。

4. 基因诊断 目前已经发现与 PCD 相关的基因包括 *CCDC*39、*CCDC*40、*DNAAF1*、*DNAAF2*、*DNAH*11、*DNAH5*、*DNAI1*、*DNAI2*、*DNAL1*、*NME8*、*RSPH4A*、*RSPH9* 等。北京儿童医院曾对 Kartagener 综合征患儿的 *DNAI1*、*DNAH5* 基因进行研究,未发现突变。

五、治疗

治疗同一般支气管扩张,主要是对症治疗,以抗感染为主,雾化吸入祛痰及体位引流为辅,支气管扩张剂缓解喘息及呼吸道梗阻,五官科治疗鼻窦炎及中耳炎,同时应预防其他感染,如麻疹、流感等,避免空气污染及吸烟。如能早期诊断,采取适当防治措施,预后尚好。

第五章　先天性呼吸系统疾病

第一节　先天性肺发育畸形

先天性肺发育畸形包括先天性肺发育不良或不发育、先天性肺囊肿、肺隔离症、气管瘘、大叶性肺气肿及先天性囊性腺瘤样畸形等。现就常见的畸形分述如下。

一、先天性肺囊肿

先天性肺囊肿在小儿并不少见，也可见于新生儿。其发生机制一般认为是在胚胎发育过程中一段支气管从主支气管芽分隔出，其远端支气管分泌的黏液聚积而成。如只一支气管芽隔断，即形成一孤立性囊肿，若几个支气管芽同时隔断，即形成多发性囊肿。支气管源性囊肿多位于纵隔，肺泡源性肺囊肿则多位于肺周围部分，位于肺实质内。

1. 病理变化　囊肿的分布70%在肺内，30%在纵隔，2/3在下叶，两肺发生率相等，囊肿可以单个或多个。北京儿童医院在1960—1980年共收治128例，其中约90%为单发，可分为支气管源性、肺泡源性和混合性三种。约5%合并其他肺畸形，最常见为隔离肺。北京儿童医院1979—1994年收治的先天性肺囊肿64例中：支气管源性占85.2%，肺泡源性占6.6%，混合性占8.2%。囊肿壁结构有很大不同，可呈支气管、细支气管或肺泡的结构，支气管囊肿的囊肿壁由支气管壁的组织组成，内层为柱状上皮细胞及假复层纤毛上皮，外层为弹性组织，常有肌纤维、黏液腺或软骨。一般囊肿不与支气管相通。肺泡性肺囊肿则多无肌纤维，囊腔内充满黏液，逐渐膨胀后可向支气管破溃，和支气管沟通，此时囊肿内同时存在液体和空气肺泡性肺囊肿较少见，多为含气囊肿，可占一大叶。肺囊肿可分孤立性和多发性，多发性亦局限于一个肺叶内。

2. 临床表现　先天性肺囊肿的临床表现可差别很大，小的囊肿可没有任何症状，只有在X线检查时才被发现，较大囊肿多于继发感染或突然胀大压迫周围组织时才出现不同症状。如压迫支气管可产生喘鸣、干咳和不同程度的呼吸困难，甚至发绀。压迫食管可致吞咽困难，并发感染时可出现发热、咳嗽、咳痰，甚至咯血。体格检查时较小囊肿可无异常体征，较大者则叩诊局部浊音或实音，呼吸音减弱或消失。张力性含气囊肿多见于新生儿及婴儿，有呼吸及心率加快、呼吸窘迫、喘鸣及发绀，叩诊过清音或鼓音，呼吸音消失，伴纵隔与心脏移位，容易合并张力性气胸。

3. 辅助检查

（1）X线检查：胸部X线片上孤立性液性囊肿呈一界限清晰的圆形致密阴影。孤立性含气囊肿呈一圆形或椭圆形薄壁的透亮空洞阴影，大者可占据半个胸腔。其周围肺组织无浸润，可见正常含气的肺或无气的肺不张阴影。如囊肿与支气管沟通，则可见薄壁而含有气液平面的囊肿影。如是多发性囊肿，可见多个环形空腔或蜂窝状阴影分布在一个肺叶内。支气管造影可以确定囊肿病变范围和位置。CT 对于判断囊肿的部位、大小及邻近脏器的关系有帮助。大疱性囊肿与气胸的鉴别可做增强 CT 扫描,前者可见到肺血管影。血管造影有助于鉴别肺隔离症。如肺囊肿位于后纵隔,出现食管压迫症状,吞咽困难时需做钡餐检查以了解肿物与食管的关系,并可鉴别膈疝。

(2)B 超检查:对于区分肺内、胸膜病变,气体、囊性、实性病变有一定作用,但对肺脓肿、囊性腺瘤等需要更进一步的鉴别。

在出现咯血时,支气管镜可了解黏膜的情况,查清出血部位,除外支气管肿瘤。

4. 诊断与鉴别诊断 反复发作的肺部感染的病史和上述 X 线所见是诊断要点。国内 20 世纪 80 年代以来的文献报道,肺囊肿的误诊率为 36.6%~91.2%,平均 47.7%。因此,鉴别诊断非常重要。多发性肺囊肿需与肺隔离症、先天性腺瘤样畸形、卡氏肺囊虫病、慢性脂性肉芽肿性肺炎鉴别;单发囊肿需与肺脓肿、结核空洞、癌性空洞及良性肿瘤鉴别。大疱性囊肿需与先天大叶性肺气肿、气胸鉴别。纵隔囊肿易误诊为纵隔淋巴结结核、畸胎瘤及各种纵隔肿物。鉴别诊断要考虑下列疾病:①肺炎后肺大疱:属后天性肺囊肿,多见于金黄色葡萄球菌等肺炎后,其特点为空腔大小及形状短期内多变,其出现及消失均较迅速,与先天性肺囊肿长期存在截然不同;②肺脓肿:症状与肺囊肿继发感染者相同,但 X 线片表现不同处为肺脓肿壁较厚,周围肺组织多有浸润和纤维性变;③肺内良性肿物:如肺结核球、假性炎症性肿瘤、肺包虫病、肺吸虫病、肺动静脉瘘等皆可在肺部出现球形病灶,应与孤立性液性肺囊肿鉴别;④大叶性肺气肿:见于新生儿期,多以急性呼吸窘迫起病,但亦可起病缓慢,于生后 2~3 个月以后症状明显,和巨大张力性含气囊肿不易区分,二者均需手术切除;⑤肺成熟障碍综合征:见于早产儿,可于生后 1~2 周逐渐起病,呈进行性呼吸困难及肺功能不全,X 线见两肺弥散囊状影像,与多发性肺囊肿环形空腔多局限于一叶不同。存活者 X 线变化可于 4 个月至 2 年恢复正常;⑥先天性囊性腺瘤样畸形:与多发性肺囊肿鉴别困难,二者均需手术切除治疗;⑦气胸:如果肺囊肿有通道与支气管沟通,此通道因不完全阻塞产生活瓣作用致空气仅入而不出,可形成巨大张力性含气囊肿,可占据一侧胸腔,并将纵隔推向对侧,此时需与气胸鉴别。其主要区别是气胸为空气在胸膜腔,肺组织被推向肺门,而肺囊肿的含气是在肺实质内,肺尖、肺底和肋膈角仍可有含气或萎陷的肺组织;⑧横膈疝:可类似多发性含气肺囊肿,亦是位于一侧,症状相似,胃肠钡造影可资鉴别;⑨支气管扩张:常位于双下叶、左上叶舌段及右中叶,必要时可灌注碘油作支气管造影检查进行鉴别;⑩支气管囊肿:多位于后及中纵隔,偶可位于肺实质内,呈多房性,含空气、液体或二者皆有,此时仅手术后病理检查才可与肺囊肿鉴别。

5. 治疗 应在控制感染及准备输血的情况下做手术治疗,不论年龄大小,均可做手术。如果迁延不做手术,容易发生反复感染,以致严重胸膜粘连。肺叶边缘的囊肿可做囊肿剥离术;肺叶中部的囊肿则需做肺叶切除术,一般效果良好。国内有对先天性肺囊肿进行肺叶切除术的 11 例患儿 1~10 年的随访,显示其肺功能均正常。

二、肺隔离症

肺隔离症(pulmonary sequestration,PS)是一种先天畸形,指没有功能的胚胎性及囊肿性肺组织。

1. 分型　它从正常肺分离出来,一般不与大气管相连,供应动脉来自主动脉(胸或腹)分支,可分为两型。

(1)叶内型:较多见,在肺叶内有共用的脏层胸膜,71.52%在左下叶、25.96%在右下叶,血液供应来自主动脉大分支,静脉回流入肺静脉。偶可与胃肠道相通,但罕见。隔离肺多与附近肺组织有小的交通。叶内型多呈含气囊肿。新生儿及婴儿期多不显症状。半数以上病例于青春期后方能诊断。X线检查可见含气薄壁囊肿,与邻近支气管相通,出现一至数个空腔,腔中有气液平面。

(2)叶外型:较少见。位于脏层胸膜外,也可视为副肺叶。隔离肺组织可与气管、支气管、食管、胃、小肠相通,但罕见。血液供应来自主动脉小分支,静脉流入奇静脉。90%在左侧肺下叶与横膈间,呈不含气球形肿物。常合并其他先天畸形如横膈疝。X线片表现为肿瘤状或分叶状致密阴影,边缘整齐,有时被心影及横膈影所遮挡而呈半圆形(半数以上于1岁内诊断)。

肺隔离症的血液供应76.54%来自胸主动脉,18.47%来自腹主动脉,此外尚可来自肋间动脉、膈动脉、主动脉弓、锁骨下动脉、肺动脉等。20.91%的肺隔离症病例由双动脉或更多动脉供血。

2. 临床表现　一般于继发感染后才有症状,尤以叶内型多表现为反复性或持续性进行性肺部感染,似肺炎或肺脓肿,有寒战、发热、咳嗽、咳痰及咯血,体重减轻。叶外型感染较少见,多无症状,只是在X线检查时发现胸腔内肿物。术前X线检查虽可见异常阴影,但难与肺囊肿及其他肺部疾患鉴别。

3. 辅助检查及诊断　胸部X线片可提供诊断肺隔离症的最初线索,B超和彩色多普勒超声检查已成为筛选肺隔离症的常用方法。胸部多层螺旋CT因能显示异常的供血动脉和实质改变而成为诊断肺隔离症的重要检测手段,可分为以下3种类型:①含有气体和液体的囊肿或软组织肿块;②围绕囊肿或肿块周围的肺气肿改变;③局限性多血管征。多数病例经B超和CT检查基本可以确定肺隔离症的诊断。增强MR可任意多角度多层面成像,可辨认血管造影亦不能识别的血管结构,可帮助外科制订手术方案,无须再做血管造影检查。

逆行主动脉造影,因能判断血管来源,故对PS确诊有决定意义,找出供血动脉发出部位、数目、行径对于制订手术方案提供依据至关重要。

胸部MRI可多平面成像并有血管流空效应,不用造影剂即能显示肺隔离症供血动脉和回流静脉。

4. 鉴别诊断　叶内型应与先天性肺囊肿及其类似疾病相鉴别;叶外型应与肺肿瘤相鉴别。支气管造影对鉴别诊断有帮助。因隔离之肺内无造影剂充盈,但其周围由于充满造影剂的支气管影像而显出清晰之轮廓。支气管镜检查时,不见脓性分泌物从主支气管流出,甚至在有感染时亦如此。逆行主动脉造影可使供应隔离肺之动脉分支显影而得到确诊。

5. 治疗　主要是手术切除。对叶内型肺隔离症做肺叶切除。叶外型肺隔离症可被切除而保全其余肺叶。主要技术问题在于供应隔离肺的异常动脉很脆弱,且常隐藏于粘连囊中,易引起出血,故进行手术时应特别小心细致,术后效果良好。

三、先天性囊性腺瘤样畸形

先天性囊性腺瘤样畸形是一种少见的肺发育异常。发病的肺叶呈囊肿状,主要为腺样组织和发育不良的毛细支气管,软骨罕见,很少见正常肺组织。生后不久出现呼吸增快,呼吸窘迫及发绀。多数患儿在新生儿时期死亡。但少数患儿无症状,直至儿童期才发生感染,出现胸痛等症状。最近一项回顾性研究显示,6个月以下小婴儿最常见的症状是呼吸困难(占40%),而年长儿则表现为反复肺炎(75%)。肺X线检查可见单个或多个毗邻含气大囊及多发蜂窝样小囊。CT表现为多发蜂窝样小囊,囊内以含气为主,可有少量液体,亦可表现为巨大囊腔或类圆形薄壁囊腔,间以索条状及结节状阴影,纵隔及心脏移向对侧。偶见气液平面。先天性囊性腺瘤样畸形按病理和临床特点分为3型:Ⅰ型占65%,含单个或数个厚壁大囊(囊径3~10cm),囊壁含假复层纤毛柱状上皮、薄层平滑肌和少量弹性纤维,可含软骨。Ⅱ型占25%,由为数众多均匀分布的小囊组成(囊径0.5~3cm),壁内含纤毛柱状及立方上皮,以及少量不规则平滑肌、弹性纤维,不含软骨成分及黏液细胞,50%并发其他畸形。Ⅲ型占10%,由大块实性成分组成,其内为肉眼难辨的毛细支气管样小囊(囊径<0.5cm)和不规则的细支气管样结构,壁内衬立方或低柱状上皮。常并发肾及其他脏器畸形而早期夭折。Ⅰ型主要与支气管源性肺囊肿、肺隔离症、食管裂孔疝、肺脓肿或感染后肺大疱等鉴别。Ⅱ型主要与先天性后外侧膈疝、囊性支气管扩张等鉴别。Ⅲ型主要与叶外型肺隔离症、错构瘤等鉴别。治疗为切除有病变的肺叶。

四、先天性大叶性肺气肿

先天性大叶性肺气肿是一种少见的下呼吸道先天发育异常,表现为一叶或多叶肺气肿。男多于女,约为3:1,可以导致患儿进行性呼吸困难、喘息、发绀和呼吸窘迫,甚至危及生命,因而受到人们的重视。

1. 病因　与支气管软骨先天发育障碍或缺乏,以及病变肺叶弹性纤维缺如或发育不良有极大关系。另外黏稠的分泌物被吸入阻塞支气管;支气管因缺乏软骨和(或)弹性纤维以致支气管内膜下垂形成活瓣;肺内异常或畸形的血管或肿物压迫支气管;病变肺叶的肺泡数量异常增多等都不无关系,但相当一部分病例查不到明确的原因。早在20世纪60年代,就有学者提出将病因分为两大类:①血管发育异常(如未闭动脉导管、异常的肺动脉和肺静脉等),压迫支气管致狭窄,阻碍通气,形成单叶性肺气肿;②支气管软骨发育不全或缺如,导致气管软化,或软骨畸形合并黏膜赘生物脱垂,或黏液栓形成等,引起活瓣作用。

2. 发病机制　支气管发生部分梗阻时,吸气时由于膈肌与其他辅助呼吸肌的强烈收缩,使肺内压力与外界气压的差距增大,同时,支气管因反射作用而致管腔暂时扩张,空气较易流经梗阻部位而进入肺泡。呼气时,支气管呈收缩状态,加之压缩肺部的力量不甚强烈,且较缓慢,因此,肺泡容积因积气而逐渐增加,终致肺泡壁失去弹性,严重者肺泡壁破裂而形成局限性肺气肿。近年来认识到机体蛋白酶与蛋白酶抑制剂之间失去平衡,可能是肺气肿发病机制的一个重要因素。

3.病理改变 肺体积增大,病变处充满空气,伴有散在的肺不张。镜下肺间隔正常,仅有肺泡扩大,很少或无局灶性气肿肺泡破裂及间质间隔增厚。有人进行肺泡定量研究,指出先天性肺叶性肺气肿有3种病理类型:①肺泡数目明显增多,可达正常肺泡的5倍,显示局部肺泡过度生长发育所致;②肺泡发育和数目正常,仅有局部肺气肿;③肺发育不全伴有局部肺气肿。

4.临床表现 与肺气肿发生的迟早和进展程度有关,1/4~1/3患儿生后即出现症状。84%患儿的症状发生在生后第1个月,仅5%的患儿在6个月以后发病。一般无前驱感染史。新生儿期,迅速出现呼吸困难、喘息或喘鸣,负荷性发绀或持续性发绀,刺激性咳嗽,进而出现呼吸窘迫,甚至危及生命。稍迟发病者,除上述表现外,进食及喂养困难,呼吸、心率增快,气管及心脏向健侧移位。表现为呼吸系统感染者可出现肺部感染的症状。检查时可见胸廓不对称,病侧的胸廓稍隆起,叩诊呈鼓音,呼吸音减低,可有哮鸣音及啰音,心尖冲动移位,偶有呈休克体征者。胸部X线片可见大叶性肺气肿,受累的肺叶可见透亮区,但肺纹理仍存在,有的病例可伴有肺不张。新生儿早期,可以因为在胎儿时期肺内液体引流不畅而暂时不显示病变,数日后才出现过度透亮的膨胀肺叶。过度膨胀的肺叶,其大小和部位直接影响周围肺组织,使其受压或移位,如横膈下降或纵隔移位等。部分病例可伴有先天性心脏病。

5.诊断 新生儿或小婴儿,没有任何诱因而迅速出现呼吸困难、喘息、发绀、刺激性咳嗽,进而出现呼吸窘迫,影像学检查可见受累的肺部过度膨胀、透亮度增强,其内仍可见肺纹理存在。一叶肺的肺泡过度扩张和气肿,可压迫同侧肺或邻近的肺泡使其出现肺不张,还可使纵隔移位、疝入对侧,最常见的部位为左上叶,其次为右中叶。心导管检查和心血管造影有助于显示压迫支气管的异常肺动静脉及先天性心脏病的并存情况。放射性核素扫描可见受累的肺实质灌注减少。纤维支气管镜和支气管造影可除外肺发育异常,受累的支气管远端不完全充盈。本病应与先天性支气管肺囊肿和肺炎后肺大疱相鉴别。

6.治疗 一旦确诊需急诊手术治疗,切除气肿的肺叶。尽管手术的危险性较大,但切除后恢复较快,效果较好。伴有先天性心脏病或严重呼吸道症状,不应当视为手术禁忌。胸腔穿刺排气可以为手术争取时间。手术的病死率低于5%。术后随访患儿均无症状及并发症,生长发育无障碍。

第二节 支气管肺发育不良

支气管肺发育不良(bronchopulmonary dysplasia,BPD)由NorthWay等于1967年首次提出,认为本病常继发于有严重呼吸窘迫综合征、30~34周的早产儿,并将此命名为传统BPD。然而随着产前类固醇激素的应用,肺表面活性物质(PS)替代治疗及机械通气方式的改进,目前更为常见的是一种轻型BPD又称新型BPD。BPD是慢性肺疾病(CLD)的常见形式。为了区别 BPD 和 CLD,2000 年美国国家儿童保健及人类发展研究院(NICHD),心脏、肺及血液研究院(NHLBI)和少见病委员会共同举办的研讨会上一致通过了采用 BPD 的命名,认为此命名可清楚地区别生命后期多种原因的 CLD,同时制订了BPD 新的定义和病情分度。根据最新定义,BPD 是指任何氧依赖超过 28 天的新生儿,如胎龄<32 周,根据校正胎龄 36 周或出院时是否需氧分为:①轻度:未用氧;②中度:吸入氧浓度(FiO_2)<30%;③重度:$FiO_2 \geqslant 30\%$或需机械通气。如胎龄>32 周,根据出生 56 天或出院时需氧程度分为轻、中、重度。

早产儿 BPD 的发病机制极其复杂,涉及早产、氧中毒、气压伤或容量伤、感染和炎性反应、遗传易感性等多个方面。其本质是遗传易感性的基础上,各种环境因素导致发育不成熟肺的损伤及损伤后肺组织的异常修复,其中肺发育不成熟、急性肺损伤、损伤后异常修复是引起 BPD 的 3 个关键环节。

一、病理

传统 BPD 主要病理特征为早期肺泡和呼吸道损伤及晚期纤维化,而新型 BPD 的病理改变以肺泡和肺微血管发育不良为主要特征,表现为肺泡数目减少、体积增大、肺泡结构简单化、肺微血管形态异常,而肺泡和呼吸道损伤及纤维化较轻。感染和炎性反应是其发病的重要因素。

二、临床表现

为早产儿 NRDS 后迁延不愈或好转后又出现呼吸窘迫及缺氧,轻度肋间隙凹陷,肺部有湿音和哮鸣音,有呼吸暂停发作,需吸氧和辅助通气,病程迁延数周至数月,出现进行性呼吸衰竭和心力衰竭。常有右心衰竭的表现,如肝大、末梢水肿、颈静脉怒张等。动脉血气分析可发现有低氧血症和(或)高碳酸血症。临床上可见患儿生长迟缓或停滞。恢复者于 1~2 岁常有反复呼吸道感染,反复或持续喘息,依赖氧和呼吸机生存。

三、X 线变化

可分四期:出生后为急性期(第一期),为 NRDS 所见的网点状影。生后 4~10 天(第二期)肺实变明显,由网点状变成均匀一致大片影。生后 10~20 天(第三期)双肺呈无数小囊泡。20 天后为慢性期(第四期),见充气过度和索条状阴影,示弥散性肺气肿和肺不张。胸部 CT 提示 BPD 主要表现为支气管壁增厚、索条阴影、胸膜下阴影、囊泡或肺气肿及密度减低,密度减低的区域与临床症状有关。

四、鉴别诊断

1. Wilson-Mikity 综合征　有学者认为二病为一,但更多学者认为是两种疾病。虽然二者均易发生于早产儿,且 X 线片所见极似,但 Wilson-Mikity 综合征主要与肺不成熟有关,一般无 NRDS 和吸入高浓度氧与机械通气损伤史;生后前几天完全正常,多于生后1~3 周才出现症状,起病隐匿。X 线片表现似 BPD 三期所见,弥散性间质性浸润伴小囊状透明区,此外常见肋骨骨折。近年来本病已少见。

2. 巨细胞病毒感染、衣原体感染和卡氏肺囊虫病。

3.囊性纤维性变。

五、治疗

BPD 的治疗包括辅助通气、氧疗、吸入性 NO（iNO）、糖皮质激素（GC）、利尿、地高辛、支气管扩张剂等。每日供应 2~3g/kg 蛋白质及 110kcal/kg 热量以保证生长发育。限制每日钠量于 1~2mmol/kg 以控制肺水肿，维持酸碱平衡。

六、预防

预后不良,病死率可达 30%~40%,多于婴儿期死于肺部感染和心肺衰竭。有人报告重症痊愈者约 29%有轻度后遗症,如生长发育落后、肺 X 线片改变、心肺功能不正常等,34%有中度以上后遗症,表现为智力低下、脑瘫、聋哑等。

第六章　先天性心脏病

第一节　先天性心脏病概述

先天性心脏病(以下简称先心病)是心脏、大血管在胚胎早期发育异常或发育障碍所引起的心血管解剖结构异常的一组先天性畸形疾病。

先心病的发病率占存活婴儿的 0.4%~0.8%,未经治疗者,约 34% 可在生后 1 个月内死亡。由于复合畸形或病情严重者常在生后早期夭折,各年龄期所见的先心病病种有所不同。据国内外资料统计,先心病死于新生儿期以大动脉转位最多,其次是左心发育不良综合征及导管前型主动脉缩窄。各类先心病的发病情况以室间隔缺损最多见,其次为动脉导管未闭、法洛四联症和房间隔缺损等。

近年来先心病的诊治研究取得很大进展。分子基因学和组织胚胎工程的研究为我们开启了一扇新的大门,利用基因检测对先心病进行遗传预测或早期诊断在未来将成为可能;胚胎发育和组织工程学的研究也为先心病的自愈和同种组织瓣的移植等提供了启发性意义。心导管术、选择性心血管造影术的发展使心脏血管畸形诊断及血流动力学的检测更加完善。无创检查如超声心动图、磁共振及多层螺旋 CT 等影像技术的进步为先心病提供了更为便利、精确的诊断,减少不必要的创伤。通过心导管关闭动脉导管、房间隔缺损及室间隔缺损,应用球囊导管扩张狭窄的瓣膜及血管等技术为先心病的治疗开辟了新的途径;而体外循环、深低温下的心内直视手术的发展及带瓣管道的使用使得大多数常见的先心病根治术疗效大大提高,对某些复杂心脏畸形也能在婴幼儿期甚至新生儿期进行手术。尤其内外科镶嵌治疗的开展将打破过去心内科和胸外科相对孤立的格局,在先心病的治疗上具有重要的里程碑意义。

一、病因

近年来由于遗传学、胚胎学、生物学、传染病学和代谢性疾病的研究进展,对先心病的发病原因也有了较多的认识。但迄今为止多数先心病的病因尚不明了。目前认为先心病的发生与遗传及环境因素影响有关。

1. 遗传因素　由单基因和染色体异常导致的各类先心病约占总数的 15%,确定多种先心病的遗传学基础的研究正取得迅猛发展。已明确 21-三体综合征的患儿有近 40% 合并心血管畸形,并以房室间隔缺损或房室通道型室间隔缺损最多见;13、18-三体综合征多合并室间隔缺损、房间隔缺损和动脉导管未闭畸形;先天性圆锥动脉干畸形的一个特异性遗传学病因是染色体 22q11 区的缺失。估计 4000 个活产儿中有 1 个发生 22q11 区的缺失,与其有关的心脏缺陷最常见于 DiGeorge 综合征,特异的心脏异常有肺动脉闭锁/室间隔缺损、法洛四联症、永存动脉干、右室双出口等。

2.环境因素　主要是宫内感染,特别是母亲妊娠早期患病毒感染(如风疹、腮腺炎、流行性感冒、柯萨奇病毒感染等)。其他如放射线的接触、服用药物史(抗癌药、抗癫痫药等)、代谢紊乱性疾病(如糖尿病)及妊娠早期酗酒、吸毒等。绝大多数先心病患者的病因可能是多因素的。

虽然引起先心病的病因尚未完全明确,但加强对孕妇的保健,特别是在妊娠早期积极预防病毒感染及避免上述一切不利因素,对预防先心病是有积极意义的。

二、分类

临床可根据有无持续性发绀将先心病分为无发绀型和发绀型两大类,再结合病理解剖与肺血流量情况分类如下。

1.左向右分流型(无发绀型)　在左、右心腔或主、肺动脉间有异常通道,左侧压力高于右侧,左侧动脉血通过异常通道进入右侧静脉血中,引起左向右分流,以房间隔缺损、室间隔缺损、动脉导管未闭最多见。

2.右向左分流型(发绀型)　有心腔或肺动脉压力异常增高,血流通过异常通道流入左心腔或主动脉。以法洛四联症、大动脉转位最多见。

3.无分流型　左、右两侧无分流,无发绀,以肺动脉狭窄、主动脉缩窄多见。

三、诊断

1.首先应先考虑有无心脏病　临床上出现发绀、充血性心力衰竭及粗糙响亮Ⅲ级以上心脏杂音伴震颤等表现的均高度提示心脏疾患的存在。发绀出现在新生儿期尤应注意与呼吸道、中枢神经系统疾患及血红蛋白异常引起的发绀相鉴别。前两种发绀的发生多因肺部换气不足所致,故吸入100%氧气后发绀可减轻。血红蛋白异常如高铁血红蛋白血症则可通过分光光度比色检查或静脉注射亚甲蓝后发绀缓解而确诊。

2.应与后天性心脏病鉴别　下列几种情况提示先心病的可能。

(1)自幼有反复呼吸道感染,活动后气促史及生长发育落后。出生后或婴儿期即已出现响亮的心脏杂音。

(2)体格检查中发现持续发绀伴杵状指趾。心脏杂音以胸骨旁左缘最响,肺动脉第二音亢进、减弱或分裂。

(3)心电图示心室肥大及有收缩期或舒张期负荷过重征象等。

(4)X线显示肺充血或肺缺血、主动脉结扩张或缩小、肺动脉段突出或凹陷等。

3.顺序分段诊断方法　在明确有先心病后,参照 VanPraagh 提出的顺序分段诊断方法可对先心病进行诊断。完整的先心病顺序分段诊断包括心房、心室及大动脉3个节段的位置异常的判断,房室间、心室大动脉间两个连接异常的判断,以及心脏位置及合并畸形的诊断等。

(1)心房位置判断:绝大部分正常人的右侧胸、腹腔器官在右侧,左侧器官在左侧。解剖右心房在右侧,解剖左心房在左侧,称为心房正常位。少部分(<1/6000)人的内脏器官呈镜像反位,解剖右心房及肝等右侧的器官在左侧,解剖左心房及胃等左侧器官在右侧,称为心房反位。先心病患者中,有2%~4%患者的胸腔、腹腔器官呈对称分布,此时两

侧心房的形态特点相似,称为心房不定位。若与解剖右心房相似,称为右心房对称位,与解剖左心房相似称为左心房对称位。内脏器官呈对称分布的也称为内脏异位症。右心房对称位多伴无脾综合征,左心房对称位多伴多脾综合征。

一般情况下,胸腹腔脏器位置与心房位置有较高一致性,可以根据胸部X线片上肝及胃泡位置确定心房位置正常或反位,如肝及胃泡在正常位置提示心房正位,反之亦然。内脏异位时大多数肝为居于中间呈水平位,少数仍可呈正常位置或反位。增高电压(100~400KV)的胸部X线片可显示支气管形态,右侧支气管的特点为自隆嵴至第一分支间的距离短,与经隆嵴的中轴线夹角小;而左侧支气管自隆嵴至第一分支间距离长,与经隆嵴中轴线的夹角大。一般认为根据支气管形态诊断心房位置较依据腹腔脏器位置推测可靠。窦房结位于上腔静脉与右心房连接处。P波除极向量有助于确定右心房的位置。心电图检查对心房反位诊断有价值,但不能肯定心房对称位的诊断。二维超声心动图检查可显示腹腔大血管位置及连接关系,间接判断心房位置。

(2)心室位置判断:正常心脏的解剖右心室位于解剖左心室的右侧,以心室右袢表示。如果心室反位,即左心室位于右侧,右心室位于左侧则为心室左袢。

(3)大动脉位置判断:主动脉与肺动脉在瓣膜及动脉干水平的相互位置关系与心室大动脉的连接关系并没有必然的联系,不能互相准确地推测。主动脉在肺动脉的右后方为正常位,主动脉在肺动脉的左后方为反位,其他尚有主动脉在肺动脉右侧、左侧、前方等。主动脉干与肺动脉干的走行关系可为平行或螺旋状。不论右位或左位主动脉弓,弓的位置均在左、右肺动脉之上。

(4)房室连接诊断:当心房及心室的解剖性质及位置确定后,房室的连接关系即可确定。根据心房位置及心室袢类型相应确定房室连接一致和不一致。心房正常位、心室右袢者为房室连接一致,心房正常位、心室左袢者为房室连接不一致。房室连接方式是描述房室交界处瓣膜、瓣环的解剖特点,有两侧开放的房室瓣、共同房室瓣、房室瓣闭锁和房室瓣骑跨等房室连接方式。

(5)心室大动脉连接诊断:心室大动脉连接有四种类型。①心室大动脉连接一致:主动脉与左心室、肺动脉与右心室连接;②心室大动脉连接不一致:主动脉与右心室、肺动脉与左心室连接;③双流出道:主、肺动脉与同一心室腔相连;④单流出道:主动脉或肺动脉闭锁,或为共同动脉干。

(6)心脏位置:心脏在胸腔中的位置与心脏发育有关,特别是在心脏畸形时需要描述心脏位置和心尖指向。心脏的主要部分在左侧胸腔,心尖指向左侧称为左位心;心脏主要部分位于右侧胸腔,心尖指向右侧,称为右位心。心房位置正常而呈右位心的也称孤立性右位心,心房反位而呈左位心的也称为孤立性左位心。心脏位于胸腔中部,心尖指向中线时称为中位心,很多复杂型先天性心脏病可呈中位心。

(7)合并心脏血管畸形:在绝大部分病例中,因为心脏、心房位置正常,房室连接及心室大动脉连接均正常,合并心脏血管的缺损和畸形为其主要的诊断内容。

(8)先心病分段诊断方法及命名:VanPraagh分段诊断方法及命名中将心房、心室、大动脉(瓣膜水平)位置三段分别以字母表示,如正常心脏可以为S、D、S,即心房位置正常

(S)、右心室祥心室(D)、大动脉位置正常(S)、主动脉位于肺动脉右后方。镜像右位心时则为I、L、I即心房反位(I)、左心室祥心室(L)、大动脉反位(I)、主动脉位于肺动脉左后方,以上各段连接均正常。心房位置正常、右心室祥心室、主动脉位于肺动脉右前与右心室连接的大动脉转位,为完全性大动脉转位(S、D、D)。

分段诊断概念对推动和提高先心病诊断和治疗水平发挥了非常重要的作用。分段诊断方法不仅对复杂型先心病的诊断是必要的,也应该作为所有先心病诊断的基础。

四、鉴别诊断

先心病的鉴别诊断见表6-1。

表6-1 先心病的鉴别诊断

临床表现	X线片	心电图	初步诊断
无发绀	肺充血	右心室大	房间隔缺损
		左心室大	室间隔缺损、动脉导管未闭
	肺血正常	右心室大	肺动脉瓣狭窄、导管前型主动脉缩窄
		左心室大	主动脉瓣狭窄、导管后型主动脉缩窄
发绀	肺充血	右心室大	左心发育不良综合征、完全性肺静脉异位引流、完全性大动脉转位伴室间隔完整
		左心室或双心室大	完全性大动脉转位伴室间隔缺损
	肺淤血	右心室大	法洛四联症、严重肺动脉瓣狭窄
		左心室大	肺动脉闭锁、三尖瓣闭锁

五、并发症

1.心力衰竭 多见于婴儿伴有大量左向右分流、肺静脉梗阻及左心室或右心室流出道梗阻性病变等。左向右分流导致肺循环血流量增多,肺充血、肺间质液增多,尚易并发肺部感染如肺炎等。心力衰竭的发生率取决于分流量的多少及上述病变的严重程度。

2.感染性心内膜炎 最常见于室间隔缺损、主动脉瓣狭窄、动脉导管未闭及法洛四联症等,多因各种畸形引起血流改变,冲击心血管内膜,病原菌易在该处停留、繁殖而致病。病原菌多数为草绿色链球菌及葡萄球菌,其他尚有革兰阴性细菌、白色念珠菌菌等。

3.脑栓死 在先心病中的发生率约为2%,常见于发绀型先心病(如法洛四联症、完全性大动脉转位等),多见于婴儿病例。严重缺氧引起代偿性红细胞增多,致使血液黏稠度增高。此外,相对性贫血时,小红细胞的可变形性差也可增加血液黏稠度,易发生栓塞。因腹泻或过度出汗导致脱水时易促使栓塞发生。部分患儿可遗留后遗症如偏瘫、癫痫及智力落后等。

4.脑脓肿 发生率约为5%,绝大多数发生于发绀型先心病如法洛四联症等。与肺栓塞不同,本病多见于 2 岁以上小儿。脑脓肿可由邻近感染灶(中耳炎、鼻窦炎、面部蜂窝织炎)蔓延引起,也可由血行感染引起。因存在右向左分流,细菌可不通过肺血管床的过滤及吞噬而直接进入大脑。血液黏稠度增高及缺氧可导致组织微小梗死、软化,有利于细菌繁殖、化脓。

5. 咯血　可见于严重的器质性肺动脉高压及因肺缺血导致侧支循环增生的患儿。

六、治疗

1. 一般治疗　建立合理的生活制度,并根据具体情况适当参加体力活动以增强体质,按时接受预防接种,注意皮肤及口腔卫生。发绀者应保证足够饮水量。接受扁桃体摘除术、拔牙及其他手术者,手术前后应用足量抗生素,以防止感染性心内膜炎的发生。

2. 并发症的处理　合并肺炎及感染性心内膜炎时宜及早做出诊断,积极控制感染;发生心力衰竭时要及时处理。左向右分流型先心病常合并慢性心力衰竭,需较长时间应用抗心力衰竭药物治疗。

3. 控制动脉导管的药物治疗

(1)吲哚美辛(前列腺素合成酶抑制剂):可促进早产儿动脉导管关闭。早产儿伴动脉导管未闭合并心力衰竭经洋地黄、利尿药治疗无效时可试用此药。

(2)前列腺素 E_1 及 E_2:具有扩张动脉导管的作用,新生儿重症发绀型先心病不少均依赖动脉导管的开放以维持生命,出生后导管一旦关闭即告死亡。滴注此药后使肺循环或体循环血流量增加,改善低氧血症与酸中毒,使病情好转,争取在最适宜条件下进行矫治手术。适用于肺动脉闭锁、法洛四联症伴严重型肺动脉狭窄、左心发育不良综合征、导管前型主动脉缩窄等。

4. 介入性心导管治疗　目前已发展为较成熟的先心病微创治疗手段。应用球囊导管可扩张治疗肺动脉瓣狭窄、主动脉瓣狭窄及主动脉缩窄等。利用金属封堵器经心导管送至心腔可关闭继发孔型房间隔缺损及室间隔缺损,至动脉导管处可堵闭动脉导管。目前已研制出可降解封堵器并开始应用于临床。介入手术与外科手术联合应用的镶嵌治疗可用于复杂性先心病的根治。

5. 外科手术治疗　近年来,可手术治疗的先心病病种范围不断扩大,治疗效果也有显著进步。根据心血管畸形的类型及严重程度,采取不同的手术矫治方法达到根治或姑息治疗的目的。根治性手术包括缺损修补、动脉导管结扎、梗阻(狭窄)解除等。大部分手术均纠正解剖畸形(如 Switch 术和 Rastelli 术),少数手术则使循环生理恢复正常(如 Mustard 及 Senning 手术)。重度发绀型先心病伴有肺动脉严重狭窄者难以进行根治手术,可行 Glenn 术和 Fontan 术等姑息手术。心内直视手术均需在体外循环下进行。

七、预后

随着心脏诊断方法及心内、外科治疗技术的进展,目前绝大多数先心病均能获得明确的诊断和矫正治疗,预后较前有明显的改观。一般预后取决于畸形的类型和严重程度,适合手术矫正者的手术时机及术前心功能状况、有无并发症而定。无分流型或者左向右分流型,轻者无症状、心电图和 X 线无异常,中、重度均可通过手术矫正,预后较佳;

若已产生严重肺动脉高压双向分流者则预后较差。右向左分流或复合畸形者,病情较重者,应争取早日手术;轻者可酌情选择手术时机。

第二节　房间隔缺损

房间隔缺损是先心病中较常见的,占先心病总数的 7%~15%,系在胚胎发育过程中心房间隔发育不良、吸收过度或心内膜垫发育障碍,导致两心房之间存在通道(正常卵圆孔不闭合,并不引起左向右分流,故不能称为缺损)。女性较常见,男:女约为 1:2。

一、病理解剖

按胚胎发育及病理解剖部位不同,分为三型。

1. 继发孔型　约占 70%,为第一房间隔吸收过多或第二房间隔发育障碍所致,包括中央型(卵圆窝型,最常见,约占 62%)、下腔型(占 24%)及上腔型(静脉窦型,占 6%,常伴部分肺静脉异位引流)。缺损大小不等,多为单个,部分可为多个或筛孔状。

2. 原发孔型　占 5%~10%,位于房间隔下部、房室交界处,由于心内膜垫发育障碍未与第一房间隔融合所致。如合并二尖瓣前叶裂缺又称不完全或部分房室间隔缺损。若心内膜垫发育障碍严重,除原发孔型缺损,尚合并共同房室孔、瓣及室间隔缺损,称为完全性房室间隔缺损。

3. 冠状静脉窦型　非常少见。房间隔本身完整无缺,只有冠状静脉窦与左心房之间无间壁。所以左心房血可由冠状静脉窦与右心房相交通,也称为“无顶”冠状窦。

以下主要介绍继发孔型房间隔缺损。

二、病理生理

小儿出生时肺小动脉肌层尚未完全退化,右心房压力仍可能超过左心房,故房间隔缺损时可因心房水平右向左分流而出现暂时性发绀。随着肺小动脉阻力逐渐下降,体循环血量的增加,房间隔缺损出现血流由左心房流入右心房的左向右分流。分流量大小与缺损大小、两侧心房间压差及两侧心室的顺应性有关。生后初期左右心室壁厚度相似,顺应性也相似,故分流量不多。随年龄增长,肺血管阻力、右室压力下降,右心室壁较左心室壁薄,右心室充盈阻力也较左心室低,故分流量增加。

三、临床表现

临床症状的严重程度与缺损大小、有无合并其他畸形有关。缺损小者常无症状,活动量正常;缺损大者症状发生较早,并随着年龄增长而更明显。由于分流量大,体循环缺血,临床上表现为体形瘦长、面色苍白、指(趾)细长、易感疲乏。因肺循环血流增多使肺充血,易有呼吸道感染,活动时易气促。严重者早期发生心力衰竭。原发孔型缺损或共同心房者症状出现早且严重,进展快。

体格检查:多数在婴幼儿期无明显体征,2~3 岁后心脏增大,心前区隆起,心尖冲动向左移位呈抬举性搏动,一般无震颤,少数大缺损分流量大者可出现震颤。由于右心室增大,大量的血流通过正常肺动脉瓣时,形成相对性肺动脉瓣狭窄,在胸骨左缘 2~3 肋间可闻及 Ⅱ、Ⅲ 级喷射性收缩期杂音。当肺循环血流量超过体循环达 1 倍以上时,在胸骨左缘 4~5 肋间可出现三尖瓣相对狭窄的短促与低频的舒张中期杂音,吸气时更响,呼气时减弱。肺动脉瓣区第二音亢进,伴宽且不受呼吸影响的固定性分裂,为右心室容量增加,收缩时喷射血流时间延长,肺动脉瓣关闭更落后于主动脉瓣所致。若已有肺动脉高压,部分患儿可闻及肺动脉喷射音及肺动脉瓣区因肺动脉瓣相对性关闭不全的舒张早期泼水样杂音。若为原发孔型缺损伴二尖瓣裂缺,在心尖部可听到二尖瓣关闭不全的全收缩期吹风样杂音,并传导至腋下。

四、辅助检查

1.X 线检查　心脏外形轻至中度扩大,以右心房、右心室增大为主,肺门血管影增粗,肺动脉段凸出,肺野充血明显,主动脉结缩小。透视下可见肺门肺动脉总干及分支随心脏搏动而一明一暗的“肺门舞蹈征”,心影略呈梨形。原发孔型缺损而伴有二尖瓣关闭不全者,则左心室亦增大。

2.心电图　多有右心室容量负荷过重的表现,典型表现为电轴右偏(心向量图额面平均轴在 +90°~+150°)和不完全性或完全性右束支传导阻滞(V_{3R} 及 V_1 呈 rSr′ 或 rsR′ 图形),后者可能为室上嵴肥厚和右心室扩张所致。部分病例尚有右心房和右心室肥大。原发孔型缺损的病例常见电轴左偏及左心室肥大,Ⅰ 度房室传导阻滞。

3.超声心动图　二维超声可显示房间隔连续中断位置、大小。多普勒彩色血流显像可观察到分流的位置、方向,且能估测分流的大小。三维超声可直接显示并从任意角度观察房间隔缺损的立体形态、大小、数量、部位及与周围组织(房室瓣、主动脉根部、上腔静脉、下腔静脉、冠状窦)的空间关系,进行准确测量,还可动态观察缺损在整个心动周期中的形状变化、收缩与舒张活动。实时三维彩色多普勒显像能立体观察异常血流的起源、流向,测量分流量。超声检查也有助于二尖瓣裂缺及血流反流严重程度等的诊断。

4.心导管检查及心血管造影　右心导管检查可发现右心房血氧含量高于上、下腔静脉平均血氧含量,70% 病例心导管可通过缺损口由右心房进入左心房。通过右心导管可测量各个部位压力及计算分流量和肺动脉阻力。一般如临床表现典型、X 线、心电图检查结果符合,经超声心动图检查确诊者,术前可不必做心导管检查。如疑有原发孔缺损、肺动脉口狭窄、肺静脉畸形引流等异常,可考虑做心血管造影。

五、诊断与鉴别诊断

典型者依据 X 线、心电图、超声心动图和心导管检查可以做出诊断,但需注意与室间隔缺损、肺动脉瓣狭窄、部分性肺静脉异位引流入右心房、原发性肺动脉扩张、原发性肺动脉高压等病相鉴别。

六、治疗与预后

房间隔缺损自然闭合年龄为 7 个月至 6 岁,约 87% 的继发孔型房间隔缺损可自然闭合。凡 X 线片与心电图有异常,右心导管检查计算分流量已达肺循环血流量 40% 以上,临床上已有明显症状者,应尽早施行手术,年龄以 4~6 岁为理想。手术时应注意在心房内探查,如发现有部分肺静脉畸形回流,可一并予以纠正。亦可通过介入性心导管用 Amplatzer 蘑菇伞封堵器关闭缺损。可用超声心动图测量或球囊测量缺损直径,选择合适大小的封堵器。对于多发性房间隔缺损的治疗,术前必须仔细行经胸或经食管超声心动图检查明确缺损大小、数目及缺损之间的距离,选用合适的封堵器封堵或外科手术治疗。Amplatzer 公司生产的多孔型房间隔缺损封堵器对距离较远的多发缺损的封堵是一个较好的选择。至于分流量较小而无心脏增大或症状表现的患儿,可以做临床观察。

第三节　室间隔缺损

室间隔缺损为心室间隔在胚胎发育过程中发育不全所致,是先心病中最常见的一种,占总数的 30%~50%。室间隔缺损可单独存在,也可与其他畸形并存,发绀型先心病能存活者约 50% 伴室间隔缺损。

一、病理解剖

缺损可发生在室间隔的任何部位。根据缺损的位置可分为:①膜周型室间隔缺损:最多见,占 60%~7%,位于室间隔膜部并累及邻近的肌部室间隔,根据缺损的延伸方向又可分为膜周流入道型、膜周小梁部型及膜周流出道型,大型缺损可有向 2 个或以上部位延伸,称为膜周融合型;②肌部型室间隔缺损:占 15%~25%,膜部完整。根据所在部位再分为肌部流入道型、肌部小梁部型及肌部流出道型,后者有肌肉与肺动脉瓣分隔;③双动脉下型:亦称为肺动脉瓣下型,占 3%~6%,但在东方人群中发生率可达 29%,其主要特征是在缺损的上缘为主动脉与肺动脉瓣环的连接部,圆锥部室间隔发育差或缺如,冠状动脉瓣脱垂可以减少左向右分流,但容易导致主动脉瓣反流。在部分膜周型缺损,尤其是膜周流入道型室间隔缺损,可见衍生自三尖瓣的纤维组织黏附于缺损边缘,形成假性室隔瘤,使缺损变小或完全阻止分流而达到自然闭合。缺损多数为单个,也可多发。可合并房间隔缺损、动脉导管未闭或主动脉缩窄等。

二、病理生理

由于胚胎期肺小动脉肌层厚、管腔小、阻力大,室间隔缺损很少在新生儿期发生大量左向右分流而出现症状。胎儿出生并开始呼吸后,肺小动脉肌层厚度减退,生后 3 天肺动脉压力约为体循环的 1/2,3~6 周时接近成人的压力。因此,患大型室间隔缺损的足月婴儿多在 2~6 个月出现心功能不全症状。早产儿因肺小动脉壁较薄,肺血管阻力降低较迅速,因此较早发生大量左向右分流并发生心力衰竭。

左向右分流量取决于缺损大小、肺血管阻力及两侧心室压力差。左向右分流必导致肺血流量增加,左心室容量负荷增加,同时减少左心排出量。小型缺损(缺损约为主动脉横切面积的 1/4)左向右分流量少,左右心室仅容量稍增加而压力正常,心脏与血管大小可正常。中型缺损(缺损约为主动脉横切面积的 1/2)肺血流量可超过体循环的 1~2 倍,肺动脉及肺小血管血流量增加,回流至左心房及左心室的血量也增多,因而增加左心室舒张期负荷,导致左心房、左心室肥大。大型缺损(缺损超过主动脉横切面积的 1/2)肺小血管阻力未显著增高时,肺血流量可超过体循环的 3 倍以上,随着病程的进展,不仅左心房、左心室、肺动脉扩大,而且由于肺循环量的持续增加,肺小动脉痉挛收缩产生动力性高压,右心室收缩期负荷增加导致右心室肥大。日久后肺小动脉内壁增生,管腔变小,甚至完全梗阻,形成器质性肺动脉高压,左向右分流减少,并可出现双向分流,最后导致右向左分流,即为艾森-曼格综合征。少数肺小动脉因生后持续维持肌层增厚现象,故在婴儿期即出现肺动脉高压。

三、临床表现

取决于缺损大小、肺血流量及压力高低。小型缺损,分流量较小,多无临床症状。中型缺损在婴儿期即出现症状。大型缺损于出生1~2个月后,出现呼吸急促、多汗,吸奶时常因气促中断,体重增加缓慢,面色苍白。伴慢性左心功能不全时,经常夜间烦躁不安,有"哮喘"样喘鸣声。幼儿常有呼吸道感染,易患肺炎。年长儿可出现消瘦、气短、心悸、乏力等症状。有时因扩张的肺动脉压迫喉返神经,引起声音嘶哑。晚期(多见于儿童或青少年期)或缺损很大且伴有明显肺动脉高压者,可出现右向左分流,呈现发绀,并逐渐加重。若缺损随年龄增长而缩小,症状亦随之而减轻。

体格检查:心尖冲动增强并向左下移位,心界向左下扩大,典型体征为胸骨左缘3~5肋间有Ⅲ~Ⅴ级响亮粗糙全收缩期杂音,向心前区传导伴收缩期细震颤。若缺损极小或即将关闭时,杂音可为短促高音调的啸音;若分流量大时,心尖部可有二尖瓣相对狭窄的低音调隆隆样舒张期杂音。肺动脉瓣第二音亢进。严重的肺动脉高压,肺动脉瓣区有相对性肺动脉瓣关闭不全的舒张期杂音,原室间隔缺损的收缩期杂音可减弱或消失,震颤也可不明显。肺动脉瓣第二音呈单一金属音。

四、辅助检查

1. X线检查　小型缺损心影多无改变,或只有轻度左心室增大或肺充血。中型缺损心影有不同程度增大,以左心室为主。大型缺损时心影中度或重度增大,以左心室为主或左、右心室及左心房均增大,肺动脉段若凸出明显,则提示肺动脉高压。主动脉结较小,缩小程度与分流量成反比。肺野充血,肺门血管影增宽,肺纹理增粗增多。若有器质性肺动脉高压则表现为肺门血管影虽增粗,但肺野外侧带反而清晰,肺血管阴影有突然中断现象(肺门截断现象),心影反比以前稍有缩小。

2. 心电图　小型缺损,心电图可正常或表现为轻度左心室肥大。大型缺损,心电图变化随肺血管阻力大小而不同。①肺血管阻力正常,肺血流量增多时,心电图示左心室舒张期负荷加重,左心室肥大,如V_1呈rS形,S_{V1}波深,$V_{5,6}$呈qRs形,$RV_{5,6}$波高大,T_{V5}高尖对称;②肺动脉中度高压,肺血流量明显增多时,心电图示双心室肥大,V_3、V_4的R波与S波均高大,V_6示深Q波及大R波,$TV_{5,6}$高尖对称或同时伴有V_1呈rsR′的右心室肥大图形;③肺动脉高压,肺血流量减少时,心电图示右心室肥厚,V_1呈rsR′型,R′波极大,V_5有深S波而R_{V6}振幅较前降低,T_{V1}可能转为直立。

3. 超声心动图　二维超声可直接显示缺损,有助于缺损大小及部位的诊断。多普勒超声由缺损右室面向缺损处和左室面追踪可探测到最大湍流。多普勒彩色血流显像可直接见到分流的位置、方向和区别分流的大小,其对肌部缺损及多发性缺损的诊断较为灵敏。三维超声可直面室间隔缺损,从任意角度观察,准确评估缺损大小、形状、位置及毗邻关系,为介入或外科手术提供更为详细的信息。

4. 心导管检查及心血管造影　右心室水平血氧含量高于右心房 0.9% 容积以上,小型缺损增高不明显。偶尔导管可通过缺损到达左心室。依分流量的多少,肺动脉或右心室压力有不同程度的增高。伴有右向左分流的患者,动脉血氧饱和度降低。肺动脉阻力显著高于正常值。对多发性室间隔缺损或合并主动脉、主动脉弓等畸形的可作选择性左心室造影进一步肯定诊断。

五、并发症

室间隔缺损易并发充血性心力衰竭、肺水肿、感染性心内膜炎等。

1. 充血性心力衰竭与肺水肿　婴儿期大型缺损由于经常有大的左向右分流,左心回流血量增多,可导致左心房、左心室扩大,压力增高,进而使肺静脉压力增高,肺间质液生成增多。肺间质组织水肿,肺顺应性减低,患儿呼吸变快而浅。再发展则导致淋巴管回流受阻,出现肺水肿及心力衰竭。

2. 感染性心内膜炎　大型缺损约 5% 发生此并发症。心内膜赘生物常位于室间隔缺损边缘或右心室壁血流喷射口处,少数在右心室漏斗部。二维超声能见到赘生物。

3. 肺血管病变　多发生于大型缺损伴肺血流量超过体循环 2 倍以上者。

4. 漏斗部肥厚　大型缺损患者约 20% 可有继发漏斗部肥厚,使左向右分流量减少,甚至引起右向左分流,似法洛四联症。

5. 主动脉瓣关闭不全　有些室间隔缺损如肺动脉瓣下型可合并主动脉瓣叶脱垂导致关闭不全。

六、诊断与鉴别诊断

根据典型体征、X 线、心电图、超声心动图及心导管等检查可以确诊,但需注意当本病合并有动脉导管未闭时,后者的杂音往往被室间隔缺损的响亮杂音所掩盖,而易于漏诊;或者室间隔缺损为肺动脉瓣下型缺损时,由于左至右分流的血液直接流入肺动脉,致肺动脉血氧含量高于右心室,易误诊为动脉导管未闭。故必要时可做升主动脉造影明确诊断。此外,尚需与房间隔缺损原发孔型、肺动脉口狭窄、梗阻性肥厚型心肌病、动脉导管未闭、主动脉窦瘤破入右心、主肺动脉缺损等疾病相鉴别。

七、治疗

1. 内科治疗　主要防治感染性心内膜炎、肺部感染和心力衰竭。通过给予洋地黄、利尿药,限制盐分摄入和(或)降低后负荷,以及积极处理呼吸道感染等能够使患儿心力衰竭得到控制,并保证其正常生长发育。通过介入性心导管术封堵膜周部及肌部室间隔缺损,已在国内部分单位开展,介入器材目前应用比较广泛的包括 Amplatzer 肌部室间隔缺损封堵器、膜周部偏心型室间隔缺损封堵器及国产镍钛合金膜周部室间隔缺损封堵器(对称型、偏心型、小腰大边型、零边型等),应根据室间隔缺损的形态、大小、数目、边缘与主动脉瓣间距、周围解剖结构来选择合适的封堵器。多孔型室间隔缺损可选择不对称细腰型封堵器,并确保封堵器完全覆盖所有缺损。室间隔缺损介入治疗操作难度较高,易引起心律失常(如室性期前收缩、房室传导阻滞、交界性逸搏心律)、右房室瓣关闭不全、主动脉瓣反流、残余分流等并发症。介入治疗的禁忌证:感染性心内膜炎或其他感染性疾病,巨大室间隔缺损或缺损位置不佳,心内有赘生物或血栓,重度肺动脉高压伴双向分流,合并肝肾功能异常、出血性血液系统疾病、心功能不全等。

2. 外科治疗　小型缺损 X 线与心电图正常者,可暂不手术;中型缺损临床上有症状者,宜学龄前期在体外循环心内直视下做手术修补;大型缺损在 6 个月内发生内科难以控制的充血性心力衰竭,包括反复罹患肺炎和生长缓慢,应予手术治疗;6 个月至 2 岁婴儿,虽然心力衰竭能控制,但肺动脉压力持续增高、大于体循环动脉压的 1/2,或者 2 岁以后肺循环量与体循环量之比大于 2∶1,亦应及时手术修补。晚期器质性肺动脉高压,有双向或右向左分流为主者,不宜手术。

八、预后

膜周部和肌部的室间隔缺损均有自然闭合的可能(占 20%～50%),一般发生于 3 岁以前,尤其是 1 岁以内。干下型室间隔缺损不能自然闭合,且容易发生主动脉瓣脱垂。

第四节　动脉导管未闭

动脉导管未闭较多见,占先心病总数的 9%～12%。女性发病较多,男女之比为 1∶(2～3)。

一、病理解剖

婴儿出生后 10～15 小时,动脉导管即开始功能性闭合。生后 2 个月至 1 岁,绝大多数已闭合。1 岁以后仍未闭合者即为动脉导管未闭。动脉导管未闭的肺动脉端在肺总动脉与左肺动脉连接处,主动脉端在主动脉弓降部左锁骨下动脉起始部远端,长度在 0.2～3cm,常见有管型、漏斗型及窗型。可合并其他畸形如肺动脉狭窄、主动脉缩窄、室间隔缺损、大动脉转位等。

二、病理生理

动脉导管的开放使主、肺动脉之间存在通路,通常情况下体循环的压力高于肺循环压力,部分体循环氧饱和度高的血液在收缩期及舒张期都通过动脉导管从主动脉向肺动脉分流。分流量的大小取决于主、肺动脉之间的压力差;动脉导管的直径与长度,以及体、肺循环之间的阻力差。导管越粗,压力差越大,分流量越大。因有大血管水平左向右分流,肺循环量增加,造成肺动脉扩张及压力增高,回流到左心房及左心室的血量增加,导致左心室肥大甚至左心衰竭。体循环因分流至肺循环而血容量减少,周围动脉舒张压因舒张期有分流而降低,出现脉压增宽。随着肺循环血流量大量增加,肺循环压力升高。右心室排血时阻力增大,收缩期负荷量加重,右心室逐渐肥大。如肺循环持续高压,可进而引起肺小动脉壁的肌层及内膜的组织改变,形成器质性即梗阻性肺动脉高压。当肺动脉压力与体循环压力接近时,发绀可发生于轻微活动或哭吵时。若肺动脉压力超过主动脉,安静时亦出现发绀(艾森-曼格综合征),此时低氧饱和度的肺动脉血经未闭动脉导管进入降主动脉,可出现发绀在双下肢表现更为明显、左上肢可较右上肢明显的差异性发绀现象。

三、临床表现

与分流量大小及肺动脉压力高低有关。导管小到中等、分流量小到中而肺动脉压力正常或轻度增高者,往往无症状,多在体检或因其他疾病就诊时偶然发现。部分患儿可有活动后疲乏、气急、多汗等现象。导管粗大、分流量较大者,除上述症状外,体型一般较瘦长,苍白,易发生反复呼吸道感染或肺炎及充血性心力衰竭。少数患儿也可由于扩大的肺动脉压迫喉返神经而声音嘶哑。当肺血管发生器质性变化时,分流量减少或呈双向分流,患儿可出现短期的症状改善,但随后在轻度活动后即出现气短及发绀。

典型的动脉导管未闭病例可见心前区隆起,心尖冲动弥散强烈,在胸骨左缘第 2 肋间偏外侧可闻及响亮的连续性杂音,并向左上颈背部传导,伴有收缩期或连续性细震颤。出现肺动脉高压后,可能仅能听到收缩期杂音,肺动脉第二音亢进,肺动脉瓣可有相对性关闭不全的舒张期杂音。肺循环量超过体循环量 1 倍时,心尖区可闻及二尖瓣相对狭窄的低频率短促舒张中期杂音。大多数患儿均有脉压增大(往往>40mmHg)及周围血管征,包括颈动脉搏动增强、脉压加大、水冲脉、毛细血管搏动、枪击音及杜氏征等,对诊断很有帮助。

不典型的情况如肺血管阻力增加或婴儿期肺动脉压力相对较高时,主动脉与肺动脉之间压力差仅发生于收缩期,此时仅能听到单纯收缩期杂音,常易误诊为室间隔缺损。在合并有其他畸形如房间隔缺损、室间隔缺损、肺动脉瓣狭窄时,杂音也往往不典型。

早产儿病例出现症状较早,心脏杂音为收缩期杂音而无典型的连续性杂音。大量右向左分流可导致左心衰竭(可表现为呼吸暂停或心动过速发作)、坏死性肠炎。

四、辅助检查

1. X 线检查 心脏大小与分流量直接有关。分流量小者,心影正常。分流量大者,多见左心室增大(左心房亦可增大),主动脉结增宽,可有漏斗征,肺动脉段凸出,肺门血管充盈,双侧肺野有轻度至重度充血。透视下搏动强烈,有"肺门舞蹈征",严重病例呈双心室肥大。婴儿期可无主动脉结增宽的特征。

2. 心电图 分流量小者心电图可正常,分流量中度者可示电轴正常,左心房大,左心室高压或左心室肥厚,R_{V5}、R_{V6} 波高大,Q_{V5}、Q_{V6} 增深,T_{V5}、T_{V6} 高尖对称。分流量大或肺动脉压较高时,电轴可正常或左偏,双心室肥大,V_3、V_4 的 R 波与 S 波均高大。肺动脉压力与体循环压力相等时,电轴可右偏,右心室显示收缩期负荷加重。

3. 超声心动图 左心房、左心室增大,主动脉增宽。二维超声可直接显示未闭动脉导管管径与长度。多普勒超声可于主、肺动脉远端测出收缩期与舒张期湍流频谱。彩色多普勒血流显像可显示分流的方向和大小。二维超声心动图与彩色多普勒超声两者相结合是目前最常用的无创诊断技术。但是二维超声心动图易受透声窗及探头角度等因素限制,三维超声心动图能够克服二维超声心动的缺陷,无创地显示心脏的立体构型,准确地判断动脉导管的类型,为介入治疗封堵装置大小的选择提供了一种理想的判断工具。

4. 心导管检查及心血管造影 典型的动脉导管未闭一般可不必做心导管检查,只是在确诊困难时选用。通常肺动脉平均血氧含量高于右心室 0.5% 容积以上,肺动脉压力可超过右心室。肺动脉高压有不同程度增高,有时心导管可自肺动脉通过未闭动脉导管进入降主动脉。必要时做逆行主动脉造影,可见主动脉与肺动脉同时显影,并能明确未闭动脉导管位置、形态及大小。

五、诊断与鉴别诊断

根据典型杂音、X 线片、心电图常可做出诊断。超声心动图及右心导管检查能进一步明确畸形部位、形态及大小。但需注意与主肺动脉隔缺损、主动脉窦瘤破入右心、室间隔缺损伴主动脉瓣关闭不全等能引起连续性杂音的疾病进行鉴别。几种常见的左向右分流型先心病的与鉴别见表 6-2。

表 6-2　几种左向右分流型先心病的鉴别诊断

	房间隔缺损	室间隔缺损	动脉导管未闭
症状	喂养困难,发育落后,乏力,活动后出汗、气急,晚期出现肺动脉高压时有发绀	同左	同左
心脏体征	第 2、3 肋间 Ⅱ~Ⅲ级收缩期吹风样杂音,传导小,无震颤,P_2 呈固定分裂	第 3、4 肋间 Ⅱ~Ⅴ级粗糙全收缩期杂音,传导广,伴或不伴震颤,P_2 可亢进	第 2 肋间 Ⅱ~Ⅳ级连续性机器样杂音,向颈部传导,伴或不伴震颤,P_2 可亢进
胸部 X 线片表现	右房、右室增大,肺野充血	左室增大,左房、右室可增大,肺野充血	左室增大,左房可增大,肺野充血
超声心动图	房间隔回声中断且有穿隔血流;右房、右室增大,肺动脉增宽	室间隔回声中断且有穿隔血流;左室增大,肺动脉增宽	左肺动脉起始部与降主动脉之间有异常通道相贯通,且可测及收缩期和舒张期连续性湍流血流频谱;左心室增大,肺动脉增宽
心电图	右室肥大,不完全性右束支传导阻滞	正常或左室肥大,右心室可肥大	左室肥大,左房可肥大

六、治疗

1. 内科治疗　防治呼吸道感染、心力衰竭及感染性心内膜炎。

(1)药物治疗:多用于早产儿或新生儿早期动脉导管未闭,可用吲哚美辛 0.2~0.3mg/kg 或阿司匹林 20mg/kg,每日 4 次,口服,以抑制前列腺素合成,促使动脉导管闭合。

(2)介入治疗:近年来,通过心导管介入堵闭动脉导管已经成为小儿动脉导管未闭的首选治疗方案,常用 Amplatzer 蘑菇伞及弹簧圈封堵。

2.外科治疗 手术结扎与切断缝合手术。动脉导管未闭合并感染性心内膜炎者,应在感染完全控制后数月施行手术,对无法控制者,也可在大剂量抗生素的治疗下,关闭动脉导管,但危险性较大。

七、预后

预后与分流量大小及并发症有关。分流量大者,早期容易发生充血性心力衰竭,晚期可致梗阻性肺动脉高压。在并发症方面,最常见为感染性心内膜炎。分流量小者可无症状,预后良好。近年来由于诊断水平与心内、外科技术不断提高,早期介入或手术治疗预后均良好。

第七章　心力衰竭

心力衰竭是指心脏工作能力(心肌收缩或舒张功能)下降使心排血量绝对或相对不足,不能满足全身组织代谢需要,出现肺循环和(或)体循环淤血的病理生理状态。《成人慢性心力衰竭诊断和治疗指南》(2005年,ACC/AHA)中定义心力衰竭为由于心脏器质性或功能性疾病损害心室充盈和射血能力而引起的临床综合征。由于并非所有患者在就诊时即有容量负荷过重,因此,主张使用"心力衰竭"这一术语替代旧的术语"充血性心力衰竭"。心力衰竭是小儿时期危重症之一,特别是急性心力衰竭,起病急、进展快,如不早期诊断及处理,则严重威胁小儿的生命。

第一节　心力衰竭的病因与发病机制

一、病因

引起小儿心力衰竭的病因很多,根据血流动力学及病理生理改变可大致分为以下几种。①心肌收缩功能障碍(心肌衰竭):包括各种原因所致的心肌炎、扩张性心肌病等;②心室前负荷过重(容量负荷过重)包括左向右分流型先心病、瓣膜反流性疾病、输液过多过快等;③心室后负荷过重(压力负荷过重):左室压力负荷过重见于高血压、主动脉瓣狭窄、主动脉缩窄等;右心室压力负荷过重见于肺动脉高压、肺动脉瓣狭窄等;④心室充盈障碍:包括缩窄性心包炎、限制性心肌病或肥厚性心肌病等。

另外,支气管肺炎、贫血、营养不良、电解质失衡和缺氧等都是儿童心力衰竭发生的诱因。

二、发病机制

心力衰竭的发病机制比较复杂,不同原因所致的心力衰竭及心力衰竭发展的不同阶段其机制都有所不同,但其基本机制多为心肌收缩和心肌舒张功能障碍。心力衰竭时由于心排血量下降,组织氧供不足,机体动用各种储备力量进行代偿。这些代偿机制初始对机体是有益的,使心功能维持在正常水平,但是长期维持最终发生失代偿,并且代偿机制也有负性效应,最终发生心力衰竭。心力衰竭的发生不仅由于血流动力学的障碍,同时还有神经体液因素的参与,并且心肌重构在其发生中起重要作用。

1.血流动力学机制　心排血量主要根据以下因素进行控制和调节:前负荷、后负荷、心肌收缩力及心率。

(1)前负荷:按照Frank-Starling定律,心脏前负荷的增加使回心血量增加,心室舒张末期容积增加,心肌纤维拉长,从而增加心肌收缩力和心排血量。若容量过度增加,心肌牵张超过一定的长度,心排血量反而下降。

（2）后负荷：心脏后负荷的增加常以心肌肥厚作为主要的代偿机制，使心排血量在相当长时间内维持正常。随着疾病发展，心肌细胞结构和功能进一步破坏，使心功能下降，心力衰竭随之发生。

2. 神经内分泌体液机制　心力衰竭时，体内出现一系列的神经内分泌和体液因子的变化进行代偿。神经内分泌的长期慢性激活促进心肌重构，加重心肌损伤和心功能恶化，又进一步激活神经内分泌系统和细胞因子等形成恶性循环。

（1）交感肾上腺素能系统：心力衰竭时，交感神经兴奋性增高，大量去甲肾上腺素和肾上腺素释放入血，血中儿茶酚胺水平增高，借以增强心肌收缩力、加快心率、收缩外周血管和维持血压起代偿作用。但这种交感神经兴奋增高及儿茶酚胺持续增高对机体是有害的。①直接心肌毒性作用；②心肌细胞 β 肾上腺素能受体密度下调（重度心力衰竭可减少50%）和 β 肾上腺素能受体对 β 肾上腺素能受体激动药的反应性明显降低，降低心肌收缩力；③交感神经兴奋并刺激肾素-血管紧张素-醛固酮系统（rennin angiotensin aldosterone system，RAAS），导致外周血管阻力增高，水钠潴留，心肌氧耗加大；④损害舒张功能。

（2）RAAS：心力衰竭时 RAAS 激活，血中肾素，血管紧张素 Ⅰ、Ⅱ 及醛固酮水平均明显增高，导致外周血管阻力增加、水钠潴留及血容量增加，前后负荷增加，对心力衰竭起代偿作用。同时，血管紧张素 Ⅱ 及醛固酮的分泌增加，使心脏、血管平滑肌细胞和内皮细胞发生了一系列改变，结构发生重构，促进心力衰竭恶化。近年来通过生物化学分子生物学技术的发展，发现在肾外组织尤其是脑和心血管系统，还存在局部组织的 RAAS。耐心脏局部组织 RAAS 活性增高，通过细胞自分泌、旁分泌产生的血管紧张素 Ⅱ 也参与心肌收缩性及血管收缩性的调节，并有促生长作用引起心室肥厚及血管平滑肌生长（心室和血管重构）。

（3）利钠肽类：对心力衰竭发病机制中神经内分泌变化，也注意到具有血管扩张、利尿和排钠作用的心脏保护因子，如利钠肽类、前列腺素、血管内皮舒张因子和肾上腺髓质素等。已证实有 3 种利钠肽，即心房利钠肽、脑利钠肽（brain natriuretic peptide，BNP）和 C-利钠肽。BNP 具有利尿、排钠和扩张血管的作用，并且有抑制肾素、醛固酮和交感神经系统作用。心力衰竭时，由于心室扩张、容量负荷过重导致心室壁应力增加，刺激心室肌细胞合成和分泌 BNP，其增高程度与心力衰竭严重程度呈正相关。因此，血浆 BNP 水平可作为评定心力衰竭进程和判断预后的指标。

（4）其他：研究表明许多炎症细胞因子参与了心力衰竭的发生和发展，如肿瘤坏死因子、白细胞介素、单核细胞趋化蛋白等。此外，内皮素、血管加压素和生长激素等多种血管活性物质可能参与了心力衰竭的发生。

3. 心肌重构　心肌重构是由于一系列复杂的分子和细胞机制导致心肌结构、功能和表型的变化，包括心肌细胞肥大、凋亡，胚胎基因和蛋白的再表达，心肌细胞外基质的量和组成的变化等。在初始的心肌损伤以后，有各种不同的继发性介导因素直接或间接作用于心肌而促进心室重构，形成恶性循环，心力衰竭进行性恶化。

第二节　心力衰竭的临床表现

年长患儿心力衰竭的临床表现与成年人相似,而婴幼儿时期则不完全相同。其特点分述如下。

一、年长患儿心力衰竭

1. 心肌功能障碍的表现

(1)心脏扩大:由于心肌收缩功能减低,导致心室腔扩张或肥厚。但急性心肌炎、快速性心律失常,肺静脉阻塞等的早期心功能减低时,心脏扩大常不明显。

(2)心动过速:心力衰竭时由于心排血量绝对或相对减少,通过反射引起交感神经兴奋及迷走神经抑制,引起代偿性心率增快。

(3)心音改变:心音低钝,重者常出现奔马律,舒张期奔马律常为心力衰竭的重要体征。

(4)可见脉压小,小部分患儿可出现交替脉,四肢末端发凉。

2. 肺淤血的表现

(1)呼吸急促:呼吸频率增快(间质性肺水肿所致),如心力衰竭进展导致肺泡和支气管水肿,则呼吸频率更加增快,重者可有呼吸困难与发绀。

(2)肺部啰音:肺泡水肿可出现湿啰音。支气管黏膜水肿或肺动脉和左房扩大(尤其是左向右大分流量型先心病)压迫支气管可出现哮鸣音。

(3)咳泡沫血痰:肺泡和支气管黏膜淤血所致。

3. 体循环淤血的表现

(1)肝增大:肝由于淤血肿大伴触痛。肝大小常表示容量负荷过重的程度。

(2)颈静脉怒张:可见颈外静脉膨胀(半坐位)。压迫肿大肝时,颈静脉充盈更明显(肝颈静脉回流征阳性)。

(3)水肿。

二、婴幼儿心力衰竭

婴幼儿心力衰竭最显著的临床表现是呼吸急促,尤其是在哺乳时更加明显。喂养困难,多表现为食量减少及进食时间延长,但哺喂困难缺乏特异性。常伴有显著多汗(可能与交感神经兴奋有关),体重增长缓慢。正常婴幼儿的肝虽可于肋下可触到1~2cm,但如肿大超过此范围,尤其是短期内改变,更有临床意义。婴幼儿容量血管床相对较大,极少表现周围性水肿,婴儿眼睑轻度水肿较常见。婴幼儿心力衰竭少见咳泡沫血痰。婴儿由于颈部较短,皮下脂肪较丰满,颈静脉怒张常不明显。

第三节　心力衰竭的诊断

一、辅助检查

1. X 线检查　心脏扩大,可见心搏动减弱(透视下),肺淤血(上叶肺静脉扩张,肺纹理增多、模糊,肺野透光度降低,肺门阴影增宽模糊)或肺水肿(以肺门为中心的对称性分布的大片状阴影)表现。

2. 超声心动图　超声心动图测定心功能和血流动力学监测是非创伤技术,它具有无创、操作简单、可重复性等优点。

(1)射血分数(ejection fraction,EF):为心脏每搏量与左心室舒张末期容量之比,即左心室舒张期末容量与左心室收缩期末容量之差,除以左心室舒张期末容量。EF 是反映左心室泵血功能灵敏的指标,是应用最广泛的左心室收缩功能指标之一。EF 正常值为 56%~78%。按照美国超声心动图学会制订的指南,以二维超声心动图检测的 EF<55% 为不正常,中度及重度异常分别为 44% 及 30%。

(2)短轴缩短率(fractional short,FS):为左心室收缩时缩短的百分率,即左室舒张期末内径与左室收缩期末内径之差,除以左室舒张期末内径。其意义与 EF 相同。左心室收缩不完全同步或对称、室壁增厚、运动差异、室隔平坦均可影响 FS 的检测。FS 正常值为 28%~38%,心力衰竭时 FS 降低(<25%)。

(3)心肌做功指数:亦称 Tei 指数,是用于评价心室整体功能(收缩功能和舒张功能)的指标。多采用脉冲多普勒检测血流的方法,也可应用 TDI 技术测定 Tei 指数。测量方法简便、可重复性强,且不受心率、心室几何形态和压力影响。根据脉冲多普勒二尖瓣口血流图和左心室流出道血流图计算 Tei 指数,按照下列公式计算,Tei 指数=(ICT+IRT)/ET。其中 ICT 为等容积收缩时间,IRT(IVRT)为等容舒张时间,ET 为射血时间。Tei 指数从出生至 3 岁有所下降,但 3 岁以后至成人阶段保持相对稳定,心力衰竭患者 Tei 指数明显延长。

(4)脉冲多普勒超声心动图:测定心室舒张功能,正常的二尖瓣、三尖瓣流速曲线呈正向双峰。第 1 峰较高,出现在心室快速充盈期,称 E 峰。第 2 峰较低,出现在心房收缩期,称 A 峰。E 波的峰值流速,舒张功能异常者常有 E 峰减低。A 波的峰值流速,舒张功能异常者 A 峰增高。E 峰/A 峰的血流速度的比值,是灵敏地反映心室舒张功能的指标,舒张功能异常者 E/A 减低。二尖瓣血流 E 波减速时间(DT)正常值为(193±23)ms。舒张功能异常 DT 延长,可用于评价快速充盈率。

(5)组织多普勒显像:是采用特殊滤波装置将高频率和低振幅的血流信号删除而保留低频率和高振幅的室壁运动信号,并以色彩、频谱或曲线选择性地显示室壁运动的频率或振幅信息的显像技术。组织多普勒显像可反映心肌局部收缩和舒张功能。

3. 有创性血流动力学测定　目前主要采用 Swan-Ganz 气囊漂浮导管和温度稀释法。气囊漂浮导管可进行心脏血管内压力(肺动脉压力、肺动脉楔压)测定,结合热稀释法测每分钟心排血量,并计算出血流动力学参数。①每搏输出量和心排血指数:每搏输出量即心脏在单位时间内泵出的血量。因为每搏量受体表面积影响大,故以单位体表面积的每搏输出量即心排血指数来估价心排血功能更为正确;②外周血管阻力和肺血管阻力:可代表左、右心室后负荷,小儿患者常按体表面积计算,即外周血管阻力指数及肺血管阻力指数;③心室每搏做功指数:可反映心室的容量和压力做功。心肌收缩性能是决定心排血量的重要因素。左、右心室每搏做功指数是衡量心室收缩性能的指标。

一般来讲,肺动脉楔压反映左心前负荷,肺动脉楔压增高(正常值为 2~14mmHg),提示肺淤血或肺水肿,而中心静脉压反映右心前负荷。

4. 脑利钠肽　脑利钠肽(BNP)是心肌分泌的重要肽类激素,心力衰竭时由于室壁应力增加,导致其分泌和释放增加。BNP 循环水平升高与心室容量负荷过重、心室功能和血流动力学密切相关。心力衰竭时,患者循环中 BNP 水平升高,并与心力衰竭的严重程度呈正相关,可作为辅助诊断心力衰竭的客观生化标志物。BNP 水平有助于心力衰竭病情轻重程度和心功能的判断及心力衰竭治疗的监测。BNP 和 NT-pro BNP 两者以 1∶1 比例存在,故均可作为诊断标志物。NT-pro BNP 具有更高的血浆浓度稳定性(半衰期为 60~120 分钟,生理活性相对稳定,冻存-70℃活性可保存数月;BNP 半衰期为 20 分钟)。美国 FDA 已批准检测血浆 BNP 作为辅助诊断心力衰竭的方法。欧洲心力衰竭指南(2001 年)建议以血浆 BNP 的检测作为筛选诊断心力衰竭的指标,以鉴别心源性和非心源性呼吸急促。

二、诊断

心力衰竭的诊断是综合病因、病史、症状、体征及客观检查而做出的。首先应有明确的器质性心脏病的诊断或具有引起心力衰竭的病因,其次心力衰竭的症状和体征是诊断心力衰竭的重要依据(参见临床表现)。

三、分类

1. 急性心力衰竭和慢性心力衰竭　依据心力衰竭发生速度、发展过程及机体是否具有充分时间发挥其代偿机制,将心力衰竭分为急性和慢性。

(1)急性心力衰竭:是由于突然发生心脏结构或功能异常,导致短期内心排血量明显下降,器官灌注不良和静脉急性淤血,急性心力衰竭可表现为急性肺水肿或心源性休克。见于心脏手术后低心排血量综合征、暴发性心肌炎和川崎病合并心肌梗死。

(2)慢性心力衰竭:是逐渐发生的心脏结构和功能异常或急性心力衰竭渐变所致。一般均有代偿性心脏扩大或肥厚及其他代偿机制参与,心室重构是其特征。稳定的慢性心力衰竭患儿在多种因素作用下(如感染、心律失常、中断治疗等)可促发突然出现急性加重表现,又称慢性心力衰竭急性失代偿期(急性发作)。

2. 左心衰竭、右心衰竭和全心衰竭

(1)左心衰竭:指左心室代偿功能不全引起,临床上以肺循环淤血及心排血量降低表现为主。

(2)右心衰竭:指右心室代偿功能不全引起,临床上以体循环淤血表现为主。单纯右心衰竭主要见于肺源性心脏病、肺动脉瓣狭窄及肺动脉高压等。

(3)全心衰竭:左、右心室同时受累,左侧与右侧的心力衰竭同时出现,或者左心衰竭后肺动脉压力增高,使右心负荷加重,经长期后右心衰竭相继出现。

3.收缩性心力衰竭和舒张性心力衰竭

(1)收缩性心力衰竭:是由于心室收缩功能障碍导致心脏泵血功能低下并有静脉淤血的表现。临床特点为左心室扩大、左心室收缩期末容量增大和射血分数降低(LVEF ≤40%)。

(2)舒张性心力衰竭:是由于心室舒张期松弛和充盈障碍导致心室接受血液能力受损,表现为左心室充盈压增高并有静脉淤血的表现。临床通常采用多普勒超声心动图记录的二尖瓣和肺静脉血流频谱估测左室舒张功能。

4.低心排血量型心力衰竭和高心排血量型心力衰竭

(1)低心排血量型心力衰竭:指心排血量降低,有外周循环异常的临床表现,如外周血管收缩、畏寒、苍白等。

(2)高心排血量型心力衰竭:由于容量负荷过重导致的心力衰竭,心排血量正常或高于正常,主要见于左向右分流型先心病、急性肾小球肾炎的循环充血、甲状腺功能亢进(甲亢)、严重贫血、脚气病、体动-静脉瘘等。

四、心力衰竭程度的临床评估

1.纽约心脏病学会(NYHA)儿童心脏病患者心功能分级方案

Ⅰ级:体力活动不受限制。学龄期儿童能够参加体育课,并且能和同龄儿童一样活动。

Ⅱ级:体力活动轻度受限。休息时无任何不适,但一般活动可引起疲乏、心悸或呼吸困难。学龄期儿童能够参加体育课,但活动量比同龄儿童小。可能存在继发性生长障碍。

Ⅲ级:体力活动明显受限。少于平时一般活动即可出现症状,如步行15分钟就可感到疲乏、心悸或呼吸困难。学龄期儿童不能参加体育活动,存在继发性生长障碍。

Ⅳ级:不能从事任何体力活动,休息时也有心力衰竭症状,并在活动后加重。存在继发性生长障碍。

2.适用于婴儿的改良 Ross 心力衰竭分级方案(表7-1)

表7-1 改良 Ross 心力衰竭分级计分方法

症状和体征	计分		
	0	1	2
病史			
出汗	仅在头部	头部及躯干部(活动时)	头部及躯干部(安静时)
呼吸过快	偶尔	较多	常有
体格检查			
呼吸	正常	吸气凹陷	呼吸困难

（续表）

症状和体征	计分		
	0	1	2
呼吸次数(次/分)			
0~1 岁	<50	50~60	>60
1~6 岁	<35	35~45	>45
7~10 岁	<25	25~35	>35
11~14 岁	<18	18~28	>28
心率(次/分)			
0~1 岁	<160	160~170	>170
1~6 岁	<105	105~115	>115
7~10 岁	<90	90~100	>100
11~14 岁	<80	80~90	>90
肝大(肋缘下)	<2cm	2~3cm	>3cm

注:0~2分无心力衰竭,3~6分轻度心力衰竭,7~9分中度心力衰竭,10~12分重度心力衰竭。

第四节　心力衰竭的治疗

急性心力衰竭以循环重建和挽救生命为目的。慢性心力衰竭的治疗目标为改善症状,提高运动耐量,改善生活质量,降低病死率。目前慢性心力衰竭的治疗已从过去短期应用改善血流动力学药物(如利尿药、正性肌力药和血管扩张药)的治疗转为长期应用神经内分泌拮抗药(如血管紧张素转化酶抑制药和 β 受体阻滞药)修复性的治疗策略,以改善衰竭心脏的功能。

一、病因治疗

急性风湿热需用抗风湿药物,如肾上腺皮质激素、阿司匹林等。先心病需介入或手术矫治,内科抗心力衰竭治疗往往是术前准备,术后也需继续治疗一个时期。如心力衰竭由重度贫血、甲亢及病毒性心肌炎引起,需及时治疗原发疾病。积极防治心力衰竭的诱发因素,如控制感染和心律失常,纠正水、电解质酸碱失衡。

二、一般治疗

1. 休息和镇静　卧床休息,烦躁不安者应使用镇静药,如苯巴比妥、地西泮等。给予低盐饮食。严重心力衰竭时应严格限制水入量,且尽量均匀输注。

2. 供氧　应供给氧气,尤其是严重心力衰竭有肺水肿者。但对依靠开放的动脉导管而生存的先心病新生儿供给氧气可使血氧增高而促使动脉导管关闭,危及生命。

3. 体位　年长儿宜取半卧位,小婴儿可抱起,使下肢下垂,减少静脉回流。

4. 维持水电解质平衡　心力衰竭时易发生内环境紊乱。进食差易发生水电解质及酸碱失衡。长期低盐饮食和使用利尿药更易发生低钾血症、低钠血症，必须及时纠正。心力衰竭也易并发肾功能不全，加重内环境紊乱。

三、药物治疗

1. 正性肌力药物

(1)洋地黄类药物：洋地黄作用于心肌细胞膜上的 Na^+-K^+-ATP 酶抑制其活性，使细胞内 Na^+ 浓度升高，通过 Na^+-Ca^{2+} 交换使细胞内 Ca^{2+} 升高，增强心肌收缩。除正性肌力作用外，洋地黄还具有负性传导作用(减慢房室结传导)及负性频率作用。此外，心力衰竭时，洋地黄可改善压力感受器的敏感性和功能，直接抑制过度的神经内分泌活性(主要是交感活性)。

洋地黄对左心瓣膜反流、心内膜弹性纤维增生症、扩张性心肌病和某些先心病等所致的充血性心力衰竭均有益。迄今为止洋地黄类药物仍是儿科临床上应用广泛的强心药物之一。

洋地黄制剂的治疗量与正性肌力作用呈线性关系，即小剂量有小作用，随剂量递增正性肌力作用亦见加强，直到出现中毒为止。儿科最常应用的洋地黄制剂为地高辛，可口服和静脉注射。地高辛的负荷量为 $0.03\sim0.04mg/kg$，首次给总量的 1/2，余量分 2 次，隔 $6\sim8$ 小时给予。负荷后 12 小时给维持量，每日维持量为负荷量的 1/5，分 2 次给予，疗程据病情而定。心肌炎和心肌病的患儿对洋地黄耐受性差，一般在常规剂量的基础上减 $1/3\sim1/2$。

在用药过程中注意心率和心律的变化，如出现心律失常要考虑洋地黄中毒的可能，常见的心律失常类型包括室性期前收缩、房室传导阻滞和阵发性心动过速等。此外，洋地黄中毒常常还有胃肠道和神经系统的症状。洋地黄中毒时应立即停用洋地黄和利尿药，同时补充钾盐，并针对心律失常进行治疗。

(2)非洋地黄类正性肌力药：通过增加心肌细胞内环磷酸腺苷含量等机制，增加细胞 Ca^{2+} 浓度或通过增加心肌肌钙蛋白对 Ca^{2+} 的敏感性发挥正性肌力作用。常用药物包括以下两种。

1)β肾上腺素能受体激动药：主要药物有多巴胺和多巴酚丁胺，多用于紧急情况的急性心力衰竭、危重难治性心力衰竭和心源性休克患儿。联合应用常取得较好疗效。但是β肾上腺素能受体激动药只能通过静脉滴注用药，并具有正性变速作用及致心律失常作用，且使心肌氧耗量增加，临床应用受到限制。

多巴胺的生物学效应与剂量大小有关，小剂量[$2\sim5\mu g/(kg\cdot min)$]主要兴奋多巴胺受体，增加肾血流量，尿量增多；中等剂量[$5\sim15\mu g/(kg\cdot min)$]主要兴奋 β_1 肾上腺素能受体，增加心肌收缩力及肾血流量；大剂量[$>15\mu g/(kg\cdot min)$]主要兴奋 α_1 肾上腺素能受体，使肾血流量减少，可引起外周血管阻力和肺血管阻力增加及心率加快，从而更增加心肌氧耗量。中等剂量对小儿较为适宜。急性心力衰竭伴有心源性休克或低血压及少尿者宜选用多巴胺，但肺血管阻力升高者宜慎用。多巴胺的正性变速性作用及心肌氧耗量增加为其缺点,使用时避免漏出血管外(局部坏死),禁与碱性药伍用(失活)。

多巴酚丁胺主要作用于 β_1 肾上腺素能受体,亦作用于 β_2 肾上腺素能受体。本药适用于不伴有低血压的急性心力衰竭,尤其是手术后低心排血量综合征宜选用。其血流动力学效应优于多巴胺,但增加心排血量的作用与剂量和年龄呈正相关,即新生儿及婴儿较儿童效果差。易产生耐药性,一般用药不超过 72 小时。

多巴胺和多巴酚丁胺联合应用,常取得较好疗效。对心源性休克患儿各 $7.5\mu g/(kg \cdot min)$,肺动脉楔压不升高,心排血量增高,血压上升。

2)磷酸二酯酶抑制药:此类药物具有正性肌力及血管扩张作用,能明显改善心力衰竭患儿的血流动力学,不影响心率,也不影响心肌氧耗量,适用于心脏手术后心力衰竭或持续肺动脉高压者。长期治疗不良反应多,对长期生存率可能有不利影响,故多用于急性心力衰竭或难治性心力衰竭的短期治疗,治疗持续时间多不超过 1 周。常用药物包括氨力农和米力农。米力农静脉首次剂量 $50\mu g/kg$,$10 \sim 15$ 分钟静脉注入,维持量以 $0.25 \sim 0.5\mu g/(kg \cdot min)$ 静脉滴注维持。

2. 利尿药　通过抑制肾小管的不同部位,阻止钠和水的再吸收产生利尿作用,从而直接减轻水肿,减轻前负荷,缓解心力衰竭症状。

(1)袢利尿药:主要作用于肾小管髓袢升支,能可逆性地抑制 Na^+、K^+、Cl^- 的转运,抑制钠、氯的再吸收。由于钠钾交换,故尿内排钠、氯及钾。利尿作用强大迅速,用于急性心力衰竭伴有肺水肿或重症及难治性心力衰竭患儿。此类药包括呋塞米、布美他尼等。

(2)噻嗪类利尿药:主要作用在远端肾曲小管,抑制钠的再吸收,远端钠与钾的交换增多,亦促进钾的排出。此类药包括氢氯噻嗪等,用于轻、中度水肿患儿。

(3)保钾利尿药:包括螺内酯、氨苯蝶啶及阿米洛利等。螺内酯主要作用于远端肾曲小管和集合管,竞争性抑制醛固酮的作用,并可抑制醛固酮引起的心肌间质纤维化。目前一般在 NYAH 心功能Ⅲ级和Ⅳ级的患者在常规治疗基础上可加用小剂量螺内酯治疗。如出现高血钾或肾功能不全,螺内酯应适当减量或停用。

同类的利尿药一般无协同作用,尚可增加不良反应,不主张合用。保钾和排钾利尿药合用是常用的联合方式,有明显协同作用,并防止低钾,可不必补钾。肾功能不全者禁用保钾利尿药。在用药过程中注意体液或电解质失衡情况,如低钠血症、低钾血症、低血容量等。心力衰竭症状控制后,不能将利尿药作为单一治疗,应与血管紧张素转换酶抑制钾和 β 受体阻滞药联合应用。

3. 血管扩张药　血管扩张药对心力衰竭的血流动力学影响,可因患儿的临床情况而异,对左心室充盈压增高者,血管扩张药可使心排血量增加;反之,对左室充盈压降低或正常者,则可使心排血量减少。故应用血管扩张药时,应预先了解患者的左心室充盈压情况(常以肺动脉楔压为指标),并在治疗中进行必要的监测。对于依赖升高的左心室充盈压来维持心排血量的阻塞性心瓣膜病(如二尖瓣狭窄、主动脉瓣狭窄及左心室流出道梗阻)的患儿不宜应用强效血管扩张药。

选用血管扩张药应按患儿血流动力学变化特征与药物作用及其效应而定,前负荷过度者,宜选用扩张静脉药;后负荷过度者,宜选用扩张小动脉药,前后负荷均过度者,宜选用均衡扩张小动脉和静脉药。但上述原则,必须结合具体病情而选用。常用药物包括以下几种。

(1)硝普钠:能释放一氧化氮,使环磷酸鸟苷升高而松弛血管平滑肌。直接扩张小动脉、静脉的血管平滑肌,具有作用强、生效快和持续时间短的特点。硝普钠对急性心力衰竭(尤其是左心衰竭与肺水肿)伴有外周血管阻力明显增加者效果显著,在婴幼儿心脏手术出现的低心排血量综合征,常与多巴胺或多巴酚丁胺联合应用。本药需静脉滴注给药,应临时配制并且避光使用,开始量宜小,递增到有效剂量。静脉滴注过程中应密切注意低血压或氰化物中毒(头痛、呕吐、呼吸急促、心动过速及意识改变),必要时测血硫氰酸盐水平。

(2)硝酸甘油:有较强的直接扩张静脉血管平滑肌的作用。对心室充盈压增高及急性肺水肿者,可静脉滴注硝酸甘油。前负荷降低时不宜使用,以免使心排血量减少加重。本药治疗常可产生耐药性。为防止耐药性发生,可采用最小有效剂量,间歇用药,补充巯基供体(如 N-乙酰半胱氨酸或蛋氨酸),加用卡托普利等方法。可从 $0.25\sim0.5\mu g/(kg\cdot min)$,每日 6 小时静脉滴注开始,每日递增 $0.25\sim0.5\mu g/(kg\cdot min)$,疗程多不超过 7 天。

(3)酚妥拉明:主要阻滞 α_1、α_2 肾上腺素能受体,扩张小动脉,降低后负荷。但因可增加去甲肾上腺素的释放,因而有增快心率的不良反应。目前临床应用逐渐减少。

(4)血管紧张素转化酶抑制药:治疗心力衰竭疗效突出,已超越单独的血管扩张作用,目前已广泛用于临床。

4.血管紧张素转化酶抑制药及血管紧张素Ⅱ受体阻滞药 血管紧张素转化酶抑制药(angiotensin converting enzyme inhibitor,ACEI)不仅能缓解心力衰竭的症状,还可降低患儿的病死率并改善长期预后。ACEI 能够防止心室重构,包括无症状的心力衰竭患者,被誉为慢性心力衰竭治疗的"基石",成为能使顽固性充血性心力衰竭患者延长寿命的少数药物之一。

ACEI 作用机制主要包括以下几方面。①血流动力学效应:扩张小动脉和静脉,降低心脏前、后负荷,使心肌氧耗量减少及减少冠状血管阻力、增加冠状动脉血流、增加心肌供氧、保护心肌;②抑制 RAAS:阻断循环或心脏组织血管紧张素Ⅱ的生物效应,防治心脏重构从而保护心肌;③抗自由基:含有巯基的 ACEI 具有清除氧自由基,防止脂质过氧化,保护心肌;④作用于缓激肽系统:使缓激肽的降解减少,加强内源性缓激肽作用,激活 β_2 受体,产生一氧化氮与前列腺素,发挥扩张小动脉和保护细胞的作用。

小儿先心病合并心力衰竭、心内膜弹性纤维增生症和扩张性心肌病常选用此药。目前主张只要没有应用禁忌,心力衰竭患者应尽早开始并坚持长期 ACEI 治疗。儿科临床上应用最多的是卡托普利和依那普利。应从小剂量开始,如果耐受逐渐增加剂量,直到最大耐受剂量或靶剂量(目标剂量),而不按症状改善与否及程度来调节剂量。ACEI 不宜用于严重肾功能不全、高钾血症、双侧肾动脉狭窄及明显主动脉瓣、二尖瓣狭窄等疾病。不良反应有低血压、肾功能恶化、高血钾、咳嗽和血管性水肿等。

血管紧张素受体阻滞药(angiotensin receptor blocker,ARB)可同时阻断血管紧张素转化酶和非血管紧张素转化酶介导的血管紧张素Ⅱ生成效应,理论上其阻断血管紧张素Ⅱ

的作用更完全。目前已有资料尚不足以证明 ARB 治疗心力衰竭的疗效与 ACEI 相当或更佳,故仍以 ACEI 为治疗首选。ARB 不影响缓激肽降解和前列腺素合成,无 ACEI 常见不良反应(咳嗽、血管神经性水肿),因此,常用于不能耐受 ACEI 不良反应患者的替代治疗。

5. β 受体阻滞药 主要通过阻断内源性神经激素,抑制交感神经系统而发挥作用。①保护心脏:阻止儿茶酚胺毒性对心肌的损害,减少去甲肾上腺素引起的心肌细胞内钙负荷过重,减少儿茶酚胺代谢过程中产生的氧自由基;②β 肾上腺素受体上调:可使 β 受体数量及密度增加,恢复 β 受体正常的敏感性;③减慢过快心率,减少氧的消耗及增加心肌能量的贮备;④降低前、后负荷,通过抑制儿茶酚胺直接对血管的收缩作用;间接改变 RAAS,扩张血管,减轻水钠潴留;⑤改善心肌舒张功能。

儿童 β 受体阻滞药治疗经验有限。使用时应注意以下几点:①目前主要用于扩张性心肌病引起的心力衰竭。对血流动力学稳定(未静脉应用血管活性药物)的左心室收缩功能不全的 Ⅱ 级和 Ⅲ 级心力衰竭患儿,在 ACEI、利尿药和洋地黄类药物应用的基础上可谨慎使用;②宜用选择性 β_1 受体阻滞药(如美托洛尔和比索洛尔)和非选择性 β_1、β_2 和 α_1 受体阻滞药(如卡维地洛);③部分患者使用 β 受体阻滞药后病情恶化或不能耐受而停止治疗,故剂量宜从小量开始,严密观察下缓慢增加剂量,美托洛尔初始剂量为 $0.5mg/(kg \cdot d)$,分 2 次服,2~3 周逐渐增加剂量可达 $2mg/(kg \cdot d)$。卡维地洛剂量初始为 $0.05~0.1mg/(kg \cdot d)$,分 2 次口服,每 1~2 周递增 1 次,每次增加 $0.1mg/(kg \cdot d)$,最大耐受量 $0.3~0.5mg(kg \cdot d)$,在第 1 次用药和每次加剂量后需观察 2 小时,注意心动过缓或者低血压;④不适用于急性心力衰竭,因其起效常需 2~6 个月。

6. 心肌代谢赋活药 能量代谢障碍可作为引起心力衰竭的原因,也可作为心力衰竭的继发后果。近年来多推荐应用辅酶 Q_{10}、1,6-二磷酸果糖和磷酸肌酸等心肌代谢赋活药。

四、舒张性心力衰竭的治疗

目前关于舒张性心力衰竭的治疗仍是经验性和对症的。首先寻找和治疗基本病因,如通过介入或者外科手术治疗主动脉缩窄、主动脉瓣狭窄、左心室流出道梗阻,缩窄性心包炎行心包切除术,积极控制高血压等。其次,需改善心室的顺应性,增加心室的充盈,从而改善心室舒张功能。主要药物包括以下几种:①β 受体阻滞药:可减慢心率,降低心肌收缩力,延长心室充盈时间,从而改善心室舒张功能,肥厚性心肌病,尤其是梗阻性肥厚性心肌病,β 受体阻滞药常为首选药物;②钙通道阻滞药:可改善心室舒张功能,阻滞钙通道,使进入细胞内 Ca^{2+} 减少,改善心肌的去收缩活动;且具有一定的负性肌力作用,而改善心室的舒张、增加充盈率和充盈度。常选用维拉帕米、地尔硫䓬等药物;③ACEI:抑制血管紧张素 Ⅱ 的产生,从而抑制心室肥厚;改善舒张期的心肌伸展性和降低室壁应力;④利尿药或静脉扩张药:急性期或急剧恶化期,临床表现为肺淤血或水肿者应采用利尿药(祥利尿药)或静脉扩张药(硝酸酯类)。

五、难治性心力衰竭的治疗

心力衰竭的患者,经常规合理的最佳治疗方法,效果不满意,仍不能改善症状或症状持续恶化,称难治性心力衰竭。难治性心力衰竭的治疗需注意以下几方面。

1. 针对病因和诱因进行治疗　仔细分析造成难治性心力衰竭的病因和诱因并采取相应的治疗措施予以纠正。

2. 控制液体潴留　难治性心力衰竭患者肾灌注减少常使肾对利尿药的反应减弱,常需要两种利尿药联用或大剂量静脉利尿药或与能够增加肾血流的药物,如多巴胺静脉滴注合用。经以上治疗水肿仍难以消退,也可考虑透析疗法(超滤或血滤)。

3. 合理使用神经体液拮抗药　难治性心力衰竭患者使用 ACEI 易出现低血压和肾功能不全,β 受体阻滞药易使心力衰竭恶化。故这两类药物只能耐受小剂量或者不能耐受。对于低血压及周围低灌注者,不能使用这两类药物。有明显液体潴留者不能应用 β 受体阻滞药。

4. 血管活性药物联合应用　联合使用血管扩张药(硝普钠或硝酸甘油)和正性肌力药物(多巴胺、多巴酚丁胺或米力农)常有相加作用,改善心功能、利尿,稳定临床状况。有条件者应采用球囊漂浮导管监测血流动力学指标以指导临床用药。

5. 机械辅助治疗　应用常规疗法强化治疗无效时可酌情选用以下机械辅助疗法。

(1)主动脉内球囊反搏:将一根带气囊导管置于降主动脉近端,气囊导管(根据气囊充气量多少,有 4~40mL 规格的不同容积,供不同体重儿童选用)连接在压力泵上,用心电图控制气泵的节律,在心室舒张时快速气囊充气,以提高主动脉内舒张压从而提高冠状动脉灌注压,心肌供血增加;心室收缩前,气囊快速排气,减少左室射血阻力,降低后负荷从而改善心功能。

(2)左心机械辅助循环:是将左心室的血引入主动脉,以减轻左心室做功,同时保障体内重要脏器的供血。适应证为心脏移植患者的过度治疗;心源性休克(心脏手术后低心排综合征、暴发性心肌炎)经治疗无效者。

(3)心脏再同步化治疗:指通过置入右心室及左心室电极,同时起搏左右心室,通过多部位起搏恢复心室同步收缩,临床研究证实,对于药物治疗无效并伴有左心室收缩不同步的重度心力衰竭患者,心脏再同步化治疗可以改善心功能,并可减少进行性心力衰竭导致的死亡。

2006 年中华医学会心电生理和起搏分会心脏再同步治疗慢性心力衰竭的建议中认为,凡是符合以下条件的慢性心力衰竭患者,除非有禁忌证,均应接受心脏再同步化治疗:LVEF≤35%;窦性心律;左心室舒张末期内径≥55mm;使用优化药物治疗,仍为 NYHA Ⅲ~Ⅳ级;心脏不同步(QRS≥120ms)。

6. 心脏移植　心肌病终末期心力衰竭和对于药物治疗和外科干预无效的复杂先心病晚期心力衰竭患者,心脏移植作为一种治疗手段被逐渐接受。发达国家心脏移植术后 5 年存活率为 65% 左右。除了供体心脏短缺外,心脏移植的主要问题是移植排异,也是术后死亡的主要原因。

第八章 心律失常

第一节 心律失常概述

正常心脏冲动起源于窦房结,以一定的频率发出冲动,并按顺序激动心房、房室交界区、房室结、房室束、房室束分支、浦肯野纤维,最后到达心室肌使心室除极。心律失常是指心脏激动的起源、频率、节律、传导速度和传导顺序的异常。小儿心律失常可以是先天性的,也可以是获得性的。严重的心律失常会导致心排血量的降低,从而引起昏厥或猝死。大多数心律失常常无症状,如单纯房性、室性期前收缩可在正常儿童中持续多年,远期预后良好。并非所有的心律失常均需要治疗,只有影响血流动力学或者患者预后的心律失常需及时积极治疗。

一、病因和诱因

1. 生理情况 健康人的一生都会发生心律失常,如发热时出现窦性心动过速等。不会导致明显血流动力学改变。

2. 器质性心脏病 是最常见病因,包括先心病、心肌病、风湿性心脏瓣膜病、心力衰竭等。近年遗传性心律失常(原发性心脏离子通道病)日益被人们认识,如长 Q-T 综合征、Brugada 综合征等。

3. 非心源性疾病 如慢性阻塞性肺部疾病、脑血管病等。其原因为致病微生物及其毒素对心肌细胞的损害,心肌细胞的缺血、缺氧和心脏自主神经功能异常等。

4. 电解质和酸碱失衡 心肌细胞的膜电位发生改变,以致自律性、兴奋性和传导性发生异常而引发心律失常。

5. 物理和化学因素的作用与中毒 放射线、毒物、药物(如洋地黄、肾上腺素等)均可引起心律失常。

二、发生机制

1. 心脏冲动形成异常

(1)窦性冲动异常:窦房结的自律性异常增高、减低或者不规则时,分别产生窦性心动过速、窦性心动过缓和窦性心律失常。

(2)异位冲动异常:心房肌细胞和心室肌细胞等具有自律性的心肌细胞,在病理状态下异常自律性超过了窦房结,发出异位冲动,产生期前收缩、异位性心动过速或者逸搏、逸搏心律等心律失常。

(3)触发性冲动异常:是由一次正常的动作电位所触发的后除极。若后除极的振幅增高并达阈值,便可引起发放激动,产生心律失常。其常见于局部出现儿茶酚胺浓度增高、低血钾、高血钙及洋地黄中毒时。

2.心脏冲动传导异常

(1)折返激动:当冲动从某处循一条径路传出后,又从另一条径路返回原处,使该处再次发生激动的现象称为折返激动。折返是所有快速心律失常最常见的发生机制。折返最常发生的部位是房室结和房室旁路共同参与的房室折返;其次是房室结折返;心房内折返和窦房折返在小儿较少见。

形成折返的3个必备条件:①解剖上或功能上存在至少2条连接近端和远端而形成传导环路的潜在通路;②上述通路之一存在单向阻滞;③无阻滞的通路传导缓慢,允许阻滞的通路有足够的时间恢复应激,当2个通道的传导延缓和不应期适当时,一个持续向前循环电激动便产生了,导致心动过速。

(2)传导阻滞:冲动传导到某处心肌细胞,如适逢生理性不应期,可形成生理性传导阻滞或者干扰现象。如传导阻滞发生于病理性延长的不应期时,可形成病理性传导阻滞,如窦房、房室、室内传导阻滞。

3.基因突变 现已证实,很多心律失常发生与基因突变所致离子通道蛋白的功能或结构改变有关。大多数原发性心电疾病均是由于编码各主要离子通道亚基的基因突变引起,如长Q-T间期综合征至少已发现了 $KCNQ1$、$KCNH2$、$KCNE1$ 等10余种基因突变。这些基因突变造成调控 K^+ 外流和 Na^+ 内流的离子通道发生功能变化,使 K^+ 外流减少或 Na^+ 内流增多,导致心肌细胞复极过程延长因而心电图表现为 Q-T 间期延长。

三、分类

1.按发生机制和发生部位分类

(1)心脏冲动形成异常

1)窦性心律失常:窦性心动过速,窦性心动过缓,窦性心律失常,窦性停搏。

2)房性心律失常:房性期前收缩,房性心动过速,心房颤动,心房扑动,房性逸搏和逸搏心律。

3)房室交界区性心律失常:交界区期前收缩、交界区心动过速(阵发性和非阵发性)、交界区逸搏和逸搏心律。

4)室性心律失常:室性期前收缩、室性心动过速、室性逸搏和逸搏心律、心室扑动、心室颤动。

(2)心脏冲动传导异常

1)折返:预激综合征与房室折返性心动过速,房室结双径路与房室结折返性心动过速。

2)心脏传导阻滞:窦房传导阻滞、房内传导阻滞、房室传导阻滞(一度、二度、三度)、室内传导阻滞(左、右束支及分支阻滞)。

(3)心脏冲动形成异常与传导异常

1)并行心律:房性并行心律、房室交界性并行心律、室性并行心律。

2)异位节律伴外出阻滞。

2.按心率快慢分类

（1）快速心律失常：期前收缩（房性、房室交界区性、室性）、心动过速（窦性、室上性、室性）、扑动（心房扑动、心室扑动）、颤动（心房颤动、心室颤动）。

（2）缓慢心律失常：窦房结功能障碍、房室传导阻滞。

四、诊断方法

1. 病史　常见症状包括心悸、乏力、头晕、气短等。轻者可无任何症状。重者可发生昏厥、心力衰竭、心源性休克，甚至猝死。病史中还可提供既往心脏病史、病因及诱因、家族史等信息。

2. 体格检查　能发现心律失常相关病因的体征，脉搏和心脏听诊可了解心率快慢、心律是否规整及心音的改变（如第一心音强弱不等）。

3. 辅助检查

（1）常规心电图：是诊断心律失常最简便、有效的检查方法。由于多数心律失常都是发作性的，发作间期心电图常常正常，因此，对于发作不频繁、持续时间较短的心律失常的诊断价值有限。

（2）动态心电图：也称 Holter 心电图，记录器由患者随身携带，能连续记录 24 小时以上，有更多机会记录到心律失常发作。

（3）心电图运动试验：常采用活动平板和踏车试验。运动试验可激发或改变某些心律失常，协助心律失常的诊断及药物效果的判断。

（4）电生理检查：包括心内电生理和经食管调搏电生理检查。通过按一定程序进行的电刺激和心电图记录可疑诱发患者发生心律失常，了解心脏传导系统的电生理特性，明确心律失常的起源部位和发生机制，确定心律失常的治疗方案，预测抗心律失常药物的疗效并判断患者预后。

五、治疗

1. 病因治疗和去除诱因　这是治疗心律失常的关键。即使对于不能完全根治的病因，有效的对因治疗对心律失常的控制也大有帮助。

2. 药物治疗

（1）抗快速心律失常的药物：通过影响心肌除极或复极而起到控制心律失常的作用。目前临床应用改良的 Vaughan Williams 分类法，将药物分为以下几类。

Ⅰ类：钠通道阻滞药。根据钠通道阻滞强度分为以下 3 类。①Ⅰa类：中等程度钠通道阻滞药物，代表药物奎尼丁、普鲁卡因胺、丙吡胺。能延长心房、心室肌及房室旁路的传导时间和有效不应期，长期口服可治疗快速室上性和室性心动过速。②Ⅰb类：钠通道阻滞作用最弱，代表药物利多卡因、美西律。对窦房结和房室结作用微弱，因此，对室上性心律失常无效，主要用于快速室性心律失常。③Ⅰc类：钠通道阻滞作用最强，代表药物普罗帕酮、氟卡尼。对室上性和室性心律失常都有效。

Ⅱ类：β 受体阻滞药，代表药物美托洛尔、普萘洛尔、艾司洛尔等。能减慢窦性心率和房室传导，因此，可用于控制心房颤动、心房扑动的心率，但不能使其转为窦性心律。由于能减慢房室结传导，可能会加速预激综合征的旁路前传，因此，预激综合征伴心房颤动、心房扑动时禁用。静脉用药可终止折返性室上性心动过速。

Ⅲ类:钾通道阻滞药,延长动作电位时间。代表药物为胺碘酮和索他洛尔。胺碘酮是Ⅲ类抗心律失常药物,也同时具有Ⅰ类、Ⅱ类和Ⅳ类抗心律失常药物的性质,可广泛用于快速室上性和室性心律失常。优点为不影响心功能,而且致心律失常发生率低,目前是器质性心脏病或心功能不全伴潜在恶性或恶性快速心律失常的首选药物。

Ⅳ类:钙通道阻滞药。代表药物为维拉帕米和地尔硫䓬,由于其负性肌力作用,在儿童应用受限,1岁以下儿童禁用。

其他:腺苷可减慢窦性心律和房室传导,静脉快速给药可以终止房室结参与折返的室上性心动过速。地高辛通过增加迷走神经张力的作用减慢窦性心律和房室传导,临床上用于控制心房颤动的心室率,也可治疗房室结参与折返的室上性心动过速,但是预激综合征伴心房颤动、心房扑动时禁用。

(2)抗缓慢心律失常的药物

1)阿托品:为副交感神经阻滞药,可加速窦房结或心房节律,加快心房传导,适用于严重窦性心动过缓、窦性停搏、窦房阻滞和房室传导阻滞等。静脉剂量为 0.02mg/kg,最小剂量 0.1mg,最大剂量儿童 0.5mg,青少年 1mg。5 分钟后可重复使用 1 次。

2)异丙肾上腺素:是 β 受体兴奋药,能增加心率、房室传导、心肌收缩力和心肌耗氧量,还可引起外周血管扩张周围血管阻力下降。主要用于传导阻滞引起的血流动力学明显改变的心动过缓。静脉持续输注速率一般为 $0.1 \sim 1\mu g/(kg \cdot min)$,从小剂量开始,根据心率反应调整剂量。

3)肾上腺素:具有 α 和 β 受体兴奋作用,可增加心肌收缩力和加快心率,是心肺复苏时救治心脏停搏、电机械分离和无脉心室颤动的主要药物。静脉内用药 0.01mg/kg(1:10 000 溶液,0.1mL/kg),无效 3~5 分钟可重复。气管内给药剂量为 0.1mg/kg(1:1000 溶液,0.1mL/kg)。静脉持续输注速率 $0.1 \sim 1\mu g/(kg \cdot min)$,最大剂量 $5\mu g/(kg \cdot min)$。

3.非药物治疗

(1)刺激迷走神经的方法:用于终止阵发性折返性室上性心动过速,见相关章节。

(2)电复律:心脏电复律是利用较强的脉冲电流在瞬间通过心肌,使各部分心肌细胞同时除极以终止异位快速心率,促使窦性心律恢复的一种方法,具有简便、快速、疗效高、相对安全等特点。任何引起血流动力学异常的快速心律失常或药物难治性快速心律失常均可通过电复律的方式恢复窦律。终止心室颤动和无脉室性心动过速不需与 QRS 同步,称为除颤。终止室上性心动过速、心房扑动、室性心动过速需与 QRS 同步电击,称为同步电复律。埋藏式心脏复律除颤器是一种能有效终止恶性心律失常的多功能、多程控参数的电子装置,置入体内后可以在患者发生恶性室性心律失常时自动放电而拯救患者的生命,已成为治疗恶性室性心律失常及防治心源性猝死最有效的方法。

(3)经导管射频消融:是经导管应用射频电流使产生心律失常的关键部位心肌发生凝固性坏死,从而根治快速心律失常的一种治疗方法。目前,对房室折返性心动过速和房室结折返性心动过速的根治率已>95%。也可用于房速、心房颤动、心房扑动、室性期前收缩和室性心动过速的治疗,成功率低于前者。

(4)人工心脏起搏:是通过用心脏起搏器发放电脉冲刺激心脏,使心脏激动和收缩,主要用于治疗严重的缓慢性心律失常。包括临时起搏器和永久起搏器,临时起搏用于治疗可复性原因导致的心动过缓,永久起搏治疗不可复性原因导致的心动过缓。

第二节　期前收缩

期前收缩也称过早搏动,是小儿时期最常见的心律失常,由心脏异位兴奋灶发放的冲动所引起,是异位起搏点自律性增高的一种表现。异位起搏点可位于心房、房室交界或心室组织,分别引起房性、交界区性及室性期前收缩,其中以室性期前收缩为多见。期前收缩既可见于有器质性心脏病的患儿,也可存在于健康儿童。

一、病因

常见于无明显器质性心脏病的小儿,可由疲劳、精神紧张、自主神经功能不稳定等所引起,但也可发生于心肌炎、先心病、心肌病或风湿性心脏病等器质性心脏病。另外,拟交感胺类、洋地黄、奎尼丁等药物中毒,以及缺氧、酸碱失衡、电解质失衡,或心导管检查、心脏手术等均可引起期前收缩。健康学龄儿童中1%~2%有期前收缩。

二、临床表现

小儿症状较成年人为轻,常无明显症状。少数年长患儿可有心悸、胸闷等不适。听诊心律失常,在提前的心搏后常有一定时间的代偿间歇。期前收缩次数因人而异,同一患儿在不同时间期前收缩次数也可有较大出入。观察运动前后期前收缩次数的变化非常重要,如果运动后心率增快时期前收缩增多,则有病理意义,提示合并器质性心脏病的可能。

三、心电图检查

为了明确诊断,了解期前收缩的性质,必须做心电图检查。根据心电图有无P波的存在、P波的形态、P-R间期的长短及QRS波的形态来判断期前收缩属于何种类型。

1.房性期前收缩的心电图特征

(1)P波提前出现,形态与窦性P波不同,可与前一心动的T波重叠。

(2)P-R间期在正常范围或者延长。

(3)期前收缩后代偿间歇不完全。

(4)QRS波群形态与室性QRS波群相同。如异位P波过早发生,其后无QRS波,为房性期前收缩未下传。如房性期前收缩后伴有变形的QRS波则为室内差异性传导所致。

2.交界区性期前收缩的心电图特征

(1)P波为逆行性(Ⅱ、Ⅲ、aVF导联P波倒置,aVR导联P波直立),位于:①QRS波之前,P-R间期<0.10秒;②QRS波之后,P-R间期<0.20秒;③QRS波群前后无P波,P波与QRS波重叠。

（2）提前出现 QRS 波群的形态与正常窦性基本相同。发生室内差异性传导时，QRS 波群形态可有变化。

（3）期前收缩后代偿间歇多为完全性。

3.室性期前收缩的心电图特征

（1）QRS 波群提前出现，其前无相关 P 波。

（2）QRS 波群形态异常、宽大、畸形（婴儿>0.08 秒，儿童>0.10 秒），T 波与主波方向相反。

（3）期前收缩后多伴有完全代偿间歇。

（4）不同类型室性期前收缩的心电图表现

1）间位性：在两个正常窦性心律之间，插入一个室性期前收缩，其后无代偿间期。

2）联律性：呈二联律、三联律或四联律，室性期前收缩与正常搏动交替或每隔 2 次、3 次正常搏动出现 1 次期前收缩。

3）多形性：同一导联出现形态不一的室性期前收缩，但其联律间期固定。由一个异位起搏点发生，但激动途径有差异。

4）多源性：同一导联出现形态不一、联律间期不等的室性期前收缩。

5）连发性：连续发生 2 个室性期前收缩。一过性 3 个或 3 个以上连发称短阵室性心动过速。

6）RonT 现象：提前出现的室性期前收缩，可落在正常窦性搏动的 T 波顶峰附近。此处为心室的易损期，易发展成阵发性室性心动过速或心室颤动。

四、治疗

1.室上性期前收缩的治疗　室上性期前收缩多数无须治疗，除非诱发了室上性心动过速或有下传阻滞引起严重心动过缓，尤其在婴幼儿。需要治疗时，首先要去除引起期前收缩的原发病和诱因。当出现不能耐受的症状或者引发室上性心动过速时，药物治疗可选择口服普罗帕酮、地高辛或 β_1 受体阻滞药。

2.室性期前收缩的治疗　应包括去除病因或诱因及抗心律失常治疗两方面。

（1）无器质性心脏病的室性心律失常：大多预后良好，通常无须抗心律失常药物治疗。对部分期前收缩频发、自觉症状严重的患儿，首先要去除诱发或加重期前收缩的因素，同时应消除患儿及家长的紧张焦虑情绪。若症状仍明显，可短期应用 β_1 受体阻滞药、普罗帕酮或抗焦虑药物。此时用药目的是缓解症状，而非减少期前收缩。

（2）伴器质性心脏病的室性心律失常：有发展成恶性心律失常的可能，而且频发的室性期前收缩本身也会对血流动力学产生不良影响，必须引起足够的重视。首先应尽快找出期前收缩的病因及诱因，给予相应治疗。如期前收缩仅为偶发，对血流动力学影响不大，可暂时观察。若频繁发作、成联律、连发等应积极控制。血流动力学稳定者可选口服药物，首选 β 受体阻滞药口服，心功能正常者也可选用口服普罗帕酮。普罗帕酮不能用于心力衰竭患儿，因此药有明显的负性肌力作用。假如患儿合并较严重的心力衰竭，应选用胺碘酮。血流动力学不稳定者应紧急静脉用药，静脉应用利多卡因或胺碘酮等。

第三节　阵发性室上性心动过速

阵发性室上性心动过速是小儿最常见的异位快速心律失常,是指异位激动在希氏束以上的心动过速。阵发性室上性心动过速主要由折返机制造成,绝大多数为房室折返性心动过速和房室结折返性心动过速。患者一般不伴有器质性心脏病,射频消融对多数病例已成为有效的根治方法。房室旁路介导的房室折返性心动过速最易发生在婴儿期,1岁之内60%~90%心动过速自然消失。然而,婴儿期消失的心动过速约1/3在以后会复发,复发常发生在4~6岁。房室结折返性心动过速发病率随着年龄的增长而增加。

一、病因

可在先心病(Ebstein 畸形、矫正性大动脉转位)、预激综合征、心肌炎、心内膜弹性纤维增生症等疾病基础上发生,但多数患儿无器质性心脏疾病,房室折返性心动过速由房室结区和房室旁路组成的环路中发生连续的折返激动所致。房室结折返性心动过速由房室交界区传导速度快慢不同的双径路形成连续的折返激动所致。感染为常见诱因,也可因疲劳、精神紧张、过度换气、心脏手术、心导管检查等诱发。

二、临床表现

阵发性发作,突发突止,发作时心率突然增快,通常超过180次/分(婴幼儿230次/分,儿童180次/分),偶尔可达300次/分。主诉可能仅感到心率快,也可突然烦躁不安,面色青灰,皮肤湿冷,呼吸增快,脉搏细弱,常伴有干咳,有时呕吐。年长儿还可自诉心悸、心前区不适、头晕等。发作可由急性感染所诱发,一次发作可持续数秒钟至数日。如果心率过快或者持续时间过久,则可引发心力衰竭,小婴儿更容易发生心力衰竭。

听诊时第一心音强度完全一致,发作时心率较固定而规则等为本病的特征。

三、心电图检查

1. 房室折返性心动过速

(1)心率180~300次/分(婴幼儿230次/分,儿童180次/分),节律规则。

(2)QRS 波群形态与时限正常时,为顺传型房室折返性心动过速。QRS 波群宽大畸形和有 delta 波时,为逆传型房室折返性心动过速。

(3)可见逆行 P 波,R-P 间期一般>110ms。

(4)心动过速中止后体表心电图可有显性预激的表现,即短 P-R 间期、delta 波和 QRS 波增宽。如果中止后无显性预激表现,则说明房室旁道无前传功能,为隐匿旁道。

2. 房室结折返性心动过速

(1)心率180~300次/分(婴幼儿230次/分,儿童180次/分),节律规则。

(2)QRS 波群形态与时限正常,但如发生室内差异性传导或者原有束支阻滞时,QRS 波群可宽大畸形。

(3)可见逆行 P 波,常重叠于 QRS 波群内或者位于其终末部分,P 波与 QRS 波群保持固定关系,R-P 间期一般<70ms。

(4)起始突然,通常由一个房性期前收缩触发,其下传的 P-R 间期显著延长,随之引起心动过速发作。

四、治疗

1. 兴奋迷走神经终止发作 对无器质性心脏病,无明显心力衰竭者可先用此方法。

(1)冰毛巾敷面法:适用于 6 个月以下婴儿,每次 10~15 秒。

(2)刺激咽部:以压舌板或手指刺激患儿咽部使之产生恶心、呕吐。

(3)按摩颈动脉窦法:患儿仰卧位,先右侧,无效再左侧,每次 5~10 秒,切忌两侧同时按摩。

(4)Valsalva 动作:深呼吸后屏气,再用力做呼气动作,适用于较大儿童。

2. 药物治疗 物理方法无效或当即有效但很快复发时,可考虑药物治疗。

(1)腺苷或三磷腺苷:首选药物。剂量为 0.2~0.4mg/kg,从小剂量开始。不稀释原液从近心静脉处快速"弹丸式"推注,作用迅速。

(2)普罗帕酮:1~1.5mg/kg,以等倍葡萄糖溶液稀释后静脉推注,无效 20 分钟后可重复。禁用于心功能低下的患者。

(3)洋地黄类药物:适用于病情较重、发作持续 24 小时以上,有心力衰竭表现者。常用地高辛快速饱和法,缺点是起效缓慢。

(4)β 受体阻滞药:可试用普萘洛尔静脉注射。

(5)维拉帕米:可能会减少心排血量引起低血压和心脏停搏,1 岁以内婴儿禁用。诊断明确的年长患儿可选用。

(6)胺碘酮:对于左室功能不全或有心力衰竭征象或者持续发作其他药物无效者可考虑静脉应用胺碘酮终止发作。

对于逆传型房室折返性心动过速,应避免使用刺激迷走神经的方法和洋地黄、维拉帕米等药物,因它们可使房室结不应期延长和旁道不应期缩短,当发展成心房扑动、心房颤动时易诱发致命性室性心律失常。可选用普罗帕酮、胺碘酮等药物。

3. 同步电复律 当患儿出现血流动力学不稳定表现时,同步直流电转复是唯一的治疗选择,若心动过速终止后反复发作,需要药物维持。药物疗效不佳者,除洋地黄中毒外也可考虑用直流电同步电击复律。有条件者,也可选择经食管心房调搏终止心动过速发作。

4. 射频消融术 药物治疗无效或长期服药不能耐受、发作频繁、症状明显者可考虑使用此方法。自 1991 年开始在国内外广泛应用,因其成功率高(可达 95%以上)、创伤性小、安全可靠、并发症少、复发率低等特点,目前已成为儿童室上性心动过速主要的根治手段。射频消融需丰富的经验和良好的设备,在儿科尤其要严格掌握适应证。

五、预防

心动过速频繁发作但尚不能行射频消融的患儿,需长期口服用药防止心动过速的发作。可用地高辛和普萘洛尔预防发作,也可长期口服普罗帕酮。

第四节　室性心动过速

室性心动过速是由连续 3 个或 3 个以上源自心室的搏动构成的快速性心律失常,冲动起源于希氏束以下。多见于有器质性心脏病患儿,少数儿童可无器质性心脏病变。

一、病因

室性心动过速常发生于各种器质性心脏病患儿。其可由先心病、严重心肌炎、心肌病、心力衰竭、心脏手术或心导管检查、缺氧、电解质失衡、药物中毒等原因引起。近年来,遗传性室性心律失常的研究进展迅速。其中先天性长 Q-T 综合征、Bragada 综合征、短 Q-T 综合征、儿茶酚胺敏感性室性心动过速等均由编码心肌细胞各主要离子通道亚单位的基因突变引起,易发生多形性室性心动过速、尖端扭转性室性心动过速、心室扑动、心室颤动,甚至猝死。

部分室性心动过速不合并器质性心脏病并且未发现明确病因,称特发性室性心动过速。右心室流出道和左心室中后间隔是特发性室性心动过速常见的起源部位。

此外,低钾血症、高钾血症、低镁血症及酸中毒常常为室性心动过速的诱因。洋地黄毒性反应、拟交感神经药物过量及抗心律失常药物、抗生素和三环类抗抑郁药导致的继发性 Q-T 间期延长均可诱发室性心动过速。低温麻醉、心肺手术或心导管的机械性刺激也可引起室性心动过速发作。

二、临床表现

室性心动过速的临床症状取决于心室率的快慢、持续时间的长短和有无器质性心脏疾病等。发作时间短暂者症状轻微,发作时间长的持续性室性心动过速常伴随明显血流动力学障碍。小儿烦躁不安、苍白、呼吸急促。年长儿可主诉心悸、心前区疼痛。严重病例可有昏厥、休克、充血性心力衰竭等,甚至导致心源性猝死。体检发现心率增快,常在150 次/分以上,节律整齐,心音可有强弱不等现象,特发性室性心动过速常常血流动力学改变轻微。

三、心电图检查

1. 心电图特征

(1)心室率常在 150~250 次/分,心律规则或略不规则。

(2)QRS 波宽大畸形,时限增宽,T 波方向与 QRS 主波方向相反。

(3)P 波与 QRS 波之间无固定关系,形成室房分离,心房率较心室率缓慢。

(4)有时可见到室性融合波或心室夺获。

2. 鉴别诊断　室性心动过速有时与室上性心动过速伴室内差异传导、室上性心动过速伴束支传导阻滞、逆传型房室折返性心动过速等的鉴别比较困难,必须综合临床病史、体检、心电图特点、对治疗措施的反应等仔细加以区别。一般来讲,如果存在室房分离或者窦性夺获,可肯定为室性心动过速。心前区导联 QRS 波群方向成同向性也支持室性心动过速诊断。如果患者曾有窄 QRS 心动过速的病史和心电图记录,宽 QRS 心动过速的频率快于窄 QRS,则室上性心动过速伴差异性传导的可能性大。如果窦性心律有预激综合征,心动过速时 QRS 波形态与预激综合征的形态一致,则逆传型房室折返性室上性心动过速可能性大。

四、治疗

1. 去除病因和诱因　积极治疗基础疾病,去除室性心动过速的诱发因素,是能否终止室性心动过速和预防复发的关键。

2. 药物治疗　持续性室性心动过速无论是否合并器质性心脏病均应积极治疗。有器质性心脏病者宜选用利多卡因、胺碘酮和 β 受体阻滞药等,心功能不全者不宜应用普罗帕酮。对于无器质性心脏病的室性心动过速(特发性室性心动过速),若室性心动过速起源于右心室流出道(QRS 波群呈左束支传导阻滞伴电轴右偏),首选 β 受体阻滞药或维拉帕米,也可用普罗帕酮,若室性心动过速起源于左心室(QRS 波群呈右束支传导阻滞伴电轴左偏),首选维拉帕米。室性心动过速被终止后,应逐渐过渡到口服抗心律失常药物维持。

3. 心脏电复律　对室性心动过速伴严重血流动力学障碍者应选电复律治疗。对血流动力学尚稳定但药物治疗无效的持续性室性心动过速亦应选择电复律。

4. 介入治疗和手术治疗　对反复发作而药物治疗无效的患者,尤其对于遗传性室性心律失常、有心搏骤停或昏厥等病史的患儿,可置入埋藏式自动除颤器,预防猝死。对特发性室性心动过速可行射频消融术。

第九章 心肌病与心肌炎

第一节 扩张型心肌病

扩张型心肌病(dilated cardiomyopathy,DCM)的定义是左室或双室扩大,并有心脏收缩功能降低。DCM 可分为原发性与继发性。原发性心肌病指病理仅限于或主要限于心肌,而继发性心肌病指心肌受累仅为全身多器官疾病的一部分。原发于心肌,即心肌本身有解剖和功能改变,不包括先心病、冠状动脉病变、心内膜病、心包炎、高血压、肺动脉高压等所致的心肌病变,也不包括心外其他系统疾病所引起的心肌病变。其他系统疾病如结缔组织病、内分泌系统疾病、代谢性疾病等所引起的心肌病变称为继发性心肌病。多年来认为 DCM 心肌病变是不可逆的,预后较差。近年来,由于 DCM 病因认识的提高、治疗方法的进步,预后已大有改观,有些 DCM 可完全治愈。

一、病因

原发性 DCM 的病因复杂,现在尚未完全研究清楚。目前认为主要病因有以下几种。

1. 遗传性　DCM 有 35%呈家族性,遗传方式主要为常染色体显性遗传、X 连锁隐性遗传,少数为常染色体隐性遗传和线粒体遗传。目前通过对家族性 DCM 进行连锁分析已定位两个相关染色体位点,发现了 26 个致病基因,主要分布于心肌肌节蛋白基因、Z 盘蛋白基因、细胞骨架蛋白基因、钙调控蛋白基因及少数其他基因。

2. 心肌炎症　部分 DCM 患儿心肌有炎症(>14 个淋巴细胞$/mm^2$),这类 DCM 多由病毒性心肌炎转化而来,称为炎症性扩张型心肌病(inflammatory dilated cardiomyopathy,DC-Mi)。常见感染的病毒有腺病毒、柯萨奇病毒、巨细胞病毒、微小病毒 B19 等。近年来认为诊断上 DCMi 与慢性心肌炎可通用。DCMi 占 DCM 的 30%~40%。

3. 免疫功能异常　心肌含有多种抗原,可分为器官特异性(针对心肌纤维)和组织特异性(包括心肌和骨骼肌)及其他器官组织共同抗原。目前已在 DCM 患者的血清中发现多种心肌自身抗原,如肌球蛋白、线粒体腺苷酸移位因子、支链 α-酮酸脱氢酶复合物、β-肾上腺素能受体、M2 毒蕈碱受体和热休克蛋白素等。DCM 患者体内除具有与各种结构蛋白反应的抗体外,还具有对心脏有高度特异性的自身抗体(器官特异性抗体),如 HLA-DR4、抗心肌线粒体抗体、抗心磷脂抗体等。

4. 原因不明　部分 DCM 原因不明,称为特发性 DCM(idiopathic dilated cardiomyopathy,IDCM)。IDCM 左室扩大的程度和心功能降低的程度均重于 DCMi,预后也较差。

继发性 DCM 可由遗传代谢病(如线粒体病、肉碱缺乏)、神经肌肉疾病(如肌营养不良)、结缔组织疾病、化疗药物(蒽环类药物)等引起。

二、诊断

DCM 的诊断主要依据超声心动图或心脏磁共振成像（CMR），显示左心室或双心室心腔扩大，心功能降低。对 DCM 除明确诊断外，还要了解患儿心功能降低的程度，是否存在心力衰竭；是否有并发症如各种心律失常，或有附壁血栓脱落而引起脑梗死等；并应尽可能明确 DCM 病因。

1. 临床表现　DCM 患儿起病缓慢，最常见症状是心悸、胸闷、气促、胸痛；上述症状活动后加重，严重者有尿少、水肿。体格检查有心音减弱，叩诊心界扩大，脉搏细数，少数有奔马律，心率快，有心律失常者听诊可有心律失常，有心包积液者心音遥远；合并肺部感染者可有水泡音和捻发音，合并胸腔积液者可有呼吸音减低；肝大、质韧，有胸腔积液者出现移动性浊音；有心力衰竭者可见下肢水肿。

有严重心律失常如阵发性室性心动过速或Ⅲ度房室传导阻滞，可发生血压下降，甚至心源性休克。心率过快或过慢可引起搏血严重不足，导致心源性休克。少数患儿由于附壁血栓脱落可引起脑梗死导致惊厥、昏迷、偏瘫等症状。

2. 实验室检查

（1）心肌损害指标：常用指标为肌钙蛋白、磷酸肌酶、心肌同工酶（CK-MB）。如上述两项指标升高，应考虑炎症性 DCM。

（2）抗心肌抗体：常用指标有 HLA-DR4、抗心肌线粒体抗体和心磷脂抗体。阳性者应考虑自身免疫性 DCM。

3. 心脏器械检查

（1）心电图（ECG）：①T 波改变：Ⅰ、Ⅱ、V_5 导联 R 波大于 S 波时，T 波小于 R 波 1/10；②ST 段移位：ST 段平行下移>1mm；③心律失常：常见有期前收缩、阵发性室上性心动过速、心房颤动、心房扑动、室性心动过速等；④传导阻滞：窦房传导阻滞、房室传导阻滞、束支传导阻滞等；⑤异常 Q 波；⑥低电压（新生儿除外）。

（2）超声心动图：对 DCM 诊断有决定价值。DCM 超声的主要改变：①左心室或双心室心腔扩大；②左心室收缩功能下降，EF（射血分数）<50%；③室间隔和左心室后壁反光增强、颗粒变粗、局部变薄、搏动减弱，左心室各节段收缩不协调；④重症 DCM 和晚期 DCM 可并发肺动脉高压，此时超声心动图可有右心房、右心室大，肺动脉增宽，如有三尖瓣反流，可从反流速度估测肺动脉压。

（3）心脏磁共振成像（CMR）：CMR 检测心功能可重复性好，还可判定心室局部功能。CMR 尚可显示和区别心脏水肿、充血、毛细血管渗出及心肌纤维化或坏死，通过延迟钆强化（LGE）可提供帮助。CMR 诊断 DCM 的特异度和灵敏度都优于超声心动图。

三、鉴别诊断

1. 心肌炎　心肌炎和 DCM 的相似之处是可有心室腔扩大、心收缩功能下降、肌钙蛋白或 CK-MB 升高。但急性心肌炎左心室扩大轻微，甚至不扩大，而 DCM 左心室扩大是显著的；急性心肌炎患儿多数（50%~70%）肌钙蛋白或 CK-MB 升高，而 DCM 肌钙蛋白或 CK-MB 升高的占少数。慢性心肌炎与 DCM 难于鉴别。

2.慢性克山病(地方性心肌病)　其临床表现和心脏器械检查与 DCM 相似。但克山病发生于我国流行地区,近年来已很少见。

3.心内膜弹性纤维增生症(EFE)　EFE 也有左心室扩大、心功能下降,与 DCM 相似,但 EFE 主要见于婴幼儿,且有心内膜增厚(>2mm)。EFE 经正确、全面、长程治疗,预后良好,80%可治愈,而 DCM 治疗困难,预后远不如 EFE。

4.左室致密不全性心肌病(LVNC)　LVNC 也有左心室扩大、心功能降低,与 DCM 相似。但 LVNC 有左心室肌小梁增多粗乱,心室壁厚(主要为疏松部增厚),与 DCM 不同。

DCM 确定诊断后,要仔细检查是否有可引起 DCM 的其他系统疾病,以区别原发性 DCM 和继发性 DCM。

四、治疗

1.病因治疗

(1)遗传性 DCM:DCM 患儿 20%~30%是遗传的,当前这部分 DCM 患儿已可检测到基因突变。但 DCM 的突变种类很多。遗传性 DCM 的基因治疗还需要很长时间才能应用于临床。

(2)DCMi:由于对 DCMi 的认识时间很短,在治疗上只有少数病例报告。目前一致认为有较好疗效的药物是免疫球蛋白,也有人提出糖皮质激素疗法,至今意见不同。上述两种药物均缺乏大样本、有科学对照、长期随访的资料;在药物剂量、疗程方面,也无一致的规范化治疗方案。

2.一般疗法　DCM 患儿存在不同程度的心功能不全,休息尤为重要,应避免剧烈运动,有心力衰竭者要绝对卧床,避免情绪激动。应限制钠盐摄入,控制液体入量,饮食要易于消化,防止暴饮暴食,保持大便通畅。

3.对症治疗

(1)心功能不全:这里介绍 DCM 合并心力衰竭的治疗特点。①DCM 患儿都有不同程度的心功能不全,因此宜补充心肌代谢必需的能量。一般可使用二磷酸果糖口服或静脉注射,有心力衰竭者可给予磷酸肌酸静脉注射每日 1~2g;②由于 DCM 都是慢性心力衰竭,因此药物治疗首先考虑应用血管紧张素转换酶抑制剂、正性肌力药、利尿药及 β-受体阻滞药等。血管紧张素转换酶抑制剂有甲巯丙脯氨酸(卡托普利)和醛固酮拮抗剂如螺内酯。正性肌力药主要应用地高辛,因 DCM 心肌损害较广泛,故地高辛剂量应减少 1/4;对同时有心律失常者,可使用多巴酚丁胺。利尿药是治疗心力衰竭的重要药物,常用的有呋塞米和双氢克尿噻;在低肾小球过滤时,双氢克尿噻可能失效,需用袢利尿药如呋塞米。患儿伴有大量胸腔积液时,应及时抽出。对 NYHA 心功能分级在Ⅰ级和Ⅱ级者,可使用 β-受体阻滞药如琥珀酸美托洛尔缓释片或卡维地洛;③经上述各种治疗方法,仍不能控制心力衰竭者,可使用左室辅助装置(LVAD)。

(2)心律失常:这里介绍 DCM 合并心律失常的治疗特点。DCM 心功能差,心房肌受损,心电生理发生改变,易引起异位节律点兴奋性增高,产生各种心律失常和传导阻滞,且有多变、易变、突变的特点,最严重的是阵发性室性心动过速和Ⅲ度房室传导阻滞。由于 DCM 患儿有心功能不全,因此药物选用必须考虑以下三方面:①尽量选用不影响心功能的抗心律失常药物,如地高辛、胺碘酮;②必须使用影响心功能的药物时,应考虑该患儿心功能状况能否耐受;③使用影响心功能的药物时,剂量宜适当减少。

对慢性Ⅲ度房室传导阻滞使用药物治疗无效时,可安装永久性人工心脏起搏器。

4.心脏移植 对 DCM 晚期心力衰竭不能控制者,可考虑心脏移植。但由于供体困难、移植后排异反应不易完全控制、代价昂贵,目前我国开展很少。

第二节 肥厚型心肌病

肥厚型心肌病(hypertrophic cardiomyopathy,HCM)是一类以心肌肥厚为特征的心肌病,以左心室和(或)室间隔肥厚为主,心室腔正常或缩小;早期存在心脏舒张功能不全,收缩功能正常或增强,晚期可出现收缩功能不全。HCM 占儿童心肌病的 26%～42%,是青少年和运动员心源性猝死的最常见原因。

一、病因

HCM 是最常见的遗传性心血管疾病,常有家族史,多为常染色体显性遗传,主要由心肌肌节蛋白基因突变引起,散发性和家族性 HCM 具有相同的遗传基础。目前已发现 20 个 HCM 致病基因,1000 多个突变位点,其中绝大部分突变位于 10 个编码心肌肌小节蛋白基因,因此 HCM 也被称作"肌小节病"。儿童原发性 HCM 病例肌节蛋白基因突变阳性率为 50% 左右,其中以 β-肌球蛋白重链(MYH7)、肌球蛋白结合蛋白 C(MYBPC3)、肌钙蛋白 T(TNNT2)和肌钙蛋白 I(TNNI3)等基因突变最为常见。MYH7 突变引起的 HCM 通常表现为发病早、心肌肥厚程度重、外显率高及猝死率高等恶性表型;MYBPC3 基因突变的 HCM 临床特点为发病年龄晚、心肌肥厚程度轻、心源性猝死少、心律失常发生率低,临床预后较好。TNNT2 突变所致 HCM 心肌肥厚程度较轻,疾病外显率差别大,但猝死率高。

此外,诊断原发性 HCM,需注意除外全身性疾病引起的心肌肥厚,如糖原贮积病、神经肌肉疾病等。

二、诊断

1.病史及家族史 应详细询问至少三代家族史,家族成员中有无相关心肌病患者,或曾发生心力衰竭、心律失常、猝死等心脏事件。对临床新发现 HCM 患儿的一级亲属均应进行心电图和心脏超声检查。某些家族性 HCM 的外显率变异较大,心肌肥厚大多在青春期后进展较快,因此对家族中即使心电图、心脏超声筛查"正常"的成员也应定期复查。

2.临床表现 大部分患儿可以无症状,超过 50% 的患儿首次就诊是由于发现心脏杂音或因为其他家族成员存在心脏疾病。症状主要与左心室流出道梗阻、心肌缺血相关。存在严重肥厚梗阻的患儿可以出现劳力性呼吸困难、心悸、胸痛、昏厥及心绞痛等,并有可能发生恶性心律失常导致猝死(如室性心动过速或心室颤动)。其中劳力性呼吸困难与左心室顺应性下降、舒张功能不全导致的肺淤血、肺静脉压升高有关;胸痛与左心室严重肥厚导致的心肌缺血有关;昏厥多于活动或情绪激动时发生,与心肌收缩增强加重流出道梗阻、心排血量骤减致脑缺血、缺氧有关。儿童,特别是婴儿 HCM 的临床特征与成人有明显不同。60%婴儿 HCM 有症状,多数为心力衰竭。多数患儿可无阳性体征,少数患儿可以在胸骨左缘中下方或心尖部闻及 2/6～3/6 级收缩期喷射性杂音及二尖瓣反流的柔和全收缩期杂音。

3. 心电图　75%～90%的患儿存在心电图异常,常见异常包括左心室肥厚、ST-T 改变、左心室前导联 Q 波异常加深(因室间隔肥厚)伴 R 波减弱或消失。偶见 I 度房室传导阻滞。

4. 胸部 X 线片　早期可无异常;后期可见肺淤血、左心室增大。

5. 超声心电图　可提供重要的诊断依据。儿童 HCM 超声诊断目前尚无明确标准,多参照成人标准。正常室间隔厚度,婴儿≤4mm,学龄儿童≤5mm,年长儿≤8mm,左心室后壁与室间隔厚度大致相等。在 HCM 患儿中,二维超声可显示室间隔和心室壁增厚,如向心性肥厚、节段性肥厚及非对称性室间隔肥厚(室间隔与左心室后壁厚度比值>1.3);多普勒提示收缩功能正常或略增强,舒张功能不全,伴 E 峰速度减慢、减速时间增加、二尖瓣 E/A 比值降低(常低于 0.8);如 M 型超声显示典型的二尖瓣前叶朝向肥厚间隔的收缩期前向运动(SAM),多普勒测左心室流出道压差>30mmHg 提示为梗阻性 HCM。

6. 心脏磁共振　可精确定位心肌肥厚的分布与类型,观察到超声心电图无法看到的非对称性左心室肥厚(如心尖型 HCM)。

7. 肌节蛋白基因检测　有条件者可对 HCM 患儿及家系进行 *MYH7*、*MYBP3*、*TNNT2*、*TNNI3* 等肌节蛋白基因检测,对 HCM 的诊断、预后判断及治疗有重要影响。先证者致病基因突变的发现将为其家族成员是否存在致病基因突变的诊断提供依据。基因检测阴性的家族成员可以排除该病,免于长期的临床评估和随访观察,特别是儿童;基因检测阳性可以发现早期无症状的家族成员,有利于预后判断和早期干预。

三、鉴别诊断

1. 左心室流出道梗阻性先心病(如主动脉瓣狭窄或主动脉缩窄)　根据四肢血压异常、超声心动图检查特征可鉴别。

2. 糖原贮积病 II 型　该病是由于溶酶体的酸性-α-葡萄糖苷酶(GAA)缺陷导致糖原分解障碍,并过度贮积在肌肉等组织造成心肌、肝、骨骼肌等多组织损伤,除心肌肥厚外,还可出现肌无力、肝大、肌酸激酶水平升高、低血糖等表现,血 GAA 酶活性测定及基因检测可确诊。

四、治疗

治疗目标是降低心室收缩力,增加左心室流出道内径和心室容积,提高心室顺应性,改善舒张功能,预防猝死。猝死的危险因素:有心搏停止的病史、非持续性室性心动过速、有猝死家族史、昏厥、运动时有低血压和极度的左心室肥厚、肌钙蛋白 T 基因突变。

1. 一般治疗　确诊 HCM 后,应适度限制体力活动,无论有无症状及接受何种治疗,均应禁止体育活动及参加竞技性体育活动。

2. 无症状者 随访为主,无须治疗。

3. 存在左室流出道梗阻、有症状者的药物治疗 β-受体阻滞药(如普萘洛尔、美托洛尔)和非二氢吡啶类钙通道阻滞剂(如地尔硫䓬)因能降低过度的收缩功能、改善舒张功能,是常见的一线药物。β-受体阻滞药对于存在流出道压差的患者是首选药物,可减少心绞痛发生率,同时具有抗心律失常作用。普萘洛尔开始剂量 0.2~0.5mg/(kg·d),分2~3 次口服,3~5 天增加 1 次剂量,4 周左右达最大耐受量 2~3mg/(kg·d)。有心室流出道梗阻患者用维拉帕米要谨慎,维拉帕米可能导致周围血管扩张及严重血流动力学并发症。扩血管药物硝苯地平、硝酸甘油、血管紧张素转换酶抑制剂及血管紧张素受体阻滞药也可增加流出道梗阻而不宜用于心室流出道梗阻患者。一般情况下,洋地黄类药物和利尿药应禁忌使用。其他正性肌力药和血管扩张药物也尽量避免使用。

4. 出现心力衰竭时,在使用普萘洛尔的同时,可使用小剂量地高辛(常规剂量的2/3),有明显容量负荷过重时可同时使用中小剂量利尿药。也可使用磷酸二酯酶抑制剂,如米力农、氨力农等。

5. 抗心律失常 出现室性期前收缩、室性心动过速、阵发性室上性心动过速、心房颤动等快速性心律失常可采用普萘洛尔、胺碘酮、普罗帕酮等抗心律失常药物。合并心房颤动者,建议服用抗凝剂(华法林)和(或)抗血小板药物(阿司匹林、双嘧达莫)。

6. 药物治疗效果不佳的梗阻型患儿 对药物治疗后静息状态下连续多普勒测压差仍>6.7kPa(50mmHg),可外科手术切除左室流出道和室间隔肥厚的肌层,或选择采用经皮介入室间隔乙醇消融术。

7. 植入埋藏式心脏复律除颤仪(implantable cardiac defibrillator,ICD) 对存在猝死高危因素的,应考虑植入 ICD,这是目前认为唯一能减少心源性猝死的有效措施。双腔起搏器通过控制心室收缩顺序、减低左室流出道压差而改善症状,可作为手术治疗的替代选择。

8. 对药物治疗无效、合并收缩功能障碍的心力衰竭,最终需心脏移植。

第三节　限制型心肌病

限制型心肌病(restrictive cardiomyopathy,RCM)是以心室充盈受限和舒张功能障碍为特征的一类心肌病,主要表现为心室舒张末压升高和心房扩大,而心室大小、室壁厚度和心室收缩功能大致正常。与扩张型心肌病(DCM)和肥厚型心肌病(HCM)相比,原发性 RCM 发病率最低,仅占儿童心肌病的 3%~5%,但预后最差,确诊后平均生存周期仅为2 年。

一、病因

RCM 可继发于全身系统疾病,但在儿童 RCM 以原发性为主。目前原发性 RCM 病因仍不清楚,研究发现 30%的 RCM 呈家族性,提示遗传因素是其重要病因。近年来,在散发性 RCM 患儿中发现心肌肌节蛋白基因(β-肌球蛋白重链、肌钙蛋白 T 和肌钙蛋白 I)和肌节蛋白基因突变,提示 RCM 可能是心脏肌节蛋白基因突变疾病谱的一部分。在排除了炎症浸润、糖原代谢病、弹性纤维增生症、淀粉样变性等继发性因素后,可以对 RCM 开展肌节蛋白基因突变筛查。

诊断原发性 RCM,需要除外各种继发性疾病。心内膜心肌纤维化是热带地区继发性 RCM 最常见的病因,在热带以外地区儿童 RCM 很少发现特殊的病因,浸润心肌疾病及贮积病在儿童中很少见,淀粉样变、结节病及血红蛋白沉着病未曾在儿童中报道。继发病因浸润性疾病有戈谢病、黏多糖贮积症 I 型等,贮积病有 Fabry 病、肝糖原贮积症等。蒽环类药物和心脏移植后胸部放射治疗后也可引起 RCM。

二、诊断

1. 病史及家族史　部分 RCM 呈家族性,故应详细询问至少三代家族史,家族成员中有无相关心肌病患者,或曾发生心力衰竭、心律失常、猝死等心脏事件。继发性 RCM 多有其他系统疾病表现。

2. 临床表现　与病因有关,包括呼吸困难、气促、运动不耐受、易疲劳、阵发性夜间呼吸困难、端坐呼吸、末梢水肿等,偶见栓塞表现。早期可无阳性体征,晚期可出现颈静脉怒张、奔马律、房室瓣反流引起的收缩期杂音。

3. 胸部 X 线片　常见心影增大,以心房扩大为主,肺血增加。

4. 心电图　多提示左、右心房增大,非特异性 ST 段和 T 波异常,还可出现左心室肥厚、束支传导阻滞等。肌节蛋白基因突变导致的 RCM,多伴有高度房室传导阻滞。

5. 超声心动图　①特征性的左、右心房扩大而心室内径正常,室壁厚度正常或轻度肥厚;②左心室收缩功能正常而舒张功能不全;③多普勒提示限制型血流频谱:二尖瓣舒张早期充盈速度增加,而心房充盈速度降低,即 E 峰高尖、A 峰减低,E/A 比值$\geqslant 2.0$;E 峰减速时间缩短($\leqslant 150ms$);左心室等容舒张期缩短($\leqslant 70ms$);肺静脉逆向血流速度和持续时间增加;组织多普勒检测二尖瓣环纵向早期伸展速度(Ea)下降。

6. 心脏核磁共振成像　有助于限制型心肌病和缩窄性心包炎的鉴别。

7. 心导管检查　可出现肺动脉压和左、右心室舒张末期压力升高有助于与缩窄性心包炎的鉴别;并可进行心内膜心肌活检,对诊断一些特殊的继发性心肌病如心肌淀粉样变等有帮助。

三、鉴别诊断

与缩窄性心包炎(constrictive pericarditis,CP)鉴别:CP 以心包纤维化和(或)钙化增厚为特征,可继发于心脏移植胸部放射治疗后、心包出血、术后粘连和慢性炎症状态,如肺结核和尿毒症。CP 患儿也可表现舒张功能不全,但一般可有急、慢性心包炎史,常有奇脉;M 型和二维超声心动图见异常的室间隔运动,如异常的切迹样运动和随呼吸的反向运动,多普勒超声提示二尖瓣舒张早期峰值速度(Ea)增加。心脏 MRI 可用于评价心包异常增厚的程度,大多数 CP 心包厚度超过 4mm 或者更多,而 RCM 心包厚度正常(<2mm)。心导管检查可以通过测量各个腔室的压力协助鉴别,CP 患儿左右心室的舒张压

处于相同水平,一般相差不超过 5mmHg,而 RCM 患儿左侧压力高于右侧,且相差> 5mmHg。

四、治疗

儿童 RCM 预后较差,尤以原发性 RCM 病情进展迅速,确诊后平均生存周期仅为 2 年,近 50% 的患儿在确诊后 3 年内死亡或接受心脏移植。心源性猝死是 RCM 患儿的常见死因,其中死于心力衰竭最为多见。目前,对 RCM 的治疗仍限于症状性治疗,尚无明确改善预后的药物及手段。

1. 对存在体、肺循环充血的患儿给予利尿药可以改善症状,但需注意可能因降低舒张末压而使症状加重的不良反应。因收缩功能正常,不主张使用洋地黄类药物;血管紧张素转化酶抑制剂(ACEI)在扩张血管的同时,不能相应增加心排血量,降低了体循环压,也不主张使用。

2. RCM 患儿存在血栓栓塞的风险增加,如没有明确的禁忌,均应常规服用抗凝剂(华法林)和(或)抗血小板药物(阿司匹林、双嘧达莫)。

3. 对存在心率较快、ST-T 改变的缺血性 RCM 患儿,建议使用 β-受体阻滞药,但须注意心率下降引起的心排血量下降。

4. 对有明确证据表明心肌缺血、原因不明的昏厥,或室性心动过速的患儿,应考虑安装植入式心脏复律除颤仪。

5. 心脏移植是目前唯一有效的治疗手段,尤其当肺血管阻力上升时,应尽早推荐心脏移植。随访研究发现接受心脏移植的 RCM 患儿的生存期大大超出了疾病的自然病程。

第十章　先天性颅脑畸形

第一节　颅裂畸形

颅裂是一种先天性颅骨缺损,指颅骨局部缺损,多数合并颅内容物的膨出,并形成肿块。病因目前尚不清楚,可能与胚胎时期神经管发育不良有关。颅裂一般发生在颅骨中线部位,少数可偏于一侧,颅穹窿部、颅底部均可发生,约70%发生于枕部。发生于颅穹窿部者,可自枕、后囟、顶骨间、前囟、额骨间或颞部膨出。发生于颅底部者,可自鼻根部、鼻腔、鼻咽腔或眼眶等部位膨出。可按膨出部所含结构的不同分为四大类:①脑膜膨出:囊内仅为硬脑膜和脑脊液;②脑膜脑膨出:囊内有脑组织疝出,但脑室并未延伸进入囊内;③积水性脑膨出:脑室系统的一部分与脑膨出的腔相交通;④囊性脑膜脑膨出:有脑和脑室膨出,硬膜和脑组织之间的空间有液体存在,临床上以前两型多见。

一、临床表现

1. 局部症状　可见头颅某处囊性膨出包块,大小各异,包块表面软组织厚薄相差悬殊。薄者可透明甚至破溃,引起脑脊液漏,反复感染。厚者软组织丰满,触之软而有弹性,其基底部蒂状或广阔基底;有的可触及骨缺损边缘。触压包块时可有波动感,患儿哭闹时包块增大。透光试验阳性,脑膜脑膨出时有可能见到膨出的脑组织阴影。

2. 神经系统症状　轻者无明显症状。重者可出现智力低下、抽搐、不同程度瘫痪,腱反射亢进,不恒定的病理反射。另外不同的发生部位,可出现不同的颅神经受累表现。

3. 邻近器官的受压表现　膨出发生的部位不同,可有头形的不同改变。如发生在鼻根部出现颜面畸形、鼻根变宽、眼距加大、眶腔变小,有时出现"三角眼"。

二、影像学检查

颅脑 MRI 可从水平面、冠状面、矢状面观察缺损的范围、大小,膨出物的性质及颅内其他结构改变和畸形表现。通常 T_1WI 可发现病变,T_2WI 可鉴别内容物的成分。磁共振血管成像(MRA)和磁共振静脉血管成像(MRV)对顶、后枕部脑膨出有鉴别诊断价值;Gd-DTPA 增强扫描对经蝶骨的膨出或外科手术后颞角部脑膨出的诊断有帮助。脑膨出常伴有脑室扩大或蛛网膜下隙扩大,并指向颅骨缺损的方向。

三、治疗

主要采用手术治疗,手术目的是切除膨出囊并将其内容物复位或切除,封闭硬脑膜缺损,一般应在出生6~12个月内施行修补术。囊壁菲薄有破溃倾向时应尽早手术,并发脑积水者,宜先行脑脊液分流术,再做修补术。

1. 单纯隐性颅裂一般无须治疗,合并膨出者均需手术治疗。目的是切除膨出囊,还纳膨出的组织等内容物,修补不同层次的裂孔。根据需要有的需二期手术以整形。有大量脑组织突到囊内、肿块巨大者属手术禁忌。囊壁将破、尚未发生脑膜炎者,应紧急手术。

2.巨型脑膜脑膨出或脑膜脑室膨出,合并神经系统症状、智力低下、有明显脑积水者,因预后差,手术不能解决其畸形及智力低下问题,故无须手术治疗。枕部膨出,多余脑组织可以切除,颅骨缺损用骨膜翻转缝合修补,皮肤切除不可过多,防止缝合时有张力。

3.合并脑积水可先治疗脑积水。鼻根部膨出可在1周岁后手术,采用颅内入路的方法,突出的脑组织予以切除,颅骨缺损处用术前备好的有机玻璃片或钛片充填,然后覆盖筋膜片缝合固定,鼻根部皮肤必要时可再次做整形手术。亦可经颅外手术。眶部膨出者可经颞下部入路进行修补。

第二节　无脑畸形

无脑畸形为脑完全缺失,且头皮、颅盖骨也缺失,仅有基底核等由纤维结缔组织覆盖,属于神经管畸形,是由于胚期各胚层之间相互诱导异常而出现的一种发育障碍。

在胚脑发育的特定时期,各胚层之间如果不能发生正常的诱导,就会发生神经组织和中轴骨骼的畸形。胚胎第2周形成外、中、内三个胚层,在外胚层中线上的单层细胞受到中胚层(脊索)的诱导而形成神经板,这是一种特异的homeobox基因的表达。胚胎第3周神经板再受到脊索的诱导而形成神经沟,即中枢神经的原基。胚胎第4周,神经外胚层诱导中胚层,即神经管激活相邻的中胚层,形成血管原基、体节、颅骨、脊椎、肌肉和面骨。此后,神经管和中胚层共同诱导内胚层以形成面部结构。胚胎第8周末,各胚层之间的诱导过程均已完成,神经组织开始细胞增生和分化阶段。上述各胚层之间的相互诱导使发育趋向成熟;而如果受到有害因素的作用,则可导致中枢神经系统发育畸形。

无脑畸形是胚胎0~4周的一种诱导异常,由于神经褶不能融合为封闭的神经管,使神经组织暴露于羊水中,前脑的生发细胞全部退化,表现为大脑缺如,小脑、脑干、脊髓很小,其下行神经束缺如,没有头盖骨(眉以上颅骨缺如),额、枕、顶骨呈部分性缺损,常有颈畸形、颈部缺如、下颌与胸相连,眼眶浅而眼球突出。女性多于男性,可能是遗传和环境因素的相互作用,或多基因遗传。家族的无脑畸形再显率3%~5%,其他神经管畸形(如脊柱裂等)的再显率为10%。孕母服药、感染、叶酸缺乏、糖尿病、接受放射等均可引起。

无脑畸形胎儿可发育到足月,但出生后存活短暂。数周内可见缓慢、刻板的运动及去大脑体位,脑干功能存在。有的有惊厥发作(新生儿惊厥不一定起源于大脑皮质)。无脑畸形及其他开放性神经管缺陷可根据羊水和母血中 α 胎儿球蛋白(AFP)增高而做出产前诊断。胚胎血清球蛋白中,90%为AFP。正常时,羊水中和母血的AFP为15~500ng/mL,孕12~15周达高峰。如果胎儿15~20周时AFP在1000ng/mL以上,应考虑有开放性神经管畸形,包括无脑畸形。预防的方法是孕妇服叶酸0.8mg/d,最好在计划受孕以前 4 周开始,持续服药到妊娠 8～12 周或更长。亦可服用包括叶酸、维生素 C、维生素 B 等多种维生素,同时给以平衡膳食。

第三节　胼胝体发育不良

胼胝体是连接两侧大脑半球的最大联合纤维,位于大脑纵裂底部,包含有约 2 亿根神经元轴突纤维,其中 40% 为有髓神经纤维。这些纤维向两半球内部的前、后、左、右辐射,联系额、顶、枕、颞叶,形成两侧侧脑室顶部。胼胝体为有胎盘哺乳类动物所特有,在大脑两半球之间起神经信息的整合作用,对大脑皮质的功能发育、学习与记忆方面也起着重要作用,也是人们能够进行有效认知的功能基础。在 MR 矢状面上胼胝体呈典型的曲线状,边缘光滑,其嘴、膝、体及压部均清晰可辨,其后端为压部,中间为体部,前方弯曲部为膝部,膝向下弯曲变薄为嘴部。在妊娠 8～10 周胼胝体前体在终板内出现,与终板背侧的前联合、穹窿共同形成联合块;联合块诱导大脑半球轴突纤维交叉到对侧,同时终板内的胼胝体纤维进一步发育形成胼胝体,并在妊娠 20 周左右发育成熟。胼胝体发育不良为中枢神经系统常见先天性发育畸形,是胚胎期背部中线结构发育不良的一种形式,包括胼胝体部分缺如或整个胼胝体和周围结构的缺如,常与脑部其他发育异常并存。

一、病因

胼胝体发育不良的原因是多方面的,可以是先天性遗传因素所致,也可以是血管性、机械性或感染性等因素所致。染色体 22q11.2 的缺失及大脑半球深处白质纤维束的发育异常可能有关。胎儿感染或缺血是胼胝体发育不良的重要原因。胎儿感染或缺血是胼胝体发育不良的重要原因。在妊娠 8～10 周胎儿若受到宫内感染或缺血等的影响,轴突纤维不能交叉,会导致胼胝体缺如。在妊娠 12～20 周时若受到某些因素影响则造成胼胝体部分缺如或胼胝体变薄。常首先累及压部和嘴部,也可同时累及膝部和压部,但单独累及膝部的较少,仅见于前脑无裂畸形。胼胝体发育不良也有遗传基础。正常人胼胝体与脑组织前后径之比≥0.45,胼胝体发育不良者<0.3。胼胝体发育不良可单独存在,亦可合并其他颅脑畸形,50% 的胼胝体发育不良可以合并其他先天性发育异常,如 Aicard 综合征、Bart 综合征、导水管狭窄、蛛网膜囊肿、脑萎缩、Chiari 畸形、脂肪瘤、灰质异位、脑裂畸形、脑膨出及 Dandy-Walker 畸形等,患儿的临床症状与体征多由合并的畸形引起。

二、临床表现

单纯胼胝体发育不良可完全无症状。有症状的大多数患者常在 3 岁前出现。大约 70% 患者出现智力低下,60% 以上有局灶性和皮质性癫痫。在合并其他畸形时可引起各种症状,但其取决于畸形的性质,常见有严重精神异常和较早出现的癫痫发作。癫痫也常见于胼胝体脂肪瘤,胼胝体发育不良合并脂肪瘤临床表现主要有癫痫、智力障碍、头痛和运动障碍等,个别可有尿崩症等症状。20% 胼胝体发育不良患者可出现巨颅,且常合并半球间室管膜囊肿或有时合并蛛网膜囊肿。也可出现脑积水。

三、辅助检查

颅脑 CT 征象包括胼胝体完全或部分缺如；双侧侧脑室体部平行且间距增宽，额角窄小呈尖角样、枕角扩张；半球间裂增宽，并与第三脑室前方接近或相通；第三脑室扩大、上抬。MRI 多方位成像比 CT 更能直观地显示颅内解剖结构，MRI 征象：①矢状面胼胝体全部或部分缺如；②第三脑室高位，大脑半球内侧面脑沟随上移的第三脑室顶部呈放射状排列；③双侧侧脑室体部平行且间距增宽，额角窄小呈尖角样，枕角扩张；④冠状面颞角呈"锁孔"样扩张。

四、治疗

继发性胼胝体发育不良能解除继发因素的作用，可能会缓解其临床症状，但原发性胼胝体发育不良缺少有效的治疗措施，目前多为对症支持治疗和康复训练。围生期保健，遗传咨询可能会降低胼胝体发育不良的发病率。

第十一章 脑血管病

第一节 脑出血

脑出血是指非外伤性脑实质内出血。小儿自发性脑出血的病因与成人明显不同,文献报道颅内动-静脉畸形是最常见原因,其次是血液病,高血压引起的脑出血在儿童较少见。

一、病因病理

儿童自发性脑出血最为常见的病因为各种脑血管畸形,以颅内动-静脉畸形为主,有报道达 30%~60%,较少见海绵状血管瘤、颅内动脉瘤、烟雾病;其次为血液病,报道达 6%~14%,比较常见于迟发性维生素 K 缺乏症、血小板减少性紫癜、血友病、白血病、再生障碍性贫血及抗凝治疗,有研究认为维生素 K 缺乏的患儿 50%~80%有颅内出血;亦可见于脑寄生虫病、脑梗死后继发性出血、脑肿瘤侵袭血管破裂出血等,20%~30%患儿出血原因不明。

二、临床表现

根据出血部位可分为脑实质出血与蛛网膜下隙出血,原发性蛛网膜下隙出血是指出血起始于蛛网膜下隙而不是由于脑内出血或硬膜下出血流入蛛网膜下隙的独特的临床综合征。脑实质出血以颅压增高症状及局灶神经症状为主,蛛网膜下隙出血以颅压增高症状及脑膜刺激征为主,脑实质出血进入蛛网膜下隙可出现脑膜刺激征,而蛛网膜下隙出血进入脑实质则出现局灶性神经损害症状。

1. 颅高压症状 表现为突发头痛、呕吐、意识障碍。头痛常是脑出血的首发症状,初始位于出血一侧的头部,颅压增高明显时,可以发展到整个头部。眼底检查可见视盘水肿或出血。继发脑干出血或脑疝形成时,可出现呼吸、血压、脉搏等生命体征异常。继发脑室出血则表现为生命体征异常、昏迷突然加深及去大脑强直。

2. 局灶性神经损害症状 偏瘫、偏盲、感觉障碍和眼球活动障碍、失语等。颅底动脉瘤破裂常可致瘫痪及动眼神经麻痹。部分而蛛网膜下隙出血患儿数日后发生偏瘫,可持续数日至数周,可能是继发性脑动脉痉挛所致。

3. 脑膜刺激征 突然出现颅压增高和脑膜刺激征是原发性蛛网膜下隙出血的主要特征。患儿除剧烈头痛、频繁呕吐、意识障碍和惊厥外,还有颈强直或颈部疼痛,克氏征、布氏征均阳性。但需要注意新生儿及小婴儿颅内出血时脑膜刺激征可不明显,常出现假阴性。

4. 其他 眩晕、癫痫大发作、贫血和发热等。动静脉畸形多位于脑表面,可有反复抽搐。小脑出血常突发眩晕、呕吐、后头部疼痛、无偏瘫,有眼震、站立和步态不稳、肢体共济失调和肌张力降低。原发性蛛网膜下隙出血因积血在基底部常较多,因而引起乳头体或边缘系统其他部分的损伤而出现遗忘症和虚构等精神症状,即 Korsakoff 综合征。积血如影响到视丘下部,可出现胃肠道出血或急性肺水肿。

三、辅助检查

1. 血常规、生化、凝血功能　外周血白细胞计数可增高,血糖和尿素氮水平一过性升高、凝血活酶时间和部分凝血活酶时间异常。

2. 颅脑 B 超检查　新生儿及婴儿首选检查,简单快捷,可重复检查,动态观察出血情况。利用 B 超检查可对新生儿颅内出血进行分级,有利于病情及预后判断。脑室内出血一般采用 Papile 分级法。①Ⅰ级:单或双侧室管膜下胚胎生发层基质出血;②Ⅱ级:生发层基质出血破入脑室,引起脑室内出血;③Ⅲ级:脑室内出血伴脑室扩张;④Ⅳ级:脑室内出血伴脑实质出血(脑室周围髓静脉出血性梗死)。B 超对Ⅰ级脑室内出血,即室管膜下出血的分辨率最高,诊断率可达100%。

3. 颅脑 CT 检查　是诊断脑出血安全有效的方法。可准确清楚地显示脑出血部位、出血量大小、血肿形态、占位效应、是否破入脑室或蛛网膜下隙及周围脑组织受损的情况。脑出血 CT 扫描示血肿灶为高密度影,边界清楚,1 周后血肿周围有环形增强,血肿被吸收后显示为低密度影。在出血量较大或有颅压增高时应考虑多次重复 CT 检查,动态观察病情变化。脑出血量占总脑容量的百分比可作为脑功能障碍转归有效的预测指标。有人采用脑出血量占总脑容量的百分比、脑积水情况及幕下出血的位置综合评分来进行风险分级,作为临床护理和判断转归的标准。目前国内临床较常使用多田公式估算颅内出血量:出血量(mL)= 最大面积长轴(cm)×面积短轴(cm)×0.5×层面数。

4. 颅脑 MRI 检查　对急性期脑出血的诊断 CT 优于 MRI,但 MRI 检查能更准确地显示血肿演变过程,发现结构异常和检出脑干和小脑的出血灶。而且 MRI 在后颅窝区没有 CT 扫描的亨氏暗带伪影,能够提供多种图像对比度和功能方面的信息。

(1)超急性期(24 小时以内):第 1 阶段为出血 3 小时以内,T_1WI 上为低信号,T_2WI 上为高信号,在质子密度加权上为略高信号;第 2 阶段为出血 3~6 小时,T_1WI 上为稍高信号,T_2WI 和质子密度加权上为高信号;第 3 阶段为出血 6~24 小时,T_1WI、T_2WI 和质子密度加权上可为等信号。

(2)急性期(2~7 天):出血无特异性,T_1WI 上表现为血肿周围高中间低信号、T_2WI 上为稍低信号。

(3)亚急性期(8~30 天):出血则于 T_1WI 上均由周围高中间低信号转为高信号,T_2WI 上亦表现为高信号,有较显著的特异性。

(4)慢性期(1~2 个月):T_1WI 上为高信号,T_2WI 上表现为血肿内高信号,外周为低信号。

(5)囊变期(>2 个月):T_1WI 呈低信号,T_2WI 呈高信号,周边可见含铁血黄素沉着所致的低信号环,此期 MRI 探测较 CT 灵敏。FLAIR 序列较常规 MR 序列更易显示急性蛛网膜下隙出血和脑室出血,且具有可靠的诊断准确性;在鉴别脑内亚急性出血早期是否为肿瘤出血时,FLAIR 序列可显示高信号出血周围的低信号环。应将其作为颅内出血 MRI 检查的常规扫描序列。

5.脑血管造影　检查怀疑有血管异常时,应进行脑血管造影检查。脑血管造影可清楚地显示异常血管及显示出造影剂外漏的破裂血管和部位。

6.腰穿检查　在没有条件或不能进行 CT 扫描者,可行腰穿检查协助诊断脑出血。但阳性率仅为 60% 左右,对大量出血者腰穿应慎重,以免诱发脑疝。

四、诊断

突然发病,迅速出现头痛、呕吐等颅高压症状及局灶性神经功能缺损症状即应考虑脑出血的可能,结合颅脑 CT 等影像学检查,可以迅速明确诊断。

婴儿晚发性维生素 K 缺乏并颅内出血诊断标准:①单纯母乳喂养儿;②生后 2 周~3 个月突然发病;③急性或亚急性颅内出血(为腰穿及硬膜下穿刺、脑 CT 扫描所证实);④全身多部位出血倾向(如咯血、便血、皮下出血、注射部位出血不止等);⑤给予维生素 K 后出血倾向得以改善;⑥予以维生素 K、输新鲜血后不能查明颅内出血的原因。

五、治疗

1.急性脑出血的内科治疗

(1)一般治疗

1)卧床休息:一般应卧床休息 2~4 周。

2)保持呼吸道通畅:清理呼吸道分泌物或吸入物,有意识障碍、消化道出血者应酌情禁食,必要时行气管切开。

3)吸氧:血氧饱和度下降或有缺氧现象的患儿应给予吸氧。

4)鼻饲:昏迷或有吞咽困难者在发病第 2~3 天即应鼻饲。

5)对症治疗:便秘者可选用缓泻剂。过度烦躁不安的患儿可适量用镇静药,避免情绪激动和血压升高。

6)防治感染:加强口腔护理,及时吸痰,留置导尿时应做膀胱冲洗,昏迷患儿可酌情用抗生素预防感染。

7)观察病情:严密注意患儿的意识、瞳孔大小、体温、脉搏、呼吸和血压等生命体征。

(2)降低颅压:脑出血后脑水肿约在 48 小时达到高峰,维持 3~5 天后逐渐消退,可持续 2~3 周或更长。脑出血的降颅压治疗首先以高渗脱水药为主,如甘露醇或甘油果糖、甘油氯化钠等,注意尿量、血钾及心肾功能。可酌情选用呋塞米、清蛋白。

(3)调控血压:应视患儿的年龄、既往有无高血压、有无颅压增高、出血原因、发病时间等情况而定,脑出血患儿不要急于降血压,因为脑出血后的血压升高是对颅压升高的一种反射性自我调节,应先降颅压后,再根据血压情况决定是否进行降血压治疗。血压过低者应升压治疗,以保持脑灌注压。

(4)调整血糖:血糖过高或过低者,应及时纠正,维持血糖水平在 6~9mmol/L。

(5)止血药物:一般不用,有凝血功能障碍者可应用,时间不超过 1 周。维生素 K 缺乏者应尽早补充维生素 K,合并严重凝血因子缺乏或严重血小板减少患儿应适当补充凝血因子或血小板。

(6)亚低温治疗：亚低温治疗是辅助治疗脑出血的一种方法，越早用越好。

(7)康复治疗：危险期过后，应及早进行肢体功能、言语障碍及心理的康复治疗。

2.手术治疗　手术目的主要是尽快清除血肿、降低颅压、挽救生命，其次是尽可能早期减少血肿对周围脑组织的压迫，降低致残率。全脑室出血采用脑室穿刺引流术加腰穿放液治疗很有效，即使深昏迷患儿也可能取得良好的效果。对儿童自发性脑出血只要及时诊断，正确治疗，多数患儿可获得较好预后。病因不明者，预后较差。对于位于脑深部、病灶小于2cm的颅内动-静脉畸形，可施行γ刀治疗，疗效较好。

第二节　脑梗死

　　脑梗死又称缺血性卒中，血管壁病变、血液成分和血流动力学改变是引起脑梗死的主要原因。脑梗死依据发病机制的不同分为脑血栓形成、脑栓塞（脂肪栓、气栓、瘤栓、寄生虫栓、静脉炎栓等）和腔隙性脑梗死等主要类型。其中脑血栓形成是脑梗死最常见的类型，约占全部脑梗死的60%。与成人不同，儿童脑梗死为多病因疾病，常见于感染、外伤、血管畸形、先心病、结缔组织疾病和血液病。儿童脑梗死发病率较低，据报道北美国家该病发病率为(2.5~2.7)/10万儿童，并且70%预后良好。

一、病因病理

1.脑动脉病变　烟雾病等先天性血管畸形、夹层动脉瘤、短暂性脑动脉病变、特异性脑动脉病及不能分类的脑动脉病。正常动脉有抗凝表面，可以保持血液不凝，动脉壁损伤或各种原因引起的血管狭窄使血流缓慢则可导致脑动脉血栓形成。

2.血液成分改变　多种凝血因子缺乏、真性红细胞增多症、镰状细胞病、高黏血症、高纤维蛋白原血症、血小板增多症及其他疾病伴发的高凝状态等均可以造成脑动脉内的栓塞事件发生或原位脑动脉血栓形成。

3.感染与自身免疫　多种感染（主要为病毒）可导致脑血管，特别是大中动脉的炎性反应病变，在此基础上继发血栓形成，从而导致动脉梗死。川崎病、风湿热、类风湿关节炎、系统性红斑狼疮等风湿免疫性疾病可引起全身性血管炎。

4.心源性　心源性栓塞可见于心脏手术、先心病、主动脉缩窄、细菌性心内膜炎、风湿性心瓣膜病、心房黏液瘤、心肌病、心律失常等。心源性脑梗死常见于先心病有右向左分流时，栓子随血液进入脑循环。发绀性先心病血液黏稠度增加，在感染或脱水时进一步加重，诱发脑血栓。风湿性心瓣膜病及心内膜炎的赘生物脱落、心房纤颤等心律失常时的附壁血栓等都可引起脑梗死。

5.外伤　国外学者认为脑外伤后血液流变学发生改变，血液中纤维蛋白原浓度增高，血小板黏附性、聚集性增强，加上脑血管痉挛、脑挫裂伤，水肿等病变压迫相应的血管，形成脑梗死。国内外学者认为与儿童颈部肌肉发育较头颅相对迟缓，支持保护作用差，外伤时颈动脉牵拉、扭曲，导致颈动脉于颈椎横突部受损，或颅底骨折，损伤某一骨段颈内动脉。颈动脉损伤后内膜断裂,诱发血栓形成,小栓子脱落致远端血管梗死。儿童颅骨弹性好,受外力作用易变形,外力向头部中心传递,外力消失后颅骨复位瞬间产生负压,中心区域负压最大,使靠近脑中部的穿支小动脉损伤,因儿童血管弹性好,不易完全破裂,但易产生内膜破裂,引起缺血性病变。长骨骨折可引起脂肪栓塞,胸腔手术过程可能出现空气栓塞。

6.其他　其他急慢性系统性疾病、肿瘤等急慢性头颈部疾病、线粒体脑病等多种遗传代谢病。

二、临床表现

多为急性起病,在 1~2 天达到高峰,缓慢进展者少见。年长儿多以偏瘫开始起病,而婴幼儿则常以惊厥为首发症状。临床表现因脑梗死的部位和类型而不同。

1.完全前循环梗死　即完全大脑中动脉综合征,为最常见的类型。表现为三联征:大脑高级神经活动障碍(意识障碍、失语、失算、空间定向力障碍等);同向偏盲;对侧三个部位(面、上肢与下肢)较严重的运动和(或)感觉障碍。多为完全大脑中动脉近端主干梗死,少数为颈内动脉虹吸段闭塞引起的大片脑梗死。深穿通支闭塞时,可出现肌张力不全等锥体外系症状。

2.部分前循环梗死　具有上述三联征中的两个,或只有高级神经活动障碍,或感觉运动缺损较完全前循环梗死局限,提示是完全大脑中动脉远段主干、各级分支或前动脉及分支闭塞引起的中、小梗死。

3.后循环梗死　表现为不同程度的椎-基底动脉综合征,出现复视、眩晕、耳鸣、构音和吞咽困难、共济失调。可出现同侧颅神经瘫痪及对侧躯体感觉运动障碍;双侧感觉运动障碍;双眼协同活动及小脑功能障碍,无长束征或视野缺损等。为椎-基底动脉及分支闭塞引起的大小不等的脑干、小脑梗死。基底动脉主干闭塞出现四肢瘫、延髓性麻痹、昏迷。

4.腔隙性梗死　表现为腔隙综合征,如纯运动性轻偏瘫、共济失调性轻偏瘫、纯感觉性脑卒中、手笨拙-构音不良综合征等。大多是基底核或脑桥小穿通支病变引起的缺血性微栓塞,晚期形成小腔隙灶。

三、辅助检查

1.血液检查　血小板、凝血功能、血糖、血脂水平、肝肾功能等;心电图、心脏彩超、胸部 X 线片及可能原发病有关检查。

2.影像学检查　颅脑影像学检查可显示脑梗死的部位、范围、血管分布、有无出血等,帮助选择溶栓适应证、评估继发出血的危险程度。

(1)经颅多普勒超声:目前颈动脉超声对颅外颈动脉狭窄的灵敏度可达 80% 以上,特异度可超过 90%,对颅内动脉狭窄的灵敏度低于颅外颈动脉。可作为首选的脑血管病变筛查手段,但不宜作为血管干预治疗前的唯一判定方法。

(2)颅脑 CT 检查:在超早期阶段(发病 6 小时内),CT 可以发现一些轻微的改变,如大脑中动脉高密度征;皮质边缘(尤其是岛叶)及豆状核区灰白质分界不清楚;脑沟消失等。但是对超早期缺血性病变和皮质或皮质下小的梗死灶不灵敏,特别是后颅窝的脑干和小脑梗死更难检出。

(3)颅脑 MRI 检查:弥散加权成像(DWI)可以早期(发病 2 小时内)显示缺血组织的大小、部位,甚至可显示皮质下、脑干和小脑的小梗死灶。结合表观弥散系数(ADC),对早期梗死的诊断具有较高灵敏度及特异度。灌注加权成像(PWI)改变的区域较弥散加权改变范围大,目前认为弥散-灌注不匹配区域为半暗带。标准的 MRI 序列(T_1、T_2 和质子相)对发病几个小时内的脑梗死不灵敏。

(4)数字减影血管造影(DSA)检查:在开展血管内介入治疗、动脉内溶栓时 DSA 检查是最可靠手段。

四、诊断

对于临床迅速出现局灶性神经功能缺失症状者,结合存在可能引起脑梗死各种因素做出初步诊断,应及早进行颅脑 CT、MRI 或 DSA 检查确诊。

五、治疗

一般治疗原则基本同成人脑梗死,但侧重点不同,成人脑梗死着重抗栓治疗,对其病因多无特效治疗手段。而儿童脑梗死则更重视病因治疗,如抗感染、手术根治脑血管畸形等。抗凝和溶栓疗法对于儿童有出血危险,不作为常规治疗,必要时可慎重使用。

1. 一般治疗 主要为维持生命体征和预防并发症,包括降低颅压,控制血压、血糖和血脂水平。

2. 特殊治疗 主要包括溶栓治疗、抗血小板聚集及抗凝药物治疗、神经保护剂、血管内介入治疗和手术治疗等。

(1)溶栓治疗:溶栓适应证目前仅为 18 岁以上,发病 4.5 小时以内(重组组织纤溶酶原激活物)或 6 小时内(尿激酶),颅脑 CT 已排除颅内出血,且无早期大面积脑梗死影像学改变者。

(2)抗血小板聚集治疗:不符合溶栓适应证且无禁忌证的缺血性脑卒中患儿应在发病后尽早给予口服阿司匹林及双嘧达莫等抗血小板药物。

(3)抗凝治疗:主要包括肝素、低分子量肝素和华法林。不推荐无选择地早期进行抗凝治疗,少数特殊患儿可在谨慎评估风险-效益比后慎重选择。

(4)神经保护剂:急性期脑梗死患儿可试用自由基清除剂、钙通道阻滞剂、兴奋性氨基酸受体阻滞剂等药物治疗。

(5)其他特殊治疗:有条件的医院可对合适的脑梗死患儿进行急性期血管内干预和外科手术治疗。

第十二章 癫痫

第一节 癫痫性脑病

癫痫性脑病是以癫痫发作为主要临床表现的脑性疾病,主要原因为严重癫痫发作导致的脑损伤,主要表现为频繁严重的癫痫发作、进行性神经功能倒退、智能低下、语言障碍、发作期与发作间期脑电图(electroencephalogram,EEG)持续痫性放电,随患儿生长时间的推移出现临床和 EEG 的改变。各年龄期癫痫性脑病的临床表现和 EEG 特征随发病年龄的差异而不同,且随儿童生长时间的推移而发生改变。

2001 年国际抗癫痫联盟(International League Against Epilepsy,ILAE)在《癫痫发作和癫痫诊断方案建议》提出的"癫痫发作及癫痫和癫痫综合征"新分类中,将癫痫性异常[包括频繁的、严重的癫痫发作和(或)持续的发作间期 EEG 异常放电]引起的进行性脑功能异常的癫痫综合征归入癫痫性脑病组,包括早期肌阵挛脑病、大田原综合征(婴儿早期癫痫性脑病伴暴发性抑制)、West 综合征(婴儿痉挛)、Dravet 综合征(婴儿严重肌阵挛性癫痫)、非进行性疾病中肌阵挛脑病、Lennox-Gastaut 综合征、Landau-Kleffner 综合征和伴睡眠期持续棘慢波的癫痫性脑病(CSWS)。2005 年 ILAE 将癫痫性脑病定义为癫痫合并认知或其他脑功能障碍,这些功能障碍是持续性而非发作性的。2010 年 ILAE 在《发作和癫痫分类框架相关术语和概念修订》中进一步提出癫痫性脑病是一种电-临床综合征,认为癫痫活动本身可造成严重的认知和行为损伤,并超过基础病理改变(如皮质发育不良)单独造成的损害,其伴有脑病特征的可能性很大,且脑病在癫痫起病后出现或恶化;并且强调尽管有几种综合征被认为是癫痫性脑病,但发作或癫痫产生的脑病性影响可出现在任何类型的癫痫中。

一、病因

本病病因复杂,在排除获得性脑损伤、脑结构异常、代谢性疾病、染色体病及表型明确的单基因病外,目前仍有半数病因不明。早发癫痫性脑病与神经元迁移和分化、突触的发生和修剪、神经递质的合成和释放、膜受体和膜转运体的结构和功能相关的多个基因突变有关。已有的研究证明不明原因早发癫痫性脑病可能与遗传因素密切相关,并且早发癫痫性脑病又是一种遗传异质性很强的综合征,目前已明确致病基因有 18 个,如早期肌阵挛脑病、大田原综合征、West 综合征、Dravet 综合征、婴儿严重局灶性游走性癫痫与 *STXBP1*、*ARX*、*SLC25A22*、*CDKL5*、*ErbB4*、*MAGI2*、*PCDH19*、*PNKP*、*SCNIA* 基因突变有关。有学者报道 10 例不明原因早期癫痫性脑病患儿全基因组拷贝数变异分析发现 13 个致病性/可疑致病性拷贝数变异:1q43-q44 微缺失合并 9p24 微重复新发突变、2q37.3 微缺失(母源性)、2q24.3-q31.1 微缺失、3p24.1-23 微重复、3q25.32-25.33 微重复合并

17q12 微重复、4q28.3 微重复合并 14q12 微重复、8q24.22-24.3 微缺失、11p11.12 微重复、17p12 微缺失、15q11.2 微重复。颅脑影像学检查提示脑发育不良或脑萎缩占 35%，小头畸形者占 17.2%。

二、临床特征

1. 具有明显的年龄依赖性，不同疾病发病的年龄阶段各不相同。

2. 不同疾病均有严重的脑电图异常，且脑电图特征有各自特点，并随年龄的增长发生变化，脑电图变化特征与疾病进程密切相关。

3. 起病前发育外观正常，当出现发作症状后，神经系统功能发育延迟、停滞甚至明显倒退。

4. 在脑电图异常的基础上可伴有或不伴有临床发作。

5. 传统抗癫痫药物治疗效果欠佳。

不同儿童癫痫性脑病的临床特征见表 12-1。

表 12-1　儿童癫痫性脑病的临床特征

病种	起病年龄	发作类型	EEG
OS	3 个月内	强直性痉挛发作、角弓反张簇状发作	暴发-抑制图形清醒睡眠持续
WS	出生~4 岁 高峰 4~8 个月	强直性痉挛发作，屈曲或伸展，成簇状	高度失律
LGS	4 个月~11 岁，高峰 1~5 岁	体轴强直痉挛、失张力，不典型失神、肌阵挛	1.5~2.5Hz 慢棘-慢复合波
EME	3 个月内	局灶性或片断性游走性肌阵挛，局灶性发作	暴发-抑制图形，睡眠期明显
EEE	1 天~7 个月，平均 3 个月	游走性局灶性发作，进展为癫痫持续状态	持续多灶性棘波游走性放电
DS	2~12 个月，通常 6 个月	全身性、散发性肌阵挛，癫痫持续状态	4~5Hz 阵发性节律多棘-慢复合波生酮饮食
MSNE	2~12 个月	游走性、全身性抽搐，伴肌张力降低	节律性、全面性慢波伴棘波
CSWS	2~9 岁	局灶性或全面性发作，非典型失神、跌倒发作	睡眠中癫痫性电持续状态

（续表）

病种	起病年龄	发作类型	EEG
LKS	2~8 岁,高峰 5~7 岁	局灶性发作、强直阵挛,不典型 失神、肌阵挛发作	广泛或局灶性频发棘-慢复合波
EMAS	2~4 岁	肌阵挛失张力发作、失神发作, 反复跌倒不能站立	全导不规则棘-慢、多棘慢复合波 暴发
RE	1~14 岁	发作形式多样,局灶性运动性, 继发全面性发作	早期一侧异常,晚期双侧广泛异常

注:OS.大田原综合征;WS.West 综合征;LGS.Lennox-Gastaut 综合征;EME.早期肌阵挛脑病;DS.Dravet 综合征;MSNE.非进行性疾病中肌阵挛脑病;CSWS.伴睡眠期持续棘慢波的癫痫性脑病;LKS.Landau-Kleffner 综合征;EMAS.Doose 综合征;RE.拉斯默森综合征。

三、分类

1.年龄依赖性癫痫性脑病　由日本学者大田原俊辅于 1976 年首先提出,是儿童临床最常见的难治性癫痫,包括大田原综合征、West 综合征(婴儿痉挛)、Lennox-Gastaut 综合征。本患儿童期发病,有明显的年龄依赖性特点,传统抗癫痫药物治疗效果欠佳,预后不良。West 综合征发病率相对较高,其次为 Lennox-Gastaut 综合征,大田原综合征相对较少。共同特点:①病因不明,多种原因致病;②不同疾病发病年龄各异;③各具特征性的、频繁的全面性发作;④常伴有明显的生长发育障碍、精神发育迟缓、智能低下或倒退;⑤发作期及发作间期持续严重的脑电图异常;⑥治疗困难;⑦病情随年龄增长发生变化且伴有脑电图的改变。

2.婴儿早期癫痫性脑病　包括早期肌阵挛脑病和早发癫痫性脑病。早期肌阵挛脑病的病因与神经系统先天性代谢性疾病有关。早发癫痫性脑病包含多种明确命名的癫痫综合征和未明确命名的非癫痫综合征,本病在婴儿早期发病(通常在出生后 3~6 个月),可早到新生儿期;可有多种发作类型,发作难以控制,发作类型随年龄增长可发生变化,有智力运动发育落后或孤独症样表现。因频繁的癫痫发作,预后不良。

3.婴儿期癫痫性脑病　包括 Dravet 综合征(婴儿严重肌阵挛性癫痫)和非进行性疾病中肌阵挛脑病。本病在婴儿期发病(通常在出生后 6~10 个月),临床可见频繁的癫痫发作,发病原因不明,治疗效果欠佳,预后不良。

4.其他年龄阶段癫痫性脑病　包括 Landau-Kleffner 综合征、伴睡眠期持续棘-慢波的癫痫性脑病、肌阵挛失张力癫痫(Doose 综合征)、拉斯默森综合征(Rasmussen syndrome,RS)、获得性癫痫性岛盖综合征、额叶综合征、负性肌阵挛等。起病年龄通常在 2~14 岁,病因不明。除临床多种形式的频繁癫痫发作外,运动功能倒退、智力低下、语言障碍、视觉障碍、肌张力减低、情绪易激惹、精神神经异常等是其突出表现。

四、ILAE 最新"发作及癫痫分类的术语与概念"

国际抗癫痫联盟(ILAE)分类和术语委员会于 2010 年在 ILAE 的官方杂志 *Epilepsia*

刊发了"发作和癫痫分类框架相关术语及概念的修订"报告。该报告的内容反映了近年来有关癫痫领域的基础和临床研究进展,对临床一直沿用的1981年版的癫痫发作分类和1989年版的癫痫和癫痫综合征分类所使用的术语和概念进行了重要改动,并提出了一些新的概念和术语。如重新定义了全面性和局灶性发作的概念,对1981年的发作分类进行了修改,修订了癫痫病因学的术语等。2015年ILAE新的癫痫诊断体系将癫痫定义为一种疾病,病因分为遗传性、结构性、代谢性、免疫性、感染性和原因不明。

1. 发作的分类　新生儿发作不再作为独立的情况,其可在建议的框架内进行分类。简化和修改了此前对失神发作的亚分类,肌阵挛失神发作和眼睑肌阵挛目前已得到认可。在1981年发作分类中痉挛并未被明确提出,但目前已被包括在内。不再将局灶性发作分为不同类型(如复杂部分性与简单部分性发作)。肌阵挛失张力发作(以前称为"肌阵挛站立不能发作")已被公认。

(1)局灶性发作(伴意识清楚、意识障碍、意识状态不明):①运动性发作:强直性发作、失张力性发作、肌阵挛发作、阵挛性发作、癫痫性痉挛、运动过度、其他;②非运动性发作:感觉性发作、认知性发作、情绪性发作、自发性发作;③演变为双侧强直-阵挛发作。

(2)全面性发作:①运动性发作:强直-阵挛发作、强直性发作、失张力性发作、肌阵挛发作、肌阵挛-失神发作、阵挛性发作、癫痫性痉挛及其他;②失神发作:典型性失神发作、不典型性失神发作、肌阵挛失神、眼睑肌阵挛。

(3)发作起始不明:①运动性发作:强直-阵挛发作、强直性发作、失张力性发作、癫痫性痉挛;②非运动性发作。

2. 基本病因类型(病因学)

(1)遗传性:对于遗传性癫痫的概念,最好的理解是指该癫痫是由已知或推测的基因缺陷直接导致,癫痫发作是其核心症状。对于遗传作用的了解可能来自于特异性的且已得到很好重复的分子遗传学研究,甚至成为诊断性检查的基础(如 *SCNA*1 基因与 Dravet 综合征),或从合理设计的家系研究中能得出遗传因素在致病中起到核心作用的证据。认定遗传因素为疾病的基础并不排除环境因素(外因)影响疾病表现的可能性。到目前为止,无实质性证据支持特异的环境因素是这类癫痫的病因或成因之一。

(2)结构性:从概念上理解,通过合理设计的研究,已证明明确的结构性损伤和疾病可显著增加癫痫发病的风险。结构性病变包括获得性疾病,如卒中、外伤和感染。它们也可能是遗传因素所致(如结节性硬化症、多种皮质发育畸形);但根据目前的理解,遗传缺陷和癫痫是各自独立的疾病。

(3)代谢性:已证明具有多种临床表现的代谢性功能障碍或疾病可显著增加癫痫发病的风险。代谢性障碍包括氨基酸病(如苯丙酮尿症)、吡哆醇(维生素 B_6)依赖性癫痫等。

(4)免疫性:癫痫是由中枢神经系统自身免疫性疾病所导致的,如抗 N-甲基-D-天冬氨酸受体(NMDA)受体脑炎、边缘叶脑炎等。

(5)感染性:癫痫是一种感染原因直接导致的,如结核、HIV、脑型疟疾、脑囊虫等。

(6)未知病因:未知是指根本病因仍是未知的,其可能有遗传缺陷的基础,也可能是某种尚未被认识的独立疾病的结果。

3.疾病、综合征　尽管有理由去区分疾病与综合征的概念,但这两个术语在临床的使用并非始终一致,最终根据上下文和习惯来单独或一起使用这两个术语。

(1)电-临床综合征:今后综合征这一术语的使用应被限定于通过电-临床特征能够可靠识别的一组临床实体。对于不符合某一特定的电-临床综合征诊断标准的癫痫患儿,可依据一系列相关的临床因素来描述(如已知的病因和发作类型)。

(2)其他一组癫痫:电-临床综合征有着很明显的发育及遗传成分,除此之外,还有一部分不能被确认为独立的电-临床综合征,但其是临床上具有特殊损伤或其他原因并有特殊表现的一组癫痫。这些癫痫类型在临床上有诊断意义,并可能对临床治疗,特别是手术治疗有意义。这些包括颞叶内侧癫痫(伴海马硬化)、下丘脑错构瘤伴痴笑发作、半侧惊厥-半侧瘫-癫痫及拉斯默森综合征。

(3)结构性/代谢性癫痫:本组包括继发于特殊结构/代谢性损伤或情况的癫痫,但根据目前的理解,本组并不符合特定的电-临床综合征类型,当然这在将来可能会改变。

(4)病因不明的癫痫:这些癫痫既往被称为"隐源性",而目前倾向使用病因"不明"。

4.癫痫分类与组成框架信息的维度　关于综合征分类,局灶性与全面的二分法即"局灶或全面性癫痫"应被废弃。这是为了将临床表现与其病理基础区分开来。每种综合征和每例患儿都可通过其他许多方面表现出不同的特征,通常是评价患儿时的例行内容,且为区分已知综合征的基础要素。这些包括起病年龄、病前与病后的认知和发育情况、运动和感觉检查、脑电图特点、诱发因素、发作表现的模式,特别是与睡眠的关系。

(1)癫痫性脑病的概念:已被逐渐接受和使用。在 2006 年报告中正式提出,并在此报告中予以定义。

(2)其他概念和名词:不推荐使用"灾难性"和"良性"。"灾难性"这一术语带有强烈感情色彩,不适合用于诊断性术语或分类。目前已越来越多地认识到癫痫与许多不同种类脑部疾病包括认知、行为、心理疾患及猝死、自杀的关系,而"良性"一词掩饰了这种关系。"良性"会误导医师、患儿及家属,使其对这些可能发生的相关功能障碍没有警觉和准备。但目前这些综合征的名称还没有改变。

5.癫痫的过渡性组成框架("分类")　自 1989 年的癫痫分类以来,在修订分类时始终没有提出一个具体框架。表 12-2 显示 ILAE 分类与术语委员会以年龄为主线的癫痫分类列表,是在那些指定范围内按特异性层次组织分类,这些分类都与 1989 年分类具有可比性(如发作起始、"病因学"、起病年龄)。

表 12-2　电-临床综合征和其他癫痫病

根据起病年龄排列的电-临床综合征[*]

新生儿期
　良性家族性新生儿癫痫
　早期肌阵挛脑病
　大田原综合征
婴儿期
　伴游走性局灶性发作的婴儿癫痫
　West 综合征
　婴儿肌阵挛癫痫
　良性婴儿癫痫
　良性家族性婴儿癫痫
　Dravet 综合征
　非进行性疾病中肌阵挛脑病
儿童期
　热性惊厥附加症(Fs+),可起病于婴儿期
　Panayiotopoulos 综合征
　肌阵挛失张力(以前称站立不能性癫痫)
　伴中央颞区棘波的良性癫痫
　常染色体显性遗传夜间额叶癫痫
　晚发性儿童枕叶癫痫(Castaut 型)
　肌阵挛失神癫痫
　Lennox-Gastaut 综合征
　伴睡眠期持续棘慢波的癫痫性脑病[**]
　Landau-Kleffner 综合征
　儿童失神癫痫

青少年-成年期
　青少年失神癫痫
　青少年肌阵挛癫痫
　仅有全面强直-阵挛发作的癫痫
　进行性肌阵挛癫痫
　伴有听觉表现的常染色体显性遗传性癫痫
　其他家族性颞叶癫痫
　与年龄无特殊关系的癫痫
　部位可变的家族性局灶性癫痫(儿童至成人)
　反射性癫痫
其他一组癫痫
　伴有海马硬化的颞叶内侧癫痫(MTLE 伴 HS)
　拉斯默森综合征
　伴下丘脑错构瘤的痴笑性发作
　半侧惊厥-半侧瘫-癫痫
　不符合上述任何诊断类型癫痫,区分的基础首先要明确是否存在已知的结构异常或代谢情况(假定原因),而后是发作开始的主要形式(全面性相对于局灶性)
由于脑结构、代谢异常所致的癫痫
　皮质发育不良(半侧巨脑回、灰质异位等)
　神经皮肤综合征(结节性硬化、Sturge-Weper 等)
　肿瘤、感染、创伤、血管瘤、围生期损伤、卒中等
原因不明的癫痫
伴癫痫样发作,但习惯上不诊断为癫痫的一个类型
　良性新生儿惊厥
　热性惊厥

注:[*]电-临床综合征的安排不反映病因;[**]有时涉及睡眠时癫痫性电持续状态。

五、抗癫痫治疗

1.抗癫痫药物(antiepileptic drugs,AEDs)　抗癫痫药物是目前治疗癫痫性脑病的主要方法和手段。经典的 AEDs 临床应用已有 100 余年的历史,但大部分药物存在一定的局限性。随着新型 AEDs 的问世,部分癫痫性脑病患儿得到了有效的治疗。理想的 AEDs 应为:①疗效好;②无严重的毒性反应;③不会产生耐药性;④口服半衰期大于 24 小时,药代动力学简单,蛋白质结合率低,无肝微粒体酶诱导作用;⑤治疗量与中毒剂量范围较宽。

（1）经典 AEDs

1）卡马西平（carbamazepine，CBZ）

作用机制：CBZ 通过减低动作电位高频点燃而作用于神经元钠通道。也可能作用于单胺、乙酰胆碱及 NMDA 受体。口服生物利用度 75%～85%，达峰浓度时间 4～8 小时，消除半衰期 $t_{1/2}$ 8～15 小时，有自身酶诱导作用。有效血药浓度 4～12μg/mL。

适应证：局灶性发作及全身强直-阵挛发作为首选药物，也可用于 Lennox-Gastaut 综合征，但是对失神发作、肌阵挛发作及失张力发作非但无效且会加重发作。

剂量和用法：起始剂量为 5mg/（kg·d），每隔 5～7 天增加 5mg/（kg·d），维持量 10～30mg/（kg·d），分 2～3 次服用；或 1 岁以下儿童 100～200mg/d；1～5 岁 200～400mg/d；6～10 岁 400～600mg/d；11～15 岁 600～1000mg/d，分次服用。

不良反应：嗜睡、头晕、复视、视物模糊、共济失调及罕见的运动障碍；可抑制骨髓产生白细胞计数减低、贫血、血小板减少。5% 的病例发生皮疹，严重者可见剥脱性皮炎或 Stevens-Johnson 综合征，需停药。

2）丙戊酸（valproic acid，VPA）

作用机制：可能通过抑制 GABA-转氨酶及谷氨酸脱羧酶增加脑内 GABA 浓度，也可作用于 T 型钙通道及钾通道。生物利用度 70%～100%，达峰浓度时间 1～4 小时，缓释片 5～10 小时，$t_{1/2}$ 12～15 小时。有效血药浓度 50～100μg/mL。

适应证：全面性发作的首选药物。对局灶性发作、儿童各种癫痫综合征均有效。

剂量和用法：起始剂量为 5～10mg/（kg·d），此后每周增加 5～10mg/（kg·d），直至有效或不能耐受为止。常用剂量 20～40mg/（kg·d），可达 60mg/（kg·d），分 2～3 次服用。

不良反应：恶心、呕吐、严重肝毒性、血小板减少、震颤，偶见镇静及认知障碍、体重增加、脱发。

3）苯妥英（phenytoin，PHT）

作用机制：阻滞电压依赖性钠通道。生物利用度 95%，达峰时间 4～12 小时，$t_{1/2}$ 7～42 小时，能诱导代谢酶，有效血药浓度 10～20μg/mL。

适应证：局灶性发作和全面性发作的一线药，也可用于失张力发作。

剂量和用法：起始剂量为 5mg/（kg·d），维持量 4～8mg/（kg·d），分 2～3 次服用。

不良反应：头晕、眼球震颤、复视、共济失调、运动障碍、周围神经病、情绪及认知障碍、意识抑制、皮疹、红斑性狼疮、Stevens-Johnson 综合征、剥脱性皮炎等；可见牙龈增生、多毛、面容粗陋、骨软化、血液学改变、淋巴结病及致畸等。

4）苯巴比妥（phenobarbital，PB）

作用机制：增强 $GABA_A$ 受体的活性、抑制谷氨酸的兴奋性，影响钠、钾、钙通道。生物利用度 80%～100%，达峰时间 1～6 小时，$t_{1/2}$ 50～120 小时，为肝酶诱导剂，有效血药浓度 15～40μg/mL。

适应证：局灶性发作和全面性发作的一线药。也可用于 Lennox-Gastaut 综合征、儿童癫痫综合征、热性惊厥、新生儿发作。

剂量和用法:2~6mg/(kg·d),分 2 次服用。

不良反应:镇静、头晕、共济失调、失眠、动作增多、情绪改变、攻击性行为、认知障碍,叶酸缺乏,贫血,维生素 K、D 缺乏,皮疹,有致畸危险性。

5)乙琥胺(ethosuximide,ESM)

作用机制:作用于 T 型钙通道。生物利用度 100%,达峰时间 1~4 小时,儿童 $t_{1/2}$ 20~40 小时,有效血药浓度 40~100μg/mL。

适应证:典型失神发作的一线药。

剂量和用法:10~15mg/(kg·d),分 2~3 次服用。

不良反应:胃肠道症状,嗜睡、共济失调、复视、头痛、行为障碍、精神反应、锥体外系症状,皮疹、狼疮样综合征、严重特异质反应。

6)氯硝西泮(clonazepam,CZP)

作用机制:为 $GABA_A$ 受体促动剂,也可作用于钠通道。生物利用度>80%,达峰时间 1~4 小时,$t_{1/2}$ 20~80 小时。

适应证:为局灶性和全面性发作的添加治疗。

剂量和用法:起始剂量为每日 0.01~0.03mg/kg,分 2~3 次服用。以后每 3 天增加 0.25~0.5mg,直至 0.1~0.2mg/(kg·d)。疗程不应超过 3~6 个月。治疗癫痫持续状态:0.02~0.06mg/kg,静脉注射,如未控制,每隔 20 分钟可重复原剂量 1~2 次。

不良反应:最明显的是镇静作用,可见认知障碍、嗜睡、共济失调、人格及行为改变、激惹、活动过度、精神反应、撤药症状、发作加重,有耐药性。

7)氯巴占(clobazam,CLB)

作用机制:为 $GABA_A$ 受体促动剂,也可作用于离子通道。生物利用度 90%,达峰时间 1~4 小时,$t_{1/2}$ 10~77 小时。

适应证:为局灶性和全面性发作的添加治疗。

剂量和用法:0.5~1mg/(kg·d),分 2~3 次服用。

不良反应:乏力、嗜睡、头晕、视物模糊、不安、共济失调、激惹、行为障碍、撤药症状等。

(2)新型 AEDs

1)奥卡西平(oxcarbazepine,OXC)

作用机制:阻滞电压依赖性钠通道,也影响钾通道及调节高电压激活的钙通道活力,生物利用度>95%,达峰时间 4~6 小时,$t_{1/2}$ 8~10 小时,酶诱导作用小于 CBZ,有效血药浓度 10~35μg/mL。

适应证:局灶性和继发全面性发作的添加或单药治疗。

剂量和用法:起始剂量为 8~10mg/(kg·d),口服,每日 2 次,一周后增加 5~10mg/(kg·d),维持量 20~40mg/(kg·d),口服,每日 2 次。

不良反应:嗜睡、头痛、头晕、复视、共济失调、疲乏、构音障碍、震颤等。对 CBZ 过敏者约 25%有交叉反应,有低钠血症。

2)托吡酯(topiramate,TPM)

深染,可见核分裂象,血管内皮细胞增生等,为恶性肿瘤的征象。

3.胶质母细胞瘤(Ⅵ级)　又分为多形性胶质母细胞瘤和巨细胞型胶质母细胞瘤,为高度恶性的星形胶质细胞瘤,多见于成人。肿瘤常发于额叶、颞叶、浸润范围广,常可穿过胼胝体到对侧,或挤压周围组织。瘤体常因出血坏死而呈红褐色;镜下肿瘤细胞密集,有明显异型性,可见异型的单核或多核瘤巨细胞,出血坏死明显,是其区别于间变性星形细胞瘤的主要特征。血管内皮细胞明显增生,肿大或呈实性条索状。

4.毛细胞型星形细胞瘤(Ⅰ级)　此类型较少见,生长缓慢,来源于神经上皮组织肿瘤。组织学特点:致密区含 Rosenthal 纤维的梭形细胞和疏松区多极细胞伴微囊和颗粒小体形成。肿瘤好发于中线结构的脑白质部位和小脑半球,以发生在漏斗部位者最为典型,有时称漏斗瘤;发生于视神经称为视神经胶质瘤,发生于前视路、下丘脑与脑干的肿瘤边界欠清,多呈实质性,血供丰富。毛细胞型星形细胞瘤是儿童的好发肿瘤,分别占大脑和小脑星形细胞瘤的 10% 和 85%。

此外,一些少见的如黄色星形细胞瘤和室管膜下星形细胞瘤也可判为Ⅰ级。同一肿瘤的不同区域,瘤细胞可有不同的形态特征,且分化程度也不尽相同,因此星形胶质细胞瘤的分型与分级仅具有相对的意义。

三、临床表现

临床症状包括一般症状和局部症状,前者主要取决于颅压增高,后者则取决于病变的部位和肿瘤的病理类型及生物学特性。

1.颅压增高　肿瘤的不断生长占据颅腔内空间,肿瘤阻塞脑脊液循环通路造成脑积水和(或)脑水肿,脑脊液的回吸收障碍等均可造成颅压增高,如头痛、呕吐等。儿童可有头颅增大的表现。

2.局部定位症状　①癫痫:60%以上的患儿有癫痫发生,且多为首发症状;②精神症状:肿瘤广泛侵犯额叶、颞叶、胼胝体等处时易出现;③视力、视野损害:肿瘤侵犯颞叶、枕叶时可出现;④对侧运动、感觉障碍:肿瘤侵犯中央前后回附近时易见;⑤失语、失用:肿瘤侵犯优势半球颞顶叶等处可见;⑥小脑症状(小脑共济失调、小脑步态等):见于肿瘤侵犯小脑半球;⑦丘脑综合征(对侧肢体轻瘫、半身感觉障碍、自发性疼痛、同侧肢体共济运动失调等):见于肿瘤侵犯丘脑及附近组织;⑧"无"局部症状,约20%患儿由于肿瘤位于所谓大脑半球"哑区",可以无局部症状。

四、辅助检查

1.颅脑 X 线检查　多数患儿颅脑 X 线片表现颅压增高。部分可见到点状或圆弧状钙化。视神经肿瘤可见视神经孔的扩大并可导致前床突及鞍结节变形而形成"梨形蝶鞍"。

2.颅脑 CT 检查　纤维型和原浆型星形细胞瘤,CT 多呈低密度,较均匀一致,占位效应不明显,瘤内无出血灶或坏死灶,瘤周无明显水肿影。除少数病例外,一般注射造影剂不增强或稍有增强。间变性星形细胞瘤 CT 上呈低密度或不均一低密度与高密度混杂病灶。

3. 颅脑 MRI 检查　良性星形细胞瘤表现 T_1WI 呈低信号，T_2WI 呈高信号，信号强度均匀，瘤周水肿轻微，增强不明显。恶性星形细胞瘤在 T_1WI 呈混杂信号以低信号为主，间以更低信号或高信号，体现了肿瘤内坏死或出血。间变性星形细胞瘤 T_1WI 为低信号、T_2WI 为高信号，较多形性胶质母细胞瘤影像稍均匀，无坏死或出血灶。增强后，80% ~ 90% 肿瘤有强化。肿瘤强化表现不一，可为环形结节形、不规则形等，另有部分肿瘤强化均匀一致。

4. 神经电生理学检查　脑电图对以癫痫为首发症状者有一定帮助，主要表现为局灶性低幅慢波，部分表现为广泛的中度或重度异常。视觉诱发电位（VEP）检查对视神经胶质瘤、颞枕叶肿瘤有帮助，脑干听觉诱发电位（BAEP）则有助于脑干、小脑等部位肿瘤的诊断。

5. 正电子发射断层显像（PET）　^{18}F-FDG PET 显像主要通过肿瘤组织葡萄糖摄取程度的变化评价肿瘤良恶性及治疗反应性。PET 显像在星形胶质细胞瘤的鉴别诊断、预后及生物学进展检测等方面的临床正在逐步被认识。

6. 腰椎穿刺检查　对已有明显颅压增高患儿应视为禁忌。一般星形细胞瘤多表现不同程度的颅压增高，脑脊液检查白细胞计数多数正常而蛋白含量增高，这在肿瘤接近脑室或蛛网膜下隙时尤为明显，但脑脊液蛋白含量正常也不能排除肿瘤的存在。

7. 肿瘤分子标志物检测　目前已发现一系列有助于临床诊断和预后判断的分子标志物。①胶质纤维酸性蛋白：表达于向星形胶质细胞分化特征的胶质瘤及 60% ~ 70% 的少突胶质细胞瘤；②异柠檬酸脱氢酶 1（IDH1）：80% 以上的低级别胶质瘤（如星形细胞瘤、少突胶质细胞瘤、混合性少突星形细胞瘤及继发性胶质母细胞瘤）存在 IDH1 基因第 132 位点杂合突变（Ⅰ级证据）；③Ki-67：判断肿瘤预后的重要参考指标之一；④p53 蛋白：在星形细胞起源的胶质瘤或继发性胶质母细胞瘤中，*TP*53 基因突变率达 65% 以上。

五、诊断与鉴别诊断

根据患儿的临床表现、影像学检查及组织病理学检查一般可以做出诊断。①患儿年龄、性别及发病过程，有无进行性颅压增高，可能伴随的局部神经定位症状和体征，都是诊断的重要线索；②CT 和 MRI 对星形细胞瘤的临床诊断有非常重要的价值；③病理是诊断星形细胞瘤的"金标准"。星形细胞瘤需与脑梗死急性期、脱髓鞘性疾病、颅咽管瘤及鞍上生殖细胞瘤等鉴别。

六、治疗

星形细胞瘤应尽早诊断，及时治疗，晚期治疗不仅手术困难，危险大，而且效果不好。治疗原则是以手术切除为主及术后辅以放疗和化疗的综合治疗。不能手术的可采取立体定向放射治疗和（或）化疗。

1. 手术治疗　手术是治疗星形胶质瘤的基本手段。手术的目的是切除肿瘤的同时，尽可能地改善和保留神经功能。为患儿的后期治疗赢得空间和时间。①最大范围安全切除肿瘤：适用于局限于脑叶的原发性高级别胶质瘤（WHO Ⅲ ~ Ⅵ级）和低级别胶质瘤（WHO Ⅱ级）；推荐采用显微神经外科技术，以最小限度的组织和神经功能损伤获得最大限度的肿瘤切除,并明确组织病理学诊断;②肿瘤部分切除术:适用于优势半球弥散浸润性生长者、病灶侵及双侧半球者、老年患者(>65 岁)、术前神经功能状况较差者、脑内深部或脑干部位的恶性脑胶质瘤和脑胶质瘤病;③开颅手术活检:适用于位置浅表或接近功能区皮质的病灶;④立体定向(或导航下)活检:适用于位置更加深在的病灶。合并脑积水的患者,可以行脑室外引流术和(或)肿瘤切除术。病情危急者,在幕上的肿瘤可以先用脱水药物治疗,迅速检查,立即手术。颅后窝的肿瘤可以先行脑室外引流术,以解除阻塞性脑积水,降低颅压,防止发生脑疝,2~3 天待病情稳定后再行肿瘤切除术。

2.放射治疗 放射治疗是利用放射线的穿透性和使物理细胞电离的特性,给予肿瘤组织一定强度均匀准确的照射,而周围组织剂量很小的治疗方法,是星形细胞瘤治疗不可或缺的治疗方法之一。其治疗作用早已得到肯定。常用的放射治疗方式有分次体外放射治疗、组织间的近距离照射(间质内放疗)和立体定向放射治疗(γ 刀、X 刀等)。

3.化学治疗 由于星形细胞瘤呈侵袭性生长的特性,只有极少数患儿可以通过手术切除治愈,而多数是需要手术、放疗和化疗等技术的综合治疗。化疗原则:化疗对术后和放疗后的微小病灶,具有一定的杀灭作用,同时还可以延长肿瘤的复发期。对不能手术或不宜手术的患儿,通过化疗后部分可以手术,对广泛播散和复发的星形细胞瘤应首选化疗,或化疗加小剂量放疗以补充治疗,因 2Gy 的放疗就可以使血脑屏障开放,这样更能提高化疗的效果。化疗推荐替莫唑胺化疗。

4.合并癫痫发作患儿根据发作类型选择相应的抗癫痫药物治疗。

另外,还可以结合光动力学治疗、免疫治疗、基因治疗等治疗。

七、预后

一般认为星形细胞瘤的病理类型、手术切除程度、发病年龄、病程、临床表现均可影响患儿的预后。低级别的星形细胞瘤经手术及同步放化疗治疗后,预后良好,但高级别的星形细胞瘤由于呈高度侵袭性生长,手术不能完全切除,治疗效果差,虽然进行综合治疗,但 5 年生存率不足 5%,预后不良。多数肿瘤切除后有复发可能,肿瘤复发预后不佳。

第二节 髓母细胞瘤

髓母细胞瘤(MB)是儿童最常见的恶性脑肿瘤,起源于小脑或小脑蚓部及四脑室底部等其邻近组织。4~7 岁为发病高峰,MB 是最常见的儿童中枢神经系统肿瘤,男性发病率约是女性的 1.5 倍。髓母细胞瘤多发生于后颅窝,占儿童颅内肿瘤的 15%~20%,可在早期沿着脑脊液循环通路向软脑膜扩散,约 30% 的 MB 患儿在首次诊断时即出现播散转移,预后极差。

一、病理

肿瘤实体多为紫红色实质性包块,触之柔软,质地较脆,边界较清楚,瘤体常无包膜,呈浸润生长,肿瘤内可见出血与坏死,囊变及钙化较少见。

经镜下观察,呈椭圆形,细胞排列密集,肿瘤细胞胞质十分少见,多数表现为裸核细胞,胞核大小不等,呈卵圆形或圆形,浓染。WHO 根据组织病理学上的差异性,将 MB 分为经典型、大细胞型、间变型、促结缔组织增生型及广泛结节型。MB 的典型特征为对突触素的免疫反应,常可见原纤维酸性蛋白、视紫质的表达。

二、分子分型

随着基因组学研究的进展,目前对 MB 的发病有了新认知,即 MB 是一大类分子特征迥异的脑肿瘤。将大量的 MB 分子特征进行聚类分析后发现,其具有不同的分子亚型,而不同分子亚型的 MB 具有各自的临床流行病学和肿瘤组织学特点,且临床预后也不同。MB 国际协作组在 2013 年年会中将 MB 大致分为 4 个分子亚型:WNT 型、SHH 型、Group 3 型和 Group 4 型。综合多中心研究结果后,目前推荐的 MB 分子分型诊断标准如下。

1. WNT 型　至少满足以下中的 2 点:①β-catenin 突变或免疫组化染色阳性;②6 号染色体单倍型;③符合 WNT 型甲基化图谱;④基因表达图谱符合。

2. SHH 型　至少满足以下中的 2 点:①GAB 抗体阳性;②SHH 信号通路特征性突变;③符合 SHH 型甲基化图谱;④基因表达图谱符合。

3. Group 3 型　必须满足以下条件之一:①符合 Group 3 型甲基化图谱;②基因表达图谱符合。

4. Group 4 型　须满足以下条件之一:①符合 Group 4 型甲基化图谱;②基因表达图谱符合。

三、临床表现

MB 的恶性程度较高,生长迅速,病程较短,一般在 5 个月左右。临床表现主要为颅内压升高表现、小脑损害表现、神经受损表现、锥体束征等。

1. 颅压升高　随着肿瘤的不断生长,多数会向前阻塞第四脑室,使中脑导水管受压,出现梗阻性脑积水的临床表现:头痛、头晕、恶心、呕吐及眼底视盘水肿等表现,对于颅囟尚未完全闭合的患儿,表现为头围增大,叩诊呈破罐音。在该病晚期,肿瘤可对小脑扁桃体造成压迫,使之向枕骨大孔移位,出现小脑扁桃体下疝,引起死亡。呕吐是该病最为常见的临床症状,一方面与颅压升高有关,另一方面与肿瘤对第四脑室底迷走神经核的刺激有关。

2. 小脑损害　肿瘤不断增大后,可对小脑造成压迫,患儿会有共济失调的临床表现:步距增宽、平衡障碍、蹒跚步态,重症患儿可有站立不稳的临床表现。肿瘤侵犯小脑上蚓部时,患儿可出现向前倾倒的表现,当侵犯小脑下蚓部时,患儿可出现向后倾倒的临床表现。患儿可有指鼻试验阳性、持物不稳等精细动作完成较差的表现,也有肌张力降低、腱反射降低、眼球震颤的表现。当出现眼肌的失调时,患儿可表现为眼球水平性震颤。

3. 颅神经受损　单侧或双侧展神经都可有受损而麻痹的临床表现,前者是因为肿瘤对面神经丘的压迫所致,可有面瘫的临床表现,而后者为颅高压所致,表现为单侧或双侧眼球外展受限。在迷走神经或舌咽神经受损后,患儿可因吞咽反射下降而出现呛咳,也可能和脑干受压有关。当肿瘤压迫脑干时,患儿可出现双下肢病理反射阳性。

四、辅助检查

1. 颅脑 MRI 检查　MRI 是首选的影像学检查手段,能够反映肿瘤与周围神经组织的关系,判断有无脑脊液的播散转移。正中矢状面的扫描较为重要,在 T_1WI 上,肿瘤表现为较低信号,也可表现为混杂信号或等信号,但较少;在 T_2WI 上,肿瘤表现为较高信号或混杂信号;在肿瘤发生坏死或者囊变时,肿瘤内部可有更长 T_1 及 T_2 的病变区;增强 MRI 时,实质肿瘤部分呈均一强化,而坏死区及囊变区无增强表现。矢状面或冠状面 MRI 扫描时,对判断脑脊液有无播散意义重大,出现播散时,可见神经轴内有结节状或粟粒状散在分布,与原发病变相似,增强扫描时,显著增强。

2. 颅脑 CT 检查　病变多为均匀的高密度,CT 值在 $30\sim55Hu$,边界清楚;增强 CT 检查时,呈均匀强化表现。第四脑室可有向前推移的表现,有梗阻性脑积水征。

五、治疗

目前临床常用的髓母细胞瘤 MB 的治疗方案为显微手术的肿瘤全切,并在手术后进行足量的全脑-后颅凹-脊髓的放疗及多元联合化疗。合并癫痫发作患儿根据发作类型选择相应的抗癫痫药物治疗。

1. 手术治疗　手术治疗是髓母细胞瘤最为重要的治疗方法,术前通过 MRI 检查,评估术中对肿瘤的切除范围。肿瘤的切除程度与患儿的预后呈明显相关,在神经功能得到保护的情况下,最大限度地进行肿瘤全切能够显著改善患儿预后。常规手术入路为颅窝正中入路,为达到对肿瘤更大范围的切除,陆续有对手术入路改良的报道。

2. 放射治疗　髓母细胞瘤对射线敏感,立体定向放疗能够使患儿的生存时间得以延长,由于该病易复发、易转移,可经脑脊液播散,常见脊髓的转移,也可经血液播散到肺、肝等重要脏器。约有 1/3 的患儿在就诊时即有转移种植的影像学表现,因而手术后应行放射治疗。

3. 化学治疗　既往仅对复发患儿给予化疗方案,近年来对高危患儿给予化疗也取得较好的治疗效果,使患儿的生存时间得以延长。

4. 规范的综合治疗　影响 MB 生存期的影响因素主要有是否播散转移、残余肿瘤大小、年龄及病理学类型,并据此将患儿分为标准风险组和高风险组。①标准危险组 MB:多中心临床随机试验证实,手术-放疗-化疗综合方案能明显提高该类患儿的生存率。但目前各种综合治疗方案均存在认知功能下降、智力下降、生长发育迟滞、听力减退、内分泌功能障碍及继发性肿瘤等不良反应,严重影响患儿的生活质量。针对早前给予全脑全脊髓不同放疗剂量和同步化疗方案的改良,目前研究显示全脑全脊髓 23.4Gy+后颅窝瘤床 $54\sim55.8Gy$ 的放疗同步联合长春新碱化疗,后期辅以联合化疗(顺铂+长春新碱+洛莫司汀或环磷酰胺),可获得高达 80% 的 5 年无进展生存率;②高危险组 MB:针对高危组患儿,大多数研究认为,高剂量化疗和放疗能够提高生存率。

婴幼儿 MB 目前治疗的主体是化疗。婴幼儿 MB 易出现播散转移。局部放疗仅针对非转移性 MB。针对没有转移播散且接受全切或近全切的婴幼儿 MB,系统性化疗(环磷酰胺、长春新碱、甲氨蝶呤、卡铂、依托泊苷)+脑室内甲氨蝶呤化疗能够改善患儿预后,术后仅接受化疗也可获得65%的3年无进展生存率。

MB分子分型的研究使人们把治疗的希望转向个体化靶向治疗,但目前尚处于临床研究阶段。

第三节 生殖细胞瘤

颅内原发性生殖细胞瘤(primary intracranial germ cell tumors,ICGCTs)是一种原始胚胎细胞来源的脑肿瘤,在临床上较为少见,亚洲人群中ICGCTs年发病率为(0.10~0.17)/10万,要高于西方国家,其占所有颅内肿瘤的1%~2%及儿童颅内肿瘤的3%~10%,儿童与青少年是ICGCTs的高发人群ICGCTs的发病具有明显性别偏向性,肿瘤明显好发于男性,松果体区生殖细胞瘤中男性多见,基底核及丘脑生殖细胞瘤基本皆为男性,而鞍上生殖细胞瘤女性略占优势。

一、病因

本病病因与发病机制尚不明确。多数学者认为所有生殖性肿瘤均起源于胚生殖细胞,根据Teilum的理论,生殖细胞瘤起源于胚生殖细胞,而胚生殖细胞又可演变为全能干细胞及胚胎癌干细胞,进一步形成胚胎癌、绒癌、卵黄囊瘤和畸胎瘤。

通过荧光原位杂交技术分析证实了许多可能与ICGCTs有关的染色体区域。几乎所有的ICGCTs患儿均可发现X染色体的突变,以及染色体12p13、p53、p21和HOP/NECC1基因的突变,而上述改变与ICGCTs患儿的预后密切相关。

二、病理

2007年WHO依据病理类型将ICGCTs分为生殖细胞瘤、非生殖细胞性生殖细胞瘤与多种成分的混合性肿瘤,其中生殖细胞瘤占60%~70%。

1.生殖细胞瘤 生殖细胞瘤有完整的包膜,实体性,切面成灰黄色,有弹性,可伴有出血坏死;镜下:肿瘤细胞被浸有淋巴细胞的纤维组织分割成巢,细胞大,胞质胞膜清晰,核1~2个,核大,常有异物或朗格汉斯细胞肉芽肿,可出现合体滋养体层,但不影响预后。

2.畸胎瘤 依病理形态分为成熟畸胎瘤、未成熟畸胎瘤、恶性畸胎瘤。成熟畸胎瘤为良性肿瘤,由已分化的组织构成,未成熟畸胎瘤指在分化成熟的组织中含有分化不成熟的胚胎组织,多为神经胶质或神经管样结构;恶性畸胎瘤是指瘤组织中含有恶性成分,主要分为卵黄囊瘤,无性细胞瘤和胚胎性癌;按组织成熟程度和未成熟组织的多少,畸胎瘤还可以进一步分级。

3.卵黄囊瘤 肿瘤质脆而软,灰白或灰黄色黏液样,常有大小不等的出血及坏死灶。镜下结构复杂,呈单个小细胞、质少,圆形或卵圆形,核仁不明显;或为一些较大的细胞,具有明显的胞核及核仁,像胚胎性癌或生殖细胞瘤成团排列,有丝分裂程度不一,具体又分为假乳头型、微囊型、实体型和多囊卵黄型。

4.其他肿瘤 较少见,包括恶性胚胎癌、绒毛膜癌等,这类瘤的恶性度高。

三、临床表现

原发性颅内生殖细胞瘤好发于松果体、鞍上区及基底核区，常见于儿童及青少年，20岁以前发病占本病的90%以上。其临床表现与肿瘤所在位置密切相关，主要为颅高压症状、局部压迫症状及内分泌异常症状。肿瘤在松果体区多引起颅压增高和眼球运动障碍；发生于蝶鞍的肿瘤可表现为"三联征"：尿崩症、视力减退、发育迟滞及垂体功能减退；发生于丘脑、基底核区的肿瘤的临床表现缺乏特征性，可表现为颅压升高、轻偏瘫及癫痫发作等症状。而肿瘤压迫四叠体，可引起 Parinaud 综合征（上丘脑综合征），眼球上视不能，瞳孔散大，对光反射消失而调节反射存在；压迫小脑可引起共济失调及眼球震颤。

四、辅助检查

1. 影像学检查 肿瘤在 CT 平扫常呈现低密度、混杂等高密度或均一稍高密度占位，边界清晰，常为类圆形，可见钙化，增强扫描为均一对比增强。MRI 检查可见肿瘤在 T_1WI 低或等信号，T_2WI 为高信号。在增强 MRI 上，实质部分呈不均匀强化。另外，若松果体区出现直径大于 1cm 的钙化斑时，应考虑生殖细胞瘤可能。疑颅内生殖细胞肿瘤者应尽可能行全脑、全脊髓 MRI 扫描，既有助于诊断，又为更好地治疗提供依据。

2. 肿瘤标志物检测 肿瘤标志物对颅内生殖细胞瘤的诊断和治疗亦具有重要的参考价值。目前最为常用的是甲胎蛋白（AFP）和 β 人绒毛膜促性腺激素（beta-human chorionic gonadotrophin，β-hCG），一旦血清或脑脊液中检测到 AFP 升高（>1000ng/mL），诊断上应考虑卵黄囊瘤可能；血清 β-hCG>1000MIU 提示绒毛膜癌的诊断，然而对生殖细胞瘤而言，低水平 β-hCG 升高亦较为常见。另外，部分畸胎瘤患儿可出现癌胚抗原（CEA）升高。

五、诊断

根据患儿的临床表现、影像学检查、免疫组化标记及组织病理学检查一般可以做出诊断。

六、治疗

颅内生殖细胞瘤治疗方法的选择依赖于肿瘤的部位，大小和病理性质等诸多因素，为提高治疗效果，建议对颅内 ICGCTs 患儿采用放疗、化疗和手术的综合治疗方案。

1. 手术治疗 目前由于大部分 ICGCTs 对放射治疗及化学治疗较为敏感，对其应用大范围的神经外科手术的价值存在争议。对生殖细胞瘤的患儿进行外科手术可能引起神经及内分泌功能恶化，同时并不能带来生存率方面的益处。对于非生殖细胞性生殖细胞瘤，延期手术可能对提高患儿生存率方面有一定的益处。对疑诊 ICGCTs 的患儿进行神经外科手术应多限于进行活检以明确诊断或者患儿出现脑积水从而进行引流处理的情况。

2. 放射治疗 生殖细胞瘤是能够经放疗得到治愈的肿瘤。通过使用全脑脊髓照射、全脑放射治疗及全脑室放射治疗等放疗方案，90%以上的生殖细胞瘤患儿能够治愈。既往对生殖细胞瘤患儿施行全脑脊髓照射治疗一直都是其标准的治疗方案。然而，全脑脊髓照射不可避免带来一系列的化疗相关风险,因此,建议进行肿瘤局部性放疗或全脑室放射治疗,不必使用全脑脊髓照射治疗方案。另外,对于颅内多发性生殖细胞瘤、脑脊液检出肿瘤细胞及脊髓 MRI 提示出现转移病灶等情况,应进行全脑脊髓照射治疗。

3.化学治疗　虽然本病对放射治疗较为敏感,但因其对患儿带来的神经认知及内分泌功能损害的不良反应限制了其在临床的应用。为了解决这一临床困境,学者们尝试加入化学治疗来达到削减或替代放射治疗,从而减少不良反应的目的。目前大部分的化学治疗方案是基于"化疗合并减量、缩小照射范围的治疗方案"。通过这种治疗方案,大部分患儿的认知功能得到了很好的保存。单独化疗只能治愈部分生殖细胞瘤,但半数患者会复发。

4.合并癫痫发作患儿根据发作类型选择相应的抗癫痫药物治疗。

七、预后

颅内生殖细胞瘤的预后差别较大。生殖细胞瘤和成熟畸胎瘤预后最好;单纯生殖细胞瘤可以治愈,未成熟和恶性畸胎瘤及预后次之;胚胎癌、绒癌、卵黄囊瘤和混合性生殖细胞肿瘤恶性程度最高,预后最差。

第十四章 颅脑创伤

第一节 概述

颅脑创伤(traumatic brain injury,TBI)是指因创伤引起的脑损伤。儿童 TBI 主要发生在两个阶段:幼儿期和青春期,男性儿童发病率高于女性儿童。小于 1 岁的儿童发生 TBI 的原因主要是摇晃婴儿综合征;婴幼儿发生 TBI 的原因主要是摔伤;而交通伤则是学龄期和青少年儿童发生 TBI 的主要原因。

新生儿颅骨的骨缝是未愈合的,所以颅内的空间在囟门关闭前还未固定。一般囟门于出生后 12~18 个月时闭合,因此囟门关闭前的儿童在病理情况下较年长的儿童可获得稍多的体积代偿空间,特别是 TBI 后脑内出血或肿胀。新生儿脑体积在出生时仅为成人的 25%,但出生后迅速生长,待到 1 岁时即达到成人的 75%。脑氧消耗水平也是在出生时较低,随着脑发育逐步增加。在哺乳期,脑能量消耗主要是酮体,到了哺乳期后脑的生理代谢则几乎完全依靠葡萄糖。儿童脑能量代谢在持续逐步增加,所以脑血流量相对来说是高于成人的。儿童的脑部发育过程中相对于成人来说,脑脊液空间、脑池和脑室均较小,而脑沟连接也较为紧密,脑室相对于颅内体积也较小,因此儿童颅内缺少脑脊液代偿空间,婴儿尤其明显。当脑脊液代偿的空间被 TBI 后颅压增高所占据后,高血流量合并高血容量将会出现。

儿童头皮较薄,头皮各层之间组织松弛,骨膜与颅骨外板容易剥离,所以儿童极为容易形成较大的头皮下血肿、帽状腱膜下血肿和骨膜下血肿。同时儿童血容量较成人少,严重损伤时可发生失血性休克。婴幼儿颅骨发育未成熟,韧性较大,在受外力时容易变形,故凹陷性骨折较为常见。颅底骨质亦发育未完善,颅底较为平坦,故儿童发生对冲脑挫裂伤和硬膜下血肿较少,且程度较轻。除此之外,硬脑膜与颅骨内板附着紧密不易发生硬膜外血肿,而硬脑膜薄易破裂,故颅底骨折时常伴有硬脑膜同时破裂。儿童鼻窦发育多在 6 岁以后,颅底骨折不易连通鼻腔,发生脑脊液漏的机会较少。

一、分类

根据创伤性脑损伤的病理分为原发性脑损伤和继发性脑损伤;根据解剖、临床表现和影像学分为弥散性脑损伤和局灶性脑损伤;根据伤后硬脑膜是否完整,脑组织与外界相通与否,分为闭合性脑损伤和开放性脑损伤。

1. 病理分类

(1)原发性脑损伤:指外力作用于头部后立即产生的伤害,如脑震荡、脑挫裂伤、弥散性轴索损伤、原发性脑干损伤等。

(2)继发性脑损伤:指原发脑损伤经过一段时间形成的病损,如各类型颅内出血及血肿、脑水肿等。

2. 解剖分类

（1）弥散性脑损伤：包括弥散性轴索损伤和弥散性脑肿胀。

（2）局灶性脑损伤：包括脑内损伤（脑挫裂伤、脑内血肿）、脑外损伤（硬膜外血肿、硬膜下血肿、蛛网膜下隙出血）。

3. 病情分类　目前比较公认的闭合性颅脑损伤的分类标准如下。

（1）轻型：指单纯脑震荡，伴有或无局限的颅骨骨折。临床表现为短暂昏迷不超过30分钟，格拉斯哥错迷离评分 GCS 13~15 分；仅有头痛、头晕等自觉症状，神经系统检查和脑脊液检查无明显改变。

（2）中型：指轻度脑挫裂伤，伴有或无颅骨骨折及蛛网膜下隙出血，无脑受压征象。临床表现为昏迷在 12 小时以内，GCS 9~12 分；有轻度神经系统阳性体征，体温、脉搏、呼吸和血压等生命体征有轻度改变。

（3）重型：指广泛的颅骨骨折、脑挫裂伤、脑干损伤或急性颅内血肿。临床表现为深昏迷或昏迷在 12 小时以上，意识障碍逐渐加重或清醒后出现再昏迷，GCS 6~8 分；有明显神经系统阳性体征，生命体征有显著改变。

（4）特重型：指重型颅脑损伤更急、更重者。临床表现为伤后深昏迷，GCS 3~5 分，呈去大脑强直状态或伴其他部位的脏器伤、休克等情况；已有晚期脑疝表现，生命体征严重紊乱或呼吸已近停止。

以上各型损伤可因发生脑水肿、血肿等继发性病变而加重或更改类型，需要在治疗过程中观察病情的演变进行修正和确定类型。

二、发病机制

患儿头部受伤后的发生与发展过程主要取决于两个基本条件，即致伤的因素和损伤的性质。致伤的因素指机械性致伤因素，如外力作用方式、力量大小、速度等。而损伤的性质则指颅内不同的组织在接受外力后所发生的病理生理变化。

1. 原发性脑损伤

（1）直接暴力：指暴力直接作用于头部而引起损伤，可分为加速性损伤、减速性损伤和挤压性损伤。挤压性损伤为两侧相对的外力挤压而致伤，尤其是在新生儿多见，因产道狭窄或因使用产钳或胎儿吸引设备，致新生儿头颅在生产过程中发生变形，常引起颅内出血。

（2）间接暴力：指暴力作用于身体其他部位而传递至颅脑的损伤，可分为挥鞭样损伤和胸部挤压伤。挥鞭样损伤由于惯性作用下躯干遭受加速性暴力，头颅像挥鞭样被甩向力轴的前方，产生剪切应力损伤（包括脑组织与颅腔、脑实质内各不同结构界面均产生）。胸部挤压伤实质为胸部遭受巨大压力冲击后，使上腔静脉的血流逆行灌入颅内，可表现为胸部以上组织弥散性点状出血。

2. 继发性脑损伤　继发性脑损伤的确切发生机制目前尚未明确，有很多学说及实验研究提出不同的观点，但仍需解决不少问题。

（1）创伤性脑水肿：创伤后血脑屏障被破坏导致其通透性增加，血中大分子物质和水分进入细胞外间隙,形成血管源性脑水肿。损伤后由于脑内血肿压迫和血管痉挛导致脑组织细胞缺血缺氧,细胞膜上钠泵和钙泵活性降低,胞质内钠和钙超载导致细胞性脑水肿。脑损伤亚急性期由于下丘脑遭受损伤或水肿,引起促肾上腺皮质激素和抗利尿激素分泌异常,导致血液稀释、低血浆渗透压和低钠血症,此为渗透压性脑水肿。脑损伤后期或恢复期往往有脑积水发生,脑积水致脑室周围白质水肿,此为脑积水性脑水肿。以上创伤性脑水肿发生的各项机制并非孤立存在,而是相互影响,多种机制共同起作用的结果。

(2)神经元损伤:脑损伤后神经元坏死和凋亡,其原因相当复杂,包括一系列的脑递质受体异常,如乙酰胆碱受体、儿茶酚胺受体、兴奋性氨基酸受体等。氧自由基在脑组织能量代谢及细胞膜结构损坏病理过程中起重要作用。

第二节　原发性脑损伤

一、脑震荡

脑震荡是原发性脑损伤中最轻的一种,其表现为受伤后一过性的脑功能障碍,经过短暂的时间后可自行恢复(多为数秒或数分钟,不超过 30 分钟),无肉眼可见的神经病理改变,显微镜下可见神经组织结构紊乱。其损伤机制为机械性暴力作用于头部后对脑组织产生剪切应力,虽不足以使神经轴索损伤,但大脑皮质和脑干上行网状激动系统间的广泛联系暂时中断。

1.临床表现　由于儿童神经系统发育未完善年龄越小症状越明显。幼儿可出现呕吐、嗜睡和浅昏迷等反应,短暂性意识障碍常不明显。常有迟发性神经功能恶化症状,可出现肌张力下降和巴宾斯基征阳性表现。年长的儿童表现与成人相仿,有短暂性意识丧失和逆行性遗忘。

2.辅助检查　颅脑 CT 和 MRI 检查未见明确的神经损伤表现,腰穿脑脊液检查无异常表现。

3.诊断　脑震荡的诊断主要依据颅脑外伤病史和临床表现。包括以下要点:伤后短暂意识改变不超过 30 分钟;近事遗忘或逆行性遗忘;自觉头痛、头晕症状;体格检查无阳性体征;辅助检查无异常。

4.治疗　儿童脑震荡的治疗需住院观察,应预防迟发性颅内出血及因患儿呕吐所致的水电解质失衡。经过适当补液及对症处理患儿一般可在 1~2 周恢复,预后良好。

二、脑挫裂伤

患儿脑挫裂伤发生率较成人低,由于儿童颅骨骨嵴发育尚未完成,对冲性脑挫裂伤较成人少。随着年龄增长,儿童脑挫裂伤发生率逐渐增高。6 个月以内的患儿脑损伤多为脑白质的撕裂,而 2 岁以后儿童神经髓鞘化逐步发育,脑组织的硬度逐渐增加,损伤后可出现向内的楔形挫伤。

1.临床表现　儿童发生脑挫裂伤可出现嗜睡或昏睡等意识障碍表现,并出现颅高压症状(头痛、恶心和呕吐),当发生外伤性蛛网膜下隙出血时可出现脑膜刺激征。严重者可出现发热、抽搐和肢体偏瘫等局灶神经症状。特重型 TBI 后常出现呼吸功能障碍、中枢性高热等表现。脑挫裂伤发生的部位不同可引起不同的症状,如额叶挫伤可引起精神症状,患儿出现严重的哭闹、烦躁不安。

2. 辅助检查　腰穿可见血性脑脊液。颅脑 CT 为首选检查,可以确定脑挫裂伤的部位、程度及范围,CT 片上可见脑皮质点状的高密度灶,周边见脑水肿带。

3. 诊断　头部外伤史、神经系统功能障碍、脑膜刺激征和腰穿血性脑脊液,再结合颅脑 CT 检查确诊脑挫裂伤。

4. 治疗　保证呼吸道通畅避免脑缺氧,必要时行气管切开机械通气和低温脑保护,有抽搐者给予抗癫痫治疗。严密观察颅压情况,根据病灶的范围及水肿的情况决定是否需手术治疗或渗透性治疗。治疗中注意防治水电解质及酸碱失衡,并预防迟发性出血所致的颅高压。对于轻中型 TBI 的患儿必须注意及时复查颅脑 CT,警惕迟发脑内血肿或严重脑水肿致脑疝。手术中对严重挫裂的脑组织可予清除,脑水肿严重必要时去骨瓣减压。脑挫裂伤灶周边可形成脑水肿,于伤后 4~7 天可达高峰,之后逐渐消退。对于高热的患儿应行降温处理,及时行气管切开和亚低温治疗。

5. 预后　儿童神经系统发育处于旺盛阶段,总体预后较成人好。恢复期小的病灶可局部软化或萎缩,而大的病灶可形成穿通畸形。

三、原发性脑干损伤

脑干位于颅脑深部,一般情况下不易受伤。但当儿童头部在遭受较大的外力打击时,脑干会被移位的脑组织撞击到斜坡而致挫伤,同时其亦受到大脑和小脑的牵拉伤,颅底小脑幕切迹也可能对脑干造成嵌压。通常前额部受撞击时脑干会受到斜坡的冲撞;头部侧方受外力急速扭转时大脑脚和小脑脚会使脑干扭曲受损;头部仰俯挥鞭性损伤易使延髓受损。儿童出现的特殊情况是外力作用于头部使颅骨变形,导致脑室内脑脊液产生冲击波,造成中脑导水管周围和第四脑室底液压冲击损伤。单纯脑干损伤不多见,往往伴有弥散性轴索损伤。其病理改变为挫伤灶性出血和水肿,多见于中脑被盖区。

1. 临床表现　原发性脑干损伤的表现极为严重,可伤后立即陷入昏迷状态,持续时间可达数日以上,甚至长期植物生存。由于损伤了上行网状激动系统,故意识障碍在中脑损伤的患儿最为常见。同时患儿的生命体征出现严重障碍,包括呼吸节律紊乱,心律失常,瞳孔大小多变,双眼分离、凝视、斜视。自主神经系统损伤后可表现为中枢性高热,应激性溃疡和顽固性呃逆,甚至诱发神经源性肺水肿。严重的患儿可出现四肢肌张力增高,去脑强直和锥体束征。

2. 辅助检查　颅脑 CT 和 MRI 为常规检查,可以检查出脑干部位的挫伤及肿胀变化。脑干听觉诱发电位为脑干听觉通路上的电活动,通过波形的波幅和潜伏期可以较准确地反映脑干损伤的平面及程度。X 线检查并辅助 CT 检查明确后颅窝骨折、高位颈椎骨折,有助于脑干损伤的诊断。

3. 诊断　根据患儿的受伤机制和临床表现,排除了颅内局灶性血肿和脑挫裂伤,结合颅脑 CT 和 MRI 检查,即可诊断脑干损伤。

4.治疗 对于轻症的脑干损伤患儿,可按脑挫裂伤处理原则治疗。严重的脑干损伤治疗效果较差,先保证呼吸道通畅,给予激素、脱水、控制体温、纠正各项内环境紊乱。若脑干水肿严重则使用大剂量激素、亚低温疗法度过急性期,并注意防治各项并发症。儿童脑发育仍在继续,有较强的代偿能力,急性期渡过后部分患儿可恢复较好。恢复期内使用扩血管药物,同时辅助高压氧治疗和康复训练。

5.预后 原发性脑干损伤的预后与损伤的部位和严重程度有关,脑桥和延髓损伤的患儿恢复较中脑损伤的患儿差。儿童的恢复能力强,只要加强急性期的治疗减少并发症,预后较成人好。

四、弥散性轴索损伤

当儿童头部遭受外力造成加速性或减速性旋转暴力时,因剪切应力造成神经轴索的损伤。这类外伤的能量分散于脑的中轴部位,包括胼胝体、大脑脚、小脑脚和脑干等部位,损伤的病理实质是位于灰质和白质交界处的轴突剪断伤,表现为挫伤、出血和水肿。小于 6 个月的婴儿神经纤维的髓鞘尚未形成,容易发生。

1.临床表现 患儿受伤后出现持续意识障碍,由于往往伴有脑干损伤,可出现脑干损害症状及体征,如呼吸循环功能障碍、去脑强直和锥体束征等。

2.辅助检查 颅脑 CT 和 MRI 检查见多发性深部白质损害病灶,如胼胝体、侧脑室壁、第三脑室壁和脑干出血灶。

3.诊断 患儿有受伤头部快速旋转病史,持续意识障碍,结合辅助检查可诊断。

4.治疗 弥散性轴索损伤治疗以药物保守治疗为主,辅以康复训练和高压氧治疗。适当脱水减轻脑水肿,控制体温,维持内环境平衡,注意控制继发性脑损伤和各项并发症。

5.预后 儿童弥散性轴索损伤一般恢复较好,治疗得当渡过急性期预后较好。

第三节 颅内血肿

一、硬膜外血肿

儿童硬膜外血肿发生的概率较成人低,特别是 2 岁以下的婴幼儿,很少发生急性硬膜外血肿。Khan 报道儿童硬膜外血肿发生率占全部儿童头外伤的 2.7%~4%。儿童的硬膜外血肿来源通常是静脉性,多为静脉、静脉窦及板障出血。

1.临床表现 儿童硬膜外血肿的临床表现不典型,常为轻微头外伤所致,往往发生于婴幼儿摔伤(从家长怀里或高椅上摔下),并无原发性意识丧失。处理这类硬膜外血肿的患儿必须谨慎,因为他们伤后初期症状很轻,仅有伤后的哭闹、激惹和烦躁不安,但在数小时后会迅速恶化。年长的患儿则可以表现为成人典型的"原发性昏迷-中间清醒期-继发性昏迷"病情演变过程。在血肿增大过程中,患儿逐步出现头痛、呕吐、意识障碍加深,甚至脑疝症状。出血的部位若在功能区可出现对侧肢体功能障碍,若发生在后颅窝的硬膜外血肿往往压迫脑干,少量出血则可导致枕骨大孔疝。

2.辅助检查 颅脑 CT 为最常用的头部外伤检查措施。典型表现为颅骨内板下梭形高密度影,边缘光滑,可见局部脑组织受压,骨窗像可见血肿边缘骨折。

3.诊断 患儿头部外伤史,意识障碍逐步加重或典型的中间清醒期,以及 CT 影像可明确诊断硬膜外血肿。

4.治疗 对儿童硬膜外血肿的治疗应积极处理,因为硬膜外血肿吸收缓慢,若长期存在不但对脑组织形成压迫,而且不吸收的血肿可骨化造成长期压迫。硬膜外血肿即使发生去脑强直表现,若积极处理往往可以预后良好。后颅窝的硬膜外血肿的处理应更为谨慎,因这部位往往由大静脉窦破裂引起,清除血肿时可能引起大出血,而静脉窦的出血对于婴幼儿来说极其危险,因为这种出血可能短时间内导致失血性休克。少量硬膜外血肿可采取保守治疗,但必须在严密观察及定期 CT 复查下进行。若患儿出现头痛加重、频繁呕吐则随时复查颅脑 CT,一旦血肿增大或出现脑疝前期表现,则须紧急手术治疗。

二、急性硬膜下血肿

急性硬膜下血肿是指 TBI 后 3 天内形成的硬膜下血肿,血肿是由于脑皮质表面桥静脉和静脉窦或动脉在受伤瞬间破裂引起。儿童发生硬膜下血肿的概率比成人少,可分为单纯型硬膜下血肿和复合型硬膜下血肿。

1.临床表现 单纯型硬膜下血肿多发生于婴幼儿,为头部外伤时桥静脉受到牵拉而破裂出血,而脑挫裂伤不明显,这类出血量不多且速度较慢患儿的病程发展较缓慢,预后也较好。其表现为逐步加重的精神萎靡、呕吐及易激惹,并可出现局灶性神经体征。复合型硬膜下血肿常合并原发性脑挫裂伤和脑内血肿,其出血来源于脑皮质的动静脉,故出血量大且迅速。这类硬脑膜下血肿常发生于年长的儿童,患儿病情进展快,常出现原发性昏迷及局灶性神经体征,血肿量大时可出现脑疝。

2.辅助检查 颅脑 CT 可见颅骨内板下新月形高密度影,中线可因血肿压迫向对侧移位,局部脑组织可伴或不伴脑挫裂伤高密度影。

3.诊断 根据头部受伤机制及时间,头皮有无血肿,囟门未闭的患儿可触及前囟张力高,结合颅脑 CT 检查结果诊断急性硬膜下血肿不难。但须排除非外伤性硬膜下血肿,如维生素 K 缺乏或血友病导致的自发性硬脑膜下血肿。

4.治疗 应根据患儿的病情及影像学综合判断,若有意识障碍、中线严重移位和颅压增高表现即手术治疗,合并有严重的脑挫裂伤灶可于手术中清除。去骨瓣减压术虽可以有效降低颅压,但其指征须严格把握,因为儿童硬膜下血肿的预后较成人好,且儿童头皮薄,颅骨缺损后可能发生脑脊液漏、感染和脑积水等并发症。薄层的硬膜下血肿通常可以保守治疗,需要适当的脱水及严密观察处理。偶尔有些硬膜下血肿可迅速吸收而没有任何症状,这些血肿是通过撕裂的蛛网膜下隙脑脊液循环吸收的,往往不需手术治疗。

三、慢性硬膜下血肿

慢性硬膜下血肿为 TBI 后 3 周出现,在婴幼儿期常发生为积液,随着年龄增长发生为血肿。高峰年龄为 3~6 个月,可能与产伤有关。

1.临床表现　6个月以内的患儿表现为发育迟缓、呕吐、抽搐、头围增大、前囟饱满、头皮静脉怒张、双眼呈"落日征"。年龄较大的患儿出血原因与成人相仿,为轻微头部外伤后脑表面桥静脉破裂,缓慢出血引起。这类患儿可表现为头痛、头晕、注意力不集中,若血肿压迫严重可出现局灶性神经功能障碍,如对侧肢体偏瘫、失语和癫痫等。

2.辅助检查　颅脑CT影像检查可见脑外颅骨内板下新月形低密度占位,若为血肿在增强扫描可见包膜强化,部分有钙化。MRI检查可见T_1WI、T_2WI为高信号。

3.诊断　慢性硬膜下血肿的诊断根据临床病史(产伤史或外伤史),临床表现(骨缝分离、头颅增大)及颅脑CT或MRI检查明确。头围增大的患儿诊断须与脑积水相鉴别。

4.治疗　目前主要穿刺抽液和血肿包膜摘除,但最近有报道成人口服阿托伐他汀可使患者慢性硬膜下血肿消失或减少,但其有效性和确切机制仍需进一步研究,儿童并未有应用报道。对于慢性液化血肿的年幼患儿可经未闭的前囟和分离的冠状缝穿刺抽液,若穿刺不成功则行钻孔。每1~2天穿刺1次,直至穿刺液少于10mL,如果减少不明显可予持续引流。若穿刺液体中反复有血性,则考虑为包膜上新鲜出血,可行包膜切除术。对于血肿机化、包膜粘连严重的患儿应采取开颅手术,手术中注意脏层包膜尽可能完整切除,但若粘连严重避免强行剥离易损伤脑皮质,可放射状剪开缓解脑组织压迫。

5.预后　患儿脑部仍在发育中,解除硬脑膜下血肿的压迫后,多数患儿症状可好转并完全康复。但若慢性血肿压迫时间长、血肿粘连严重导致脑组织发育受限,可导致智力低下、癫痫等后遗症。

四、脑内血肿

儿童发生脑内血肿的概率较低,通常是由加速或减速性损伤引起。其最常见于额底或颞底的部位,因为颅底不平并有骨嵴容易损伤,常合并有硬脑膜下血肿。深部的脑内血肿多位于基底核、脑干和小脑,可因外伤时瞬间剪切应力导致血管破裂引起。另外也可以因凹陷性骨折碎片刺破脑组织形成脑内血肿。

1.临床表现　脑内血肿的患儿出现头痛、呕吐和颅压增高等TBI基本特征性表现,同时还有脑内血肿局灶性定位体征,比单纯硬脑膜外和硬脑膜下血肿更为明显。如语言区脑内血肿可出现失语,基底核区脑内血肿可出现三偏征,小脑血肿则可出现共济失调。患儿在受伤后意识障碍较严重并持久,随着脑水肿高峰逐步消退可出现症状减轻。

2.辅助检查　颅脑CT和MRI是诊断脑内血肿的常用检查手段。患儿早期CT检查可能仅表现为散在的挫裂伤灶,而后期挫裂伤灶可以融合形成血肿,或部分患儿因凝血功能障碍出现迟发血肿,所以需动态复查颅脑CT排除进展性脑内出血。

3.诊断　患儿的外伤史、临床表现及辅助检查诊断脑内血肿不难,但须排除自发性脑出血后(脑动静脉畸形破裂出血)和凝血功能异常导致脑内血肿而摔倒误诊的头部外伤。

4.治疗　脑内血肿的治疗与脑挫裂伤原则相同,应根据脑内血肿的部位及大小,颅压是否可以耐受及患儿的临床表现决定是否需手术清除血肿或保守处理。一般来说儿童手术风险较成人大,当脑内血肿形成脑疝或严重压迫功能区时须行血肿清除术。少量的脑内血肿可以予保守治疗,在严密监控颅压情况下,脱水治疗并监测水电解质水平。

第四节　脑水肿和颅高压

TBI 后脑组织发生水肿,是由于血管性脑水肿和细胞性脑水肿两种机制引起。原发性 TBI 发生时,脑组织受到外力伤害,导致血脑屏障的神经与血管连接单元机械性损伤,造成脑毛细血管渗透性增加,血管内的血浆成分向血管外渗出,导致细胞外蛋白增加,形成渗透梯度和异常液体的积聚,同时血管外渗出蛋白也阻碍液体从脑中清除。另外,TBI 发生后,脑组织损伤后容易造成脑细胞能量代谢障碍,致 ATP 依赖的离子传导活性降低,细胞通透性增加,造成钠和水在细胞内潴留和脑细胞肿胀。

弥散性脑肿胀是 TBI 后的反应,其特点是伤后脑血管急性扩张,导致脑血流量和脑血容量的显著增多,引起一侧或两侧脑组织广泛肿胀而导致颅压增高。儿童较成人更易发生弥散性脑肿胀,但随着年龄增长,外伤后脑血容量增加的机会减少。弥散性脑肿胀发生的病理生理过程尚未明确,其发生的原因可能与儿童脑组织较为脆弱,外伤时下丘脑和脑干的血管运动中枢易受损伤,同时血管调节中枢功能发育不完善,易引起脑血管麻痹。也可能由低钠血症、缺氧或糖酵解过多引起。

一、临床表现

颅高压患儿发生脑水肿后以颅高压为主要表现,可出现头痛、恶心呕吐,婴儿出现前囟张力增高、饱满或隆起,严重时可出现意识障碍和抽搐。年幼患儿可有拍打头部和烦躁不安表现。颅压增高使受压的脑组织向阻力相对小的方向移位,并疝入某些狭窄的间歇或孔道,使其相邻的脑组织、神经和血管受压引起脑疝。常见的为小脑幕切迹疝和枕骨大孔疝。

二、诊断

颅脑 CT 检查见脑组织密度减低,脑沟、脑回变浅。血液生化检测可有低钠血症和低蛋白血症。患儿头部外伤后出现颅压增高表现,并有颅脑 CT 检查诊断并不困难。

三、治疗

弥散性脑水肿的治疗重点是控制颅压,并维持适当的脑灌注压,但也要避免过度灌注。首先是病因治疗,解除局部压迫的血肿或脑挫裂伤灶。保守治疗可予渗透性脱水治疗,但避免使用过多的甘露醇引起电解质失衡。保证通气避免脑缺血缺氧;避免过多使用晶体溶液,可适当合理应用胶体溶液。亚低温治疗可以降低脑代谢率,有效降低颅压,须注意的是亚低温治疗的并发症。严重的脑水肿颅高压可考虑行去骨瓣减压术。

第十五章　消化系统疾病

第一节　胃食管反流病

胃食管反流(gastroesophageal reflux，GER)是指胃内容物反流到食管，甚至口咽部，如有十二指肠内容物反流到食管称十二指肠胃食管反流。GER 分为生理性和病理性两种。小儿 GER 大多数为生理性，生后 1~4 个月为好发年龄，到 12~18 个月时大多会自行好转。当反流频繁发作或持续发生时，即考虑为病理性 GER。病理性反流引起一系列食管内外症状和(或)并发症时，称为胃食管反流病(gastroesophageal reflux disease，GERD)。脑瘫、21-三体综合征及其他原因的发育迟缓患儿，有较高的 GER 发生率。

一、病因与发病机制

1. 抗反流屏障功能低下

(1)食管下括约肌(low esophageal sphincter，LES)压力低下：LES 是指食管-胃连接部的功能解剖部位，LES 压力降低是引起胃食管反流的重要因素。在生理情况下，当有吞咽动作时 LES 反射性松弛，压力下降，通过正常的食管蠕动推动食物进入胃内，然后压力又恢复到正常水平，并出现一个反应性的压力增高以防止食物反流。当胃压和腹压升高时，LES 会发生反应性主动收缩使其压力超过增高的胃压，起到抗反流作用。当这种抗反流功能下降时可引起 GER。

(2)LES 周围组织抗反流作用减弱：如腹腔段食管的长度随着年龄的增长而变长，早产儿腹腔段食管通常短，致使腹压增高时不能将其传导至 LES 使之收缩达到抗反流的作用，部分食管裂孔新生儿因缺少腹腔段食管的作用，易发生 GER。小婴儿 His 角(食管和胃贲门形成的夹角)较大(正常为 30°~50°)，膈肌食管裂孔钳夹作用减弱，膈食管韧带和食管下端黏膜瓣解剖结构存在器质性或功能性病变，以及胃压、腹压增高等，均可破坏正常的抗反流功能，易发生反流。

(3)短暂性 LES 松弛(TLESR)：是指非吞咽情况下 LES 发生自发性松弛(LES 压力迅速降至胃压水平)，松弛前后无任何吞咽动作，可持续 8~10 秒，长于吞咽诱发的 LES 松弛。目前认为，大约 90% 的 GER 是由于 TLESR 引起的。因此，TLESR 是引起反流的重要原因。

2. 食管廓清能力降低　食管廓清能力是依靠食管的推进性蠕动、食丸的重力、唾液的冲洗及食管黏膜分泌的碳酸氢盐中和酸的共同作用，目的是缩短反流物和食管黏膜的接触时间，减少反流物对食管黏膜的损害。当食管蠕动减弱或消失或出现病理性蠕动时，食管清除反流物的能力下降，有害的反流物质在食管内停留时间延长，增加了对黏膜的损伤。睡眠时躯体处于平卧位，重力对食管内物质的移动作用几乎消失，加上食管蠕动减少,反流物常滞留于贲门附近,因此睡眠时反流危害更大。

3. 食管黏膜的屏障功能破坏　　屏障作用是由含不移动水及碳酸氢根的黏液层、上皮细胞的紧密连接、黏膜下丰富的毛细血管共同构成。反流物中的某些物质(主要是胃酸、胃蛋白酶)使食管黏膜的屏障功能破坏,黏膜抵抗力减弱,导致食管黏膜损伤,引起反流性食管炎。

4. 胃、十二指肠功能失常　　①胃排空能力低下,使胃内容物和压力增加,当胃压增高超过 LES 压力时可激发 LES 开放;胃容量增加导致胃扩张,胃酸分泌增加,并使贲门食管段缩短,使其抗反流屏障功能降低;②十二指肠病变时,幽门括约肌关闭不全导致十二指肠胃反流。

二、临床表现

一般情况下,除非反流的内容物到达口腔,否则反流是难以被注意的。反流可引起食管症状和食管外症状,不具特异性,且随年龄而不同。

1. 食管症状

(1)反流:反流的临床表现随年龄而不同。婴幼儿以呕吐为主要表现,多数患儿生后第 1 周即出现呕吐,另有部分患儿于生后 6 周内出现症状。呕吐程度轻重不一,多数发生在进食后,有时在夜间或空腹时,严重者呈喷射状。呕吐物为胃内容物,有时含少量胆汁。部分婴儿还可表现为溢乳、反刍或吐泡沫、拒食,年长儿可表现为胸骨后烧灼痛、腹痛、反酸、嗳气、反胃等。如不治疗,60%患儿至 6~12 个月时症状消失,主要是因抗反流机制已臻完善。

(2)反流性食管炎:有报道经组织学诊断为食管炎的患儿,其中 61%~83% 有 GER。患儿可有或无症状,常见症状:①胸骨后烧灼感:位于胸骨下端,饮用酸性饮料可使症状加重,服用抗酸剂症状减轻,见于有表达能力的年长儿;②咽下疼痛:婴幼儿表现为喂食困难、烦躁、拒食,年长儿可有咽下疼痛,如并发食管狭窄则出现严重呕吐和持续性吞咽困难;③咯血和便血:当食管炎症严重,发生糜烂或溃疡时,可出现咯血或黑便症状。

2. 食管外症状

(1)与 GER 明确相关的症状:反流性咳嗽、反流性咽炎、反流性哮喘。新生儿、婴幼儿极易引起吸入性肺炎,有时甚至导致吸入性窒息、猝死综合征等严重后果。与 GER 可能相关的食管外症状如鼻窦炎、中耳炎、喉炎、肺纤维化等。

(2)生长障碍:是最常见的食管外症状,主要表现为体重不增和生长发育迟缓,见于80%左右的患儿。

(3)精神神经症状:部分患儿表现为不安、易激惹、夜惊、婴儿鬼脸及神经系统疾病。

三、诊断

GER 临床表现复杂且缺乏特异性,仅凭临床症状有时难以与其他引起呕吐的疾病相鉴别,即使反流也难以区分是生理性或病理性。凡临床发现不明原因反复呕吐、咽下困难、反复发作的慢性呼吸道感染、难治性哮喘、生长发育迟缓、营养不良、贫血、反复出现窒息、呼吸暂停等症状时都应考虑到 GER 的可能,针对不同情况,选择必要的辅助检查以明确诊断。

四、辅助检查

1. 食管钡餐造影　可对食管的形态、运动状况、钡剂的反流和食管-胃连接部的组织结构做出判断,并能观察到有无食管裂孔疝、贲门失弛缓症、食管狭窄、溃疡等病变,但对 GER 诊断的灵敏度和特异度均较差,可作为初筛。

2. 24 小时食管 pH 动态监测　是诊断 GER 方便、快捷、先进的方法。检查时间长,不影响睡眠和进食,更符合生理情况,能客观反映 GER 的情况。不仅可以发现反流,还可以了解反流的程度及反流与症状、体位、进食的关系。根据酸反流指数和综合评分,可区分生理性和病理性反流,是目前最可靠、灵敏的诊断方法。特别适用于一些症状不典型的患者,或用于查找一些症状如咳嗽、哽噎、喘鸣、呼吸暂停等的原因。

3. 内镜检查　内镜检查是诊断反流性食管炎最主要、最适宜的方法,不仅可以直接观察到食管黏膜损伤情况,而且结合病理学检查,可确定是否存在食管炎及黏膜炎症的程度。内镜下食管炎主要表现为黏膜红斑、糜烂、溃疡。但内镜检查及黏膜组织病理检查不能反映反流的严重程度。反流性食管炎的内镜诊断和分级标准:0 级,食管黏膜无异常;Ⅰ级,黏膜点状或条状发红、糜烂,无融合现象;Ⅱ级,黏膜有条状发红、糜烂并有融合,但小于周径的 2/3;Ⅲ级,黏膜广泛发红、糜烂,融合成全周性或有溃疡。食管黏膜活组织检查可发现鳞状上皮基底层细胞增生、肥厚,黏膜固有层乳头延伸进入上皮,上皮内中性粒细胞、嗜酸性粒细胞、淋巴细胞浸润,甚至糜烂、溃疡,肉芽组织形成和(或)纤维化。Barrette 食管指食管鳞状上皮由腺上皮取代,出现杯状细胞的肠上皮化生。

4. 食管测压　食管测压是测定动力功能的重要方法。应用低顺应性灌注导管系统和腔内微型传感器导管系统等测压设备,可了解食管运动情况及 LES 功能。通常采用牵拉法测定,是研究胃食管反流发病机制的重要方法。

5. 高分辨率食管测压(HRM)　是新一代高效、简洁、快速的测压方法。测压导管上压力感受器排列更密集,插管一步到位,无须牵拉,即可得出与传统相比高清的食管上下括约肌、近段食管、移行区、中远段食管的压力,对贲门失弛缓症、硬皮病、弥散性食管痉挛、食管裂孔疝等有很高的诊断价值。

6. 食管多通道腔内阻抗(MII)测定　将含有多个阻抗感受器的一根导管置于食管中,根据其阻抗值的不同和变化情况,了解食管反流物的性质和走行状态。阻抗结合食管 pH 监测(MII-pH)可明确反流的发生、区分反流物的性质(气体、液体、固体)及是酸反流还是非酸反流,对于明确胃食管反流病的病因和临床诊断有重要意义。如结合高分辨率食管测压(HRM),可以在了解食管各部分压力状况的同时明确食团被蠕动推进和通过食管-胃连接部进入胃内的过程,多方位地明确食管动力状况。

7. 胃、食管放射性核素闪烁扫描　是诊断小儿 GER 较灵敏的方法之一。口服或胃管内注入含有 ^{99m}Tc 标记的液体,应用 γ 照相机测定食管反流量,并可了解食管运动功能。该方法也是测定胃排空率的最好手段,并能了解胃排空与 GER 的关系,确定有无肺内吸入,明确呼吸道症状与胃食管反流的关系。

五、鉴别诊断

1. 贲门失弛缓症　一种食管运动障碍性疾病,食管缺乏蠕动和 LES 松弛不良导致的食管功能性梗阻。临床表现为吞咽困难、体重减轻、餐后反食、夜间呛咳和胸骨后疼痛等。X 线钡餐造影显示贲门鸟嘴样狭窄和食管扩张,食管测压显示 LES 静息压力升高。

2. 其他疾病　以呕吐为主要表现的新生儿、小婴儿应排除消化道畸形及器质性病变,如肠旋转不良、先天性肥厚性幽门狭窄、肠梗阻、胃扭转等。

六、治疗

对诊断为胃食管反流的患儿,要与患儿家长作充分的沟通,向其解释胃食管反流的形成及发展,使其对该病有较全面的了解。对有并发症或影响生长发育者必须及时进行治疗,包括体位治疗、饮食治疗、药物治疗和外科治疗。

1. 体位治疗　一种简单、有效的治疗方法。新生儿和婴幼儿的最好体位为左侧卧位,可有效减少 TLESR 发生,减少反流,减轻反流症状。俯卧位虽可减少反流发生,但可发生猝死的风险,需家长看护。年长儿也建议睡眠时左侧卧位,将床头抬高 20~30cm,可促进胃排空,减少反流频率及反流物误吸。

2. 饮食疗法　以稠厚饮食为主,少量多餐,婴儿增加喂奶次数,缩短喂奶间隔时间,人工喂养儿可在牛奶中加入糕干粉、米粉或进食谷类食品;年长儿亦应少量多餐,避免过饱,以高蛋白低脂肪饮食为主,睡前 2 小时不予进食,保持胃处于非充盈状态。避免食用降低 LES 张力和增加胃酸分泌的食物,如酸性饮料、高脂饮食、巧克力和辛辣食品。肥胖儿应控制饮食。

3. 药物治疗　目前降低胃内容物酸度和(或)促进上消化道动力的药物,包括促胃肠动力药、抗酸或抑酸药、黏膜保护剂,使用时应注意药物的适用年龄及不良反应。

(1)促胃肠动力药:能提高 LES 张力,增加食管和胃蠕动,提高食管廓清能力,促进胃排空,从而减少反流和反流物在食管内的停留时间。常用多巴胺受体阻滞剂:①甲氧氯普胺:除抗多巴胺作用外,还具有胆碱能和中枢性止吐作用。常用剂量为每次 0.1mg/kg,每日 3~4 次。该药具有中枢神经系统的不良反应如嗜睡、烦躁等,还易出现锥体外系异常症状,故应慎重使用;②多潘立酮:为选择性、周围性多巴胺 D_2 受体阻滞剂,使胃肠道上部的蠕动和张力恢复正常,促进胃排空,增加胃窦和十二指肠运动。常用剂量为每次 0.2~0.3mg/kg,每日 3 次,饭前半小时及睡前口服,不具有胆碱能作用,也无中枢神经系统不良反应,疗程 2~4 周。

(2)抗酸和抑酸药:主要作用为抑制胃酸分泌、中和胃酸以减少反流物对食管黏膜的损伤,提高 LES 张力。

1)抑酸药:①H_2 受体阻滞药:阻断组胺与壁细胞 H_2 受体结合,通过阻滞 H_2 受体间接影响质子泵分泌胃酸。常用药物有西咪替丁、雷尼替丁;②质子泵抑制剂(proton pump inhibitors,PPI):作用于泌酸最终环节质子泵,能特异性地抑制壁细胞顶端膜构成的分泌微管和胞质内的管状泡上的 H^+-K^+-ATP 酶,从而有效地抑制胃酸的分泌。代表药有奥美拉唑,疗程 8~12 周。

　　2)中和胃酸药:如碳酸钙口服液、氢氧化铝凝胶等。

　　(3)黏膜保护剂:用于 GER 引起的食管糜烂、溃疡者,此类药物用药后可在病变表面形成保护膜,促进黏膜的修复和溃疡的愈合,但一般不单独用于 GER。药物有硫糖铝、麦滋林-S 颗粒等。

　　4.外科治疗　早期诊断和及时应用体位、饮食等治疗方法后,大多数患儿症状能明显改善。较严重者可加用药物治疗,一般不需要手术治疗。手术治疗适应证:①内科治疗 8 周无效,有严重并发症(消化道出血、营养不良、生长发育迟缓);②严重食管炎伴溃疡、狭窄或发现有食管裂孔疝者;③有严重的呼吸道并发症,如呼吸道梗阻、反复发作吸入性肺炎或窒息、伴支气管肺发育不良者;④合并严重神经系统疾病。手术治疗目的是加强 LES 功能,目前多采用 Nissen 胃底折叠加胃固定术。随着腹腔镜在儿科的应用,腹腔镜手术逐渐替代了开放性手术。

第二节　胃炎

　　胃炎是指由各种物理性、化学性或生物性有害因子引起的胃黏膜炎性病变。根据病程分急性和慢性两种,后者发病率高。

一、病因与发病机制

　　1.急性胃炎　多为继发性,是由严重感染、休克、颅内损伤、大面积烧伤、呼吸衰竭和其他危重疾病所致的应激反应(又称急性胃黏膜损伤、急性应激性黏膜病变)。误服毒性物质和强酸、强碱等腐蚀剂,摄入微生物和细菌毒素污染的食物如沙门菌属、嗜盐杆菌及金黄色葡萄球菌的细菌毒素,服用对胃黏膜有损害的药物如阿司匹林等非甾体抗炎药,食物过敏,胃内异物等各种因素所致的胃黏膜急性炎症。

　　2.慢性胃炎　指各种有害因子持续反复作用于胃黏膜引起的慢性炎症。小儿慢性胃炎中以浅表性胃炎(非萎缩性胃炎)最常见,占 90%~95%,萎缩性胃炎和特殊类型胃炎极少见。病因迄今尚未完全明确,可能与下列因素有关。

　　(1)幽门螺杆菌(*Helicobacter pylori*,Hp):Hp 感染是引起慢性胃炎的重要病因。感染 Hp 后,胃黏膜病变以胃窦黏膜小结节、小颗粒状隆起为特征,病理组织学显示淋巴细胞增多,淋巴滤泡形成。Hp 根治后胃黏膜炎症明显改善。

　　(2)十二指肠液反流:幽门括约肌功能失调,使十二指肠液反流入胃增加。十二指肠液中含有胆汁、肠液和胰液。胆盐可降低胃黏膜屏障功能,使胃黏膜遭受消化液的作用,产生炎症、糜烂出血。

　　(3)长期食(服)用刺激性食物和药物:如粗糙、过硬、过冷、过热、辛辣的食品,经常暴饮暴食,饮浓茶、咖啡,长期服用阿司匹林等非甾体抗炎药及类固醇激素类药物。

　　(4)神经精神因素:持续紧张、压力过大,可使消化道激素分泌异常。

　　(5)全身慢性疾病影响:如慢性肾炎、尿毒症、重症糖尿病、肝胆系统疾病等。

　　(6)其他因素:如环境、遗传、免疫和营养状态等均与发病相关。

二、病理

1. 急性胃炎　表现为上皮细胞变性、坏死,固有膜大量中性粒细胞浸润,无或极少有淋巴细胞、浆细胞,腺体细胞呈不同程度变性坏死。

2. 慢性胃炎　浅表性胃炎见上皮细胞变性,小凹上皮细胞增生,固有膜炎症细胞主要为淋巴细胞、浆细胞浸润。萎缩性胃炎主要为固有腺体萎缩、肠腺化生及炎症细胞浸润。

三、临床表现

1. 急性胃炎　发病急骤,症状轻重不一,轻者仅有食欲缺乏、腹痛、恶心、呕吐,严重者可出现咯血、黑便、脱水、电解质及酸碱失衡。有感染者常伴有发热等全身中毒症状。

2. 慢性胃炎　常见症状为反复腹痛、无明显规律性,疼痛经常于进食过程中或餐后加重,多数位于上腹部、脐周,轻者为间歇性隐痛或钝痛,严重者为剧烈绞痛。幼儿腹痛可仅表现不安和不愿进食,年长儿症状似成人,多诉上腹痛,常伴有食欲缺乏、恶心、呕吐、腹胀,继而影响营养状况及生长发育。胃黏膜糜烂出血者可出现咯血、黑便,压痛部位多在中上腹或脐周。

四、实验室检查

1. 胃镜检查　为首选而可靠的诊断方法,能直接观察胃黏膜病变及其程度,并可取病变部位组织进行幽门螺杆菌和病理学检查。内镜下表现充血、水肿、糜烂、新鲜或陈旧出血,有时可见黏膜表面黏液斑或反流的胆汁。Hp 感染阳性者,还可见到胃窦黏膜微小结节形成(又称胃窦小结节或淋巴细胞样小结节增生)。

2. 幽门螺杆菌检测　可分为侵入性和非侵入性两大类。

(1)侵入性检查:需通过胃镜检查取胃黏膜活组织进行检测。

1)胃黏膜组织切片染色与培养:切片 HE 或 Warthin-Starry 染色,在黏膜层有鱼贯状排列、形态微弯的杆菌;Hp 培养需在微氧环境下用特殊培养基进行,3~5 天可出结果,是最准确的诊断方法,但培养困难。

2)尿素酶试验:尿素酶试剂中含有尿素和酚红,Hp 产生的酶可分解其中的尿素产生氨,后者使试剂中的 pH 上升,从而使酚红由棕黄色变成红色。将活检胃黏膜放入上述试剂(滤纸片)中,如胃黏膜含有 Hp 则试剂变为红色,此法快速、简单,特异度和灵敏度可达80%以上。

(2)非侵入性检查

1)核素标记尿素呼吸试验:让患儿口服一定量放射性核素[13]C 标记的尿素,如果患儿消化道内含有 Hp,则 Hp 产生的尿素酶可将尿素分解产生 CO_2,由肺呼出。通过测定呼出气体中[13]C 含量即可判断胃内 Hp 感染程度,其特异度和灵敏度均达90%以上。

2)粪便 Hp 抗原检测:粪便 Hp 抗原(HpSA)检测是一种非侵入性 Hp 诊断方法,主要原理是 Hp 定居于胃黏膜上皮细胞表面,而胃黏膜上皮细胞每 1~3 天更新 1 次,定植在上皮细胞表面的 Hp 在更新中随之脱落,其部分菌体和代谢产物等经幽门到小肠、大肠,随粪便排出,所以可通过粪便来检测 Hp。目前 Hp 粪便抗原(HpSA)测定主要通过敏感的双抗体夹心法,常分为以多克隆抗体为基础及以单克隆抗体为基础两种,后者准确性更高。HpSA 检测是一种简单、准确、快速诊断 Hp 的方法,灵敏度和特异度均达 90%以上,且适用于婴幼儿、孕妇、老人及其他无法配合呼气试验及胃镜检测者,也可用于流行病学调查。

3)血清学检测 Hp 抗体:血清学 Hp 抗体检测,因不能提供细菌当前是否存在的依据,故不作为诊断 Hp 首选的方法,主要用于流行病学调查或筛选。IgM 抗体在清除了 Hp 几个月后仍保持阳性也限制了其诊断意义。

五、诊断与鉴别诊断

根据病史、体格检查、临床表现、胃镜和病理学检查,基本可以确诊。由于引起小儿腹痛的病因很多,急性发作的腹痛必须注意与外科急腹症(如阑尾炎,胃穿孔,胆、胰、肠等腹内脏器的器质性疾病)及腹型过敏性紫癜相鉴别。慢性反复发作性腹痛应与肠道寄生虫、肠痉挛、消化性溃疡等疾病鉴别。

1.肠蛔虫症　常有不规则腹痛、偏食、异食癖、恶心、呕吐等消化功能紊乱症状,有时出现全身过敏症状。如有吐出、排出蛔虫史,粪便查找到虫卵,驱虫治疗有效等可协助诊断。随着卫生条件的改善,肠蛔虫症在我国已经明显减少。

2.肠痉挛　婴儿多见,可出现反复发作的阵发性腹痛,排气、排便后可缓解。腹部无异常体征。

3.消化性溃疡　为慢性上腹痛,年长儿表现为有规律性及饥饿性腹痛,甚至有半夜痛醒的病史;而慢性胃炎腹痛多在餐后并伴有消化不良。胃镜检查可以鉴别诊断。

4.功能性腹痛　为反复发作性腹痛,持续数十分钟或数小时而自行缓解,可伴有恶心、呕吐等症状,与情绪改变、生活事件、家庭成员过度焦虑等有关,临床体检和辅助检查往往没有阳性发现。

六、治疗

1.急性胃炎　去除病因,积极治疗原发病,避免服用一切刺激性食物和药物,及时纠正水、电解质失衡。有上消化道出血者应卧床休息,保持安静,暂时禁食,监测生命体征及咯血与黑便情况,采用 H_2 受体阻滞药或质子泵抑制剂等抑酸药物;细菌感染者应用有效抗生素。

2.慢性胃炎

(1)饮食:养成良好的饮食习惯和生活规律。选择易消化无刺激性食物,避免服用对胃黏膜有损害的药物。

(2)药物治疗:①有幽门螺杆菌感染者应进行规范的抗 Hp 治疗(见消化性溃疡治疗);②增强胃黏膜屏障功能:如麦滋林-S 颗粒剂、硫糖铝等;③促进胃蠕动、减少肠液反流:腹胀、呕吐或胆汁反流者加用多潘立酮;④抑酸剂减少胃酸分泌:常用质子泵抑制剂如奥美拉唑,或 H_2 受体阻滞药如西咪替丁等。

第三节　消化性溃疡

消化性溃疡是指接触消化液(胃酸、胃蛋白酶)的胃肠黏膜及其深层组织的一种病理性缺损,其深层达到或穿透黏膜、肌层。溃疡的好发部位是胃、十二指肠,也可发生于食管、小肠、胃肠吻合处。各年龄儿童均可发病,以学龄儿童多见。婴幼儿多为急性、继发性溃疡,常有明确的原发疾病。胃溃疡(gastric ulcer,GU)和十二指肠溃疡(duodenal ulcer,DU)发病率相近;年长儿多为慢性、原发性十二指肠溃疡,男孩多于女孩,部分可有家族史。

一、病因与发病机制

消化性溃疡的病因繁多,有遗传、精神、环境、饮食、内分泌、感染等因素,迄今尚无定论。发病机制多倾向于攻击因子-防御因子失衡学说,即溃疡的形成是对胃和十二指肠黏膜有损害作用的侵袭因子(酸、胃蛋白酶、胆盐、微生物、药物及其他有害物质)与黏膜自身的防御因素(黏膜屏障、黏液重碳酸氢盐屏障、黏膜血流量、细胞更新能力、前列腺素分泌等)之间失去平衡的结果。一般认为,与酸有关的侵袭因素对十二指肠溃疡形成的意义较大,而组织防御因素对胃溃疡的形成有更重要的意义。

1. 胃酸和胃蛋白酶的侵袭　胃酸分泌增加和胃蛋白酶的消化作用是发生消化性溃疡的重要因素。十二指肠溃疡患者基础胃酸、壁细胞数量及壁细胞对刺激物质的敏感性均高于健康者。新生儿生后 1~2 天胃酸分泌高,与成人相同,4~5 天时下降,以后又逐渐增高,故生后 2~3 天也可发生急性胃溃疡及胃穿孔。因胃酸分泌随年龄而增加,因此年长儿消化性溃疡的发病率较婴幼儿高。

2. 胃和十二指肠黏膜屏障　决定胃黏膜防御能力的因素包括黏膜血流、上皮细胞的再生、黏液分泌和黏膜屏障的完整性。其主要作用为润滑黏膜不受食物的机械磨损,阻碍 H^+ 反弥散入细胞。在各种攻击因子的作用下,黏膜血液循环及上皮细胞的分泌与更新受到影响,黏膜屏障功能受损,黏膜缺血、坏死,形成溃疡。

3. 幽门螺杆菌感染　Hp 在消化性溃疡中的作用明显引起人们关注。流行病学调查显示 80% 以上十二指肠溃疡与 50% 以上的胃溃疡存在 Hp 感染。经药物治疗痊愈的消化性溃疡患儿若 Hp 阳性则极易复发,而 Hp 根治后溃疡的复发率即下降,说明 Hp 在溃疡病发病机制中起重要的作用。

4. 遗传因素　消化性溃疡的发生具有遗传因素的证据,20%~60% 溃疡患儿有家族史,这与 Hp 感染的家族聚集倾向有关。GU 和 DU 同胞患消化性溃疡概率比一般人群分别高 1.8 和 2.6 倍,单卵双胎发生溃疡的概率也较高。O 型血的人发生 DU 高于其他血型 30% 左右,且并发溃疡性出血及穿孔以 O 型血为多见。2/3 的十二指肠溃疡患者家族成员血清胃蛋白酶原升高。

5. 其他　精神创伤、中枢神经系统病变、外伤、手术、饮食习惯不当(如暴饮暴食、进食过冷食物、油炸食品)、气候因素、使用对胃黏膜有刺激性的药物(如非甾体抗炎药、类固醇激素)等均可降低胃黏膜的防御能力,引起胃黏膜损伤,导致溃疡的发生。

继发性溃疡是由于全身疾病引起的胃、十二指肠黏膜局部损害,见于各种危重疾病所致的应激反应。

二、病理

十二指肠溃疡好发于球部,偶尔位于球后以下的部位称球后溃疡,多为单发,也可多发。胃溃疡多发生在胃窦及胃窦-胃体交界的小弯侧,少数可发生在胃体、幽门管内。溃疡大小不等、深浅不一,胃镜下观察呈圆形、不规则圆形或线形,底部有灰白苔,周围黏膜充血、水肿。溃疡浅者累及黏膜肌层,深者达肌层甚至浆膜层,溃破血管时引起出血,穿破浆膜层时引起穿孔。十二指肠球部因黏膜充血、水肿,或因溃疡多次复发后纤维组织增生和收缩而导致球部变形,有时出现假憩室。胃和十二指肠同时有溃疡时称复合溃疡。显微镜下,溃疡的基底由外向内可分4层:①急性炎性渗出物:由白细胞、红细胞和纤维蛋白组成;②嗜酸性坏死层:为无组织结构的坏死物;③肉芽组织:含丰富的血管和结构组织的各种成分;④瘢痕组织。

三、临床表现

由于溃疡在各年龄阶段的好发部位、类型和演变过程不同,临床症状和体征也有所不同,年龄越小,症状越不典型,不同年龄患者的临床表现有各自的特点。

1. 新生儿期　多为继发性溃疡,病死率较高,常见原发病有早产、缺氧、窒息、败血症、低血糖、呼吸窘迫综合征和中枢神经系统疾病等;常急性起病,表现为咯血、黑便、腹胀、腹膜炎等,易被漏诊。生后2~3天亦可发生原发性溃疡。

2. 婴儿期　继发性溃疡多见,发病急,以突发性上消化道出血或穿孔为首发症状,原发性以胃溃疡多见,前期可有食欲减退、呕吐、进食后啼哭、腹痛、腹胀、生长发育迟缓等,亦可表现为咯血、黑便。

3. 幼儿期　胃溃疡和十二指肠溃疡发病率相当,常见进食后呕吐,间歇发作脐周及上腹部疼痛,烧灼感少见,可有夜间和清晨痛醒,亦可发生咯血、黑便甚至穿孔。

4. 学龄前期及学龄期　以原发性十二指肠溃疡多见。随着年龄递增,临床表现与成人接近,症状以反复发作上腹痛、脐周疼痛为主,可有烧灼感、饥饿痛、夜间痛或有反酸、嗳气,严重者可出现咯血、便血或恶性贫血。少数人表现为无痛性黑便、昏厥,甚至是休克。也有仅表现为贫血、粪便潜血试验阳性。并发穿孔时疼痛激烈,并可放射至背部或左右上腹部。

四、实验室检查

1. 血常规和粪便潜血试验　血常规检测如血红蛋白进行性下降,表明有活动性出血。素食3天后如粪便潜血检查阳性者提示可能有活动性溃疡。

2. 上消化道内镜检查　是诊断消化性溃疡的首选方法。内镜检查不仅能准确诊断溃疡、估计病灶大小、观察溃疡周围炎症的轻重和溃疡表面有无血管暴露,同时可活检黏膜行组织病理学和细菌学检查,还可以在内镜下控制活动性出血,评估药物治疗的效果。

溃疡在内镜下表现圆形或椭圆形病灶,边界清楚,中央有灰白色苔状物,根据病程分为活动期(A)、愈合期(H)、瘢痕期(S),其中每个病期又可分为1~2个阶段。在治疗6~8周后应复查内镜检查以确定溃疡是否愈合。

3.X线钡餐造影 既往应用较广泛,但灵敏度和特异度均较低,适用于对胃镜检查有禁忌者。

(1)直接征象:发现胃和十二指肠壁龛影可确诊。

(2)间接征象:溃疡对侧切迹,十二指肠球部激惹、充盈不佳、畸形对本病有诊断参考价值。因小儿溃疡浅表,钡餐通过快,溃疡检出率较成人为低,且假阳性率较高,气、钡双重对比造影效果较佳,但小儿常不能配合完成。

4.幽门螺杆菌检测。

五、并发症

主要为出血、穿孔和幽门梗阻,常可伴发缺铁性贫血。

1.消化道出血 为消化道溃疡最常见的并发症。部分患儿消化道出血可为消化性溃疡的首发症状,而无任何前驱表现。咯血一般见于胃溃疡,呕吐物为咖啡色样;而黑便较多见于十二指肠溃疡。

2.穿孔 穿孔较出血少见,溃疡穿孔常突然发生,而无任何先兆症状,穿孔后引起弥散性腹膜炎。小儿直立位腹部X线片腹腔内出现游离气体表示胃、十二指肠穿孔。

3.梗阻 梗阻发生的部位主要在十二指肠球部溃疡或幽门管溃疡,溃疡急性发作时可由于球部水肿和幽门括约肌痉挛引起暂时性梗阻,但随着炎症好转而消失。梗阻时出现上腹胀满不适、腹痛、恶心、呕吐,但大量呕吐后症状可暂时减轻。呕吐物无胆汁,胃镜或X线检查可诊断。

六、诊断与鉴别诊断

由于儿童消化性溃疡的症状不如成人典型,常易误诊,故对反复发作上腹痛、夜间痛;与饮食有关的呕吐;粪便潜血试验阳性的贫血患儿;反复胃肠不适,且有溃疡病家族史者;原因不明的咯血、便血者等,均应警惕消化性溃疡的可能性,及时进行上消化道内镜检查,尽早明确诊断。注意与以下疾病相鉴别。

1.腹痛 应与肠痉挛、蛔虫症、腹内脏器感染、结石、腹型过敏性紫癜等疾病鉴别。

2.咯血 新生儿和小婴儿咯血可见于新生儿自然出血症、食管裂孔疝等,年长儿需与肝硬化致食管静脉曲张破裂及全身出血性疾病鉴别,有时还要与咯血相鉴别。

3.便血 消化性溃疡出血多为柏油样便,鲜红色便仅见于大量出血者。应与肠套叠、梅克尔憩室、息肉、腹型过敏性紫癜及血液病所致出血鉴别。

七、治疗

治疗目的是缓解和消除症状,促进溃疡愈合,防止复发,并预防并发症。

1.一般治疗 应培养良好的生活习惯,规律性饮食,避免过度疲劳及精神紧张,保持乐观向上的心情。不暴饮暴食,避免咖啡、酒、辛辣等刺激性强的食物,少用对胃黏膜有损害的药物。如有出血时,应积极监护治疗,以防失血性休克。应监测生命体征,如血压、心率及末梢循环;暂时禁食,注意补充足够血容量。如失血严重时应及时输血。必要时可行消化道局部止血(如局部喷止血药、胃镜下硬化剂注射、电凝治疗等)及全身应用止血药物。

2.药物治疗 原则为抑制胃酸分泌和中和胃酸,强化黏膜防御能力,抗 Hp 治疗。

(1)抑制胃酸治疗:是消除侵袭因素影响的主要途径,而溃疡的愈合与抑酸治疗的强度和时间呈正比。

1)中和胃酸药物:能缓解症状和促进溃疡愈合,常用碳酸钙、氢氧化铝、氢氧化镁及其复方制剂。

2)抑制胃酸分泌药物:①H_2受体阻滞药:可直接抑制组胺与胃壁细胞 H_2 受体相结合,抑制胃酸分泌,加速溃疡愈合。常用西咪替丁(每日 10~15mg/kg,分 4 次于饭前 10~30 分钟口服,或每日 1~2 次静脉滴注),雷尼替丁(每日 3~5mg/kg,每 12 小时 1 次,或每晚 1 次口服),口服疗程均为 4~8 周;②质子泵抑制剂(PPI):作用于胃黏膜壁细胞,降低壁细胞中的 H^+-K^+-ATP 酶活性,阻抑 H^+ 从细胞质内转移到胃腔而抑制胃酸分泌。常用奥美拉唑,剂量为每日 0.6~0.8mg/kg,清晨餐前 30 分钟顿服,疗程 4~8 周。

(2)胃黏膜保护剂:①硫糖铝:在酸性胃液中与蛋白形成大分子复合物,凝聚成糊状物覆盖于溃疡表面起保护作用,并可增强内源性前列腺素合成,促进溃疡愈合。常用剂量为每日 10~25mg/kg,分 4 次口服;②麦滋林-S 颗粒剂:亦有保护胃黏膜、促进溃疡愈合的作用。

(3)抗 Hp 治疗:有 Hp 感染的消化性溃疡,需用抗菌药物治疗。临床常用的药物:枸橼酸铋钾 6~8mg/(kg·d),阿莫西林 50mg/(kg·d),克拉霉素 15~20mg/(kg·d),甲硝唑 20~30mg/(kg·d),呋喃唑酮 5mg/(kg·d),分 2 次口服。由于 Hp 栖居部位环境的特殊性,不易被根除,目前多主张联合用药。以下方案可供参考。

1)以质子泵抑制剂(PPI)为中心药物的"三联"方案:①PPI+上述抗生素中的 2 种,持续 2 周;②PPI+上述抗生素中的 2 种,持续 10 天。

2)以铋剂为中心药物的"三联""四联"治疗方案:①枸橼酸铋钾+2 种抗生素;②枸橼酸铋钾+PPI+2 种抗生素 2 周。

(4)手术治疗:消化性溃疡一般不需手术治疗,但如有以下情况,应根据个体情况考虑手术治疗:①溃疡合并穿孔;②难以控制的出血,失血量大,48 小时内失血量超过血容量的 30%;③有幽门完全梗阻,经胃肠减压等保守治疗 72 小时仍无改善。

第四节 功能性消化不良

功能性消化不良(functional dyspepsia,FD)是指有反复发作的上腹痛、腹胀、早饱、嗳气、厌食、胃灼热、泛酸、恶心、呕吐等消化功能障碍症状,经各项检查排除器质性疾病的一组小儿常见的临床综合征。罗马Ⅲ标准对 FD 的定义:经排除器质性疾病,反复发生的上腹痛、烧灼感、餐后饱胀或早饱达 6 个月以上,且近 2 个月有症状。

一、流行病学

虽然儿科无确切发病率,功能性消化不良在学龄期儿童(6～13岁)非常常见。据统计,儿童功能性消化不良占儿科门诊的8%,小儿胃肠专科门诊的30%。

二、病因

功能性消化不良的病因不明,其发病机制亦不清楚。目前认为是多种因素综合作用的结果。这些因素包括饮食和环境、胃酸分泌、消化道运动功能异常、内脏感觉异常、Hp感染、心理因素等。

三、临床表现

临床症状主要包括上腹痛、腹胀、早饱、嗳气、厌食、胃灼热、泛酸、恶心和呕吐。症状可反复发作,可在相当一段时间内无症状,或以某一症状为主,也可有多个症状的并存。目前采用较多的是4型分类:①运动障碍样型;②反流样型;③溃疡样型;④非特异型。

1. 运动障碍型消化不良 此型患儿的表现以腹胀、早饱、嗳气为主。症状多在进食后加重。过饱时会出现腹痛、恶心甚至呕吐。动力学检查50%～60%患儿存在胃近端和远端收缩和舒张障碍。

2. 反流型消化不良 突出的表现是胸骨后痛、胃灼热、反流。内镜检查未发现食管炎,但24小时pH监测可发现部分患儿有胃食管酸反流。对于无酸反流者出现此类症状,认为与食管对酸敏感性增加有关。

3. 溃疡型消化不良 主要表现与十二指肠溃疡特点相同,夜间痛,饥饿痛,进食或服抗酸剂能缓解,可伴有反酸,少数患儿伴胃灼热,症状呈慢性周期性。内镜检查未发现溃疡和糜烂性炎症。

4. 非特异型消化不良 消化不良表现不能归入上述类型者,常合并肠易激综合征。

四、诊断

1. 对于功能性消化不良的诊断 功能性消化不良是一种功能性疾病,各种实验室检查、放射学和内镜检查往往无阳性发现,排除器质性消化不良。仔细询问病史及全面体格检查显得尤为重要。要了解症状的严重程度与出现频率,与进餐、排便的关系,尤其注意有否报警症状:消瘦、贫血、夜间痛醒、持续呕吐、不明原因体重减轻等。对有报警症状者要及时行相关检查以排除器质性疾病。应进行以下实验室检查:①血常规;②大便潜血试验;③上消化道内镜;④肝胆胰超声;⑤肝肾功能;⑥血糖;⑦甲状腺功能;⑧胸部X线检查。其中①～④为第一线检查,⑤～⑧为可选择性检查,多数根据第一线检查即可基本确定功能性消化不良的诊断。此外,近年来开展的食管24小时pH监测,超声或放射性核素胃排空检查、胃肠道压力测定等多种胃肠道动力检查手段在FD的诊断与鉴别诊断上也起到了十分重要的作用。

2. 儿童功能性消化不良 诊断标准为:有消化不良症状至少2个月,每周至少出现1次,并符合以下3项条件:①持续或反复发作的上腹部(脐上)疼痛或不适、早饱、嗳气、恶心、呕吐、反酸;②症状在排便后不能缓解,或症状发作与排便频率或粪便性状的改变无关(即除外肠易激综合征);③无炎症性、解剖学、代谢性或肿瘤性疾病的证据可以解释患儿的症状。

对于主诉表达清楚的儿童(≥4 岁),可以参考罗马Ⅲ标准。此外,在 FD 的诊断中要注意与胃食管反流、肠易激综合征的鉴别。

五、治疗

1.一般治疗　帮助患儿的家长认识、理解病情,指导其改善患儿生活方式,调整饮食结构和习惯,去除与症状相关的可能发病因素,提高缓解症状的能力。医生应该给予一定的行为治疗、认知疗法或心理干预,对伴有明显精神心理障碍的患儿,可以请心理科医生协助诊治,适当给予抗焦虑、抗抑郁药,可以改善症状。

2.药物治疗　根据患儿的临床表现及其与进餐的关系,可选用促动力药、抗酸药和抑酸药,一般疗程 2~4 周。

(1)抗酸剂:在消化不良的治疗用药中,抗酸剂是应用最广泛的一种。目前临床上常用的抗酸剂有铝碳酸镁、碳酸钙口服混悬液、复方氢氧化铝等。这类药物对于缓解饥饿痛、反酸、胃灼热等症状有较明显效果。但药物作用时间短,须多次服用,而长期服用易引起不良反应。

(2)抑酸剂:抑酸剂主要指 H_2 受体阻滞剂和质子泵抑制剂。H_2 受体阻滞剂主要有西咪替丁、雷尼替丁、法莫替丁等,它们抑制胃酸的分泌,无论对溃疡亚型和反流亚型都有明显的效果。质子泵抑制剂奥美拉唑可抑制壁细胞 H^+-K^+-ATP 酶,抑制胃酸分泌作用强,持续时间长,适用于 H_2 受体阻滞剂治疗无效的患儿。

(3)促动力药物:①甲氧氯普胺有抗中枢和外周多巴胺作用,具有较强中枢止吐作用,可增强胃动力。但因其可导致锥体外系反应,故不宜用于婴幼儿和长期大剂量使用;②多潘立酮为外周多巴胺受体阻滞剂,可促进固体和液体胃排空,明显改善消化不良患儿餐后饱胀、早饱等症状。1 岁以下儿童由于血脑屏障功能发育尚未完全,故不宜服用;③莫沙必利为 5-羟色胺 4 受体激动剂,可明显改善 FD 患儿早饱、腹胀等症状。

(4)根除 Hp 感染:虽然 Hp 与 FD 的发病和症状间的关系尚不确定,但临床上对于伴 Hp 感染的 FD 患儿仍建议进行根除 Hp 治疗。有研究表明,对于 Hp 阳性的 FD 患儿,用奥美拉唑及抗生素根除 Hp 治疗后可使部分患儿症状得到长期改善,比单一使用奥美拉唑疗效好。

第十六章 泌尿系统疾病

第一节 小儿泌尿系统解剖生理特点

一、解剖学

1.肾 在胚胎期发育过程中,肾始于生肾中胚层,经历了原肾、中肾和后肾3个阶段。足月后出生时肾的长轴约6cm,重24g,约为体重的1/125。成人肾长12cm,重150g,约为体重的1/220,故与成年人相比,新生儿的肾相对大而重。婴儿肾表面可呈分叶状,至2~4岁时消失。婴儿肾位置较低,上极平第12胸椎,下极平第4腰椎,其下极可低至髂嵴以下,2岁以后始达髂嵴以上;右肾位置稍低于左肾。2岁以内健康小儿腹部触诊时容易扣及肾。新生儿肾小管相对较短,尤以近端肾小管为甚,且肾单位具不均一性,即同一水平肾单位的近端肾小管长度不一。

2.输尿管 婴幼儿输尿管长而弯曲,管壁肌肉和弹性纤维发育不良,容易受压及扭曲而导致梗阻,输尿管与膀胱连接部的结构发育不成熟,易发生尿潴留而诱发感染。

3.膀胱 婴儿膀胱位置相对高,尿液充盈时,膀胱顶部常在耻骨联合之上,可于腹部扣及,随年龄增长而降入盆腔。

4.尿道 新生女婴尿道长仅1cm(性成熟期为3~5cm),且外口暴露而又接近肛门,易发生上行感染。男婴尿道虽较长,但常有包茎或包皮过长,包皮与阴茎头间多未完全游离,而呈生理性粘连,随年龄增长及阴茎发育,粘连逐渐分离吸收,一般10岁时2%~3%仍有包茎。

二、生理特点

成年人肾通过肾小球滤过,肾小管重吸收和排泄形成尿液,从而清除代谢终末产物,调节水、电解质及酸碱平衡,维持内环境稳定。胚胎12周由于近曲小管刷状缘的分化及小管上皮细胞开始运转,已开始形成尿液,但胎儿期代谢产物的排泄及内环境稳定是通过胎盘血循环而进行,出生后胎盘循环中断,肾必须实现其全部功能,在胎龄36周时肾单位数量已达成年人水平(每肾85万~100万),虽可满足一般情况的生理需要,但储备不足,调节机制不成熟,呈一动态成熟过程,一般1~1.5岁时达成年人水平。

1.肾小球滤过功能 新生儿出生时肾小球滤过率(GFR)平均约20mL/(min·$1.73m^2$),1周达成年人的1/4,早产儿更低,3~6个月达成年人1/2,6~12个月达成年人3/4,2岁达成年人水平,故不能有效地排出过多的水分和溶质。新生儿GFR低下的原因:①入球和出球小动脉阻力高,肾小球毛细血管内压低;②心排血量小,血压低;③肾小球毛细血管通透性低,滤过面积小。

2.肾小管重吸收和排泄功能 新生儿葡萄糖肾阈较成年人低,静脉输入或大量口服葡萄糖时易出现糖尿。氨基酸和磷的肾阈也较成年人低。新生儿血浆中醛固酮浓度较高,但新生儿近端肾小管回吸收钠较少,远端肾小管回吸收钠相应增加,生后数周近端肾小管功能发育成熟,大部分钠在近端肾小管回吸收,此时醛固酮分泌也相应减少。新生儿排钠能力较差,如输入过多钠,容易发生钠潴留和水肿。低体重儿排钠较多,如输入不足,可出现钠负平衡而致低钠血症。出生后头 10 天的新生儿,钾排泄能力较差,血钾偏高。在调节酸碱平衡方面,因婴幼儿碳酸氢钠的肾阈值低(19~21mmol/L),泌氢及产钠能力差,尿中排磷酸盐量少,排出可滴定酸的能力受限,血浆碳酸氢钠水平低,缓冲酸的能力有限,易发生酸中毒。

3. 肾对尿液的浓缩和稀释功能　新生儿及婴幼儿由于髓袢短、尿素形成量少、髓质血流高,故间质浓度梯度不易建立,且肾小管对于抗利尿激素的反应差,使浓缩尿液功能不足。婴儿每由尿中排出 1mmol 溶质时需水分 1.4~2.4mL,成年人仅需 0.7mL。脱水时幼婴尿渗透压最高不超过 700mmol/L,而成年人可达 1400mmol/L,故入量不足时易发生脱水甚至诱发急性肾功能不全。此期稀释功能接近成年人,可将尿稀释至 40mmol/L,但因 GFR 较低,大量水负荷或输液过快时易出现水肿。

4. 肾的内分泌功能　新生儿的肾已具有内分泌功能,其血浆肾素、血管紧张素和醛固酮均等于或高于成年人,生后数周内逐渐降低。新生儿肾血流量低,因而前列腺素合成速率较低。由于胎儿血氧分压较低,故胚肾合成促红细胞生成素较多,生后随着血氧分压的增高,促红细胞生成素合成减少。

三、肾功能临床检查及评估

1. 排尿　胎儿 12 周已形成尿液,为羊水来源之一,故羊水的量和质可反映胎肾功能。胎儿无肾、肾发育不全或尿路梗阻时则羊水量少,而持久、严重的羊水过少可导致肺发育低下,并由于宫内压迫而出现特殊的面容(Potter 面容)、肢体畸形和宫内生长迟缓。正常时 97% 的小儿出生后 24 小时内已排尿,但最初数日内因摄入少每日可排尿仅 4~5次。一般于 1 周后随进水量增加、代谢旺盛、膀胱容量小而每日排尿可达 20~25 次,1 岁时每日排尿 11~16 次,3 岁后可减至每日 6~7 次。

2. 尿的性质　生后数日内含尿酸盐较多,放置后可析出红褐色尿酸盐结晶。尿液常呈强酸性。新生儿尿蛋白量相对较高。

3. 血尿素氮与血肌酐　血尿素氮常受多种因素影响,如饮食中的蛋白含量、组织分解代谢状态(如创伤、感染、药物,如糖皮质激素的应用)、肝功能、尿量等的影响。其正常值因年龄而异,新生儿 1.8~6.4mmol/L,婴儿和儿童 2.5~6.4mmol/L。肌酐是骨骼肌代谢产物并经肾排出,新生儿出生时与母体水平相近,2~4 周时降至 8.8~17.7μmol/L,后随年龄增长肌肉逐渐发育再逐步达成年人水平,儿童血肌酐水平见表 16-1。

表 16-1　儿童血肌酐值

年龄(岁)	血浆肌酐(μmol/L)	mg/dL
<2	35~40	0.4~0.5
2~8	40~60	0.5~0.7
9~18	50~80	0.6~0.9

4.肾功能评估　评估肾功能的最好方法是 GFR,并且可以反映肾病的严重程度。

(1)内生肌酐清除率(Ccr)测定:应注意留取尿量要准确,计标 Ccr 需以体表面积校正。计算公式如下。

$$Ccr=尿肌酐浓度×尿流量(mL/min)/血肌酐浓度$$

$$依体表面积校正=Ccr×1.73÷小儿体表面积(m^2)$$

(2)用血肌酐和身高估计肌酐清除率(Schwartz 公式):Ccr=k×身高(cm)/血肌酐各年龄组 k 值见表 16-2。

表 16-2　血肌酐各年龄组 k 值

	不同血肌酐单位 k 值	
	μmol/L	mg/dL
低出生体重儿<2.5kg	29	0.33
正常婴儿 0~18 个月	40	0.45
女孩 2~16 岁	49	0.55
男孩 2~13 岁	49	0.55
男孩 13~16 岁	62	0.7

(3)胱抑素 C:是所有有核细胞产生的一种蛋白,通过肾小球滤过而从血循环中清除,其血清浓度的倒数与 GFR 呈线性关系,目前有研究提出以胱抑素 C 为基础的公式评价 GFR,更为灵敏、简便。

第二节　血尿

血尿是指尿液中红细胞排泄超过正常,通常提示有泌尿系统疾病,临床上需进行定位(判定尿中红细胞来自哪一解剖部位)、定性(判定是机械损伤、炎症或其他因素所致)分析,以便给予正确的诊治。

离心尿红细胞>3 个/HPF 或尿沉渣红细胞计数>8000 个/毫升称为镜下血尿;一般当离心尿沉渣镜检红细胞>50 个/HPF 时,肉眼即可发现尿色异常出现肉眼血尿。目前常用尿液分析仪(试纸法)检测血尿,其原理是利用血红蛋白的氧化性与试纸的呈色反应来进行半定量分析,但当尿中存在还原物质可呈假阴性,而尿中存在游离血红蛋白、肌红蛋白和过氧化酶等物质时可呈假阳性。健康儿童尿分析可有隐血阳性,且尿隐血与镜检往往不平行,诊断血尿应以镜检为准。

一、病因

1. 泌尿系统疾病

(1)肾实质病变:①肾小球疾病:原发性肾小球疾病,如急性肾小球肾炎、急进性肾小球肾炎、慢性肾小球肾炎、IgA 肾病等;继发性肾小球疾病,如狼疮性肾炎、紫癜性肾炎、乙型肝炎病毒相关性肾炎;遗传性疾病,如薄基膜肾病、Alport 综合征;②肾小管间质病变:感染如细菌性肾盂肾炎、结核;代谢如肾钙化、高钙尿症、高草酸尿、高尿酸尿症;药物如镇痛药、抗生素;③肾血管病变:畸形、栓塞;④肿瘤:肾母细胞瘤、血管瘤;⑤发育异常:单纯囊肿、多囊肾病、髓质海绵肾。

(2)肾盂病变:血管异常(畸形、乳头坏死)、肾盂积水、外伤。

(3)输尿管病变:感染、结石。

(4)膀胱:感染、梗阻、结石、肿瘤、创伤、药物。

(5)尿道:感染、创伤。

(6)前列腺:感染、肿瘤。

2. 全身性疾病

(1)血液病:血小板减少、血友病。

(2)感染:感染性心内膜炎。

(3)营养性疾病:维生素 K、维生素 C 缺乏。

3. 邻近器官疾病 阑尾炎、盆腔炎、结肠炎等。

4. 功能性 剧烈运动、肾下垂、左肾静脉受压综合征(胡桃夹现象)。

二、发病机制

1. 肾小球基膜异常 肾小球基膜是尿液滤过的主要屏障,分为内疏层、致密层和外疏层,其主要成分是胶原、板层蛋白、巢蛋白、肝素硫酸糖蛋白、纤维蛋白、BM - 40 和 SPARC 等。基膜裂孔隔膜的宽度为 20~50nm,nephrin 是其蛋白成分。儿童基膜的厚度在 110nm 以上。正常情况下红细胞的直径远大于基膜上的各个孔道的直径,一般难以通过肾小球基膜,只有当基膜损伤时才可以导致肾小球性血尿。常见的肾小球基膜损伤包括免疫复合物引起的肾小球基膜损伤和基膜的先天异常,前者如临床常见的各种免疫复合物性肾小球肾炎,后者以薄基膜肾病和 Alport 综合征最为常见。

2. 非基膜损伤引起的血尿

(1)组织血管的直接损伤:临床常见的尿钙晶体、肿瘤、感染、创伤及药物等对肾小管间质、尿路等组织血管的直接破坏。

(2)肾血流动力学的异常:临床常见的左肾静脉受压综合征、肾动脉硬化、肾静脉血栓形成等。

(3)全身出血性疾病:临床常见白血病、血小板减少性紫癜、急性再生障碍性贫血、弥散性血管内凝血等疾病。

3. 红细胞本身异常

（1）红细胞表面的电荷性质改变：正常红细胞表面带负电荷，而基膜也带负电荷，因此，由于电荷排斥导致正常状况下红细胞很难从基膜漏出，肾小球肾炎中存在红细胞膜负电荷减少，与血尿发生有一定关系。

（2）红细胞的变性能力增强：红细胞保持其正常形态和变性能力主要取决于其膜蛋白的组成及结构，其膜蛋白的组成及结构发生改变可使红细胞的变性能力增强，穿过基膜形成血尿。

三、临床诊断步骤

1. 鉴别是否为真性血尿

（1）假性血尿可见于非泌尿道出血混入，如外阴炎、消化道或阴道出血等。

（2）血红蛋白尿可见于：①多种病因导致的溶血性贫血、溶血尿毒综合征、败血症、阵发性夜间血红蛋白尿症等；②食物、药物、化学品，如绵马、β-萘酚、石炭酸、一氧化碳、氯仿、蚕豆、蘑菇、萘、苯肼、奎宁、磺胺、蛇毒等；③其他如溺水、体外循环、错型输血等。

2. 尿液检查区别尿中红细胞来源

（1）肉眼观察：暗红色来自肾实质或肾盂，鲜红色或带血块来自下尿路，滴血来自尿道。

（2）尿三杯试验：第一杯红细胞增多为前尿道出血；第三杯红细胞增多则为膀胱基底部、前列腺、后尿道或精囊出血；第三杯均有出血，则为膀胱颈以上部位出血。

（3）尿中是否伴蛋白：单纯镜下血尿，如不伴肾小球滤过膜对蛋白通透性的增加，则尿蛋白阴性或痕迹；肉眼血尿离心后蛋白测定一般不超过++，24小时定量≤1g，超过此量则应考虑肾小球疾病存在。

（4）尿中有无红细胞管型：有则提示来自肾实质。

（5）尿中红细胞形态检查：可利用相差显微镜、扫描电镜或沉渣固定后油镜检查，当尿中红细胞呈多种形态并伴严重变形者即呈芽孢状穿孔或环状时提示为肾源性者。

3. 根据病史及体格检查判断血尿来源及性质

（1）年龄特点：①新生儿：新生儿出血症、严重缺氧窒息、败血症、泌尿系畸形、肾静脉血栓形成等；②婴幼儿：畸形、胚胎瘤、溶血尿毒综合征等；③儿童：急性肾炎、紫癜性肾炎、狼疮性肾炎、IgA肾病、外伤、泌尿系感染、家族遗传病、血液病等。

（2）病史：起病情况，发病前有无感染或其他诱因，如运动及既往有无类似发作，有无紫癜、皮疹病史，家族中有无类似疾病，有无聋、肾衰竭患者等。

（3）伴随症状及体征：①水肿、高血压：原发或继发肾实质疾病；②疼痛：膀胱区并伴尿频、尿急、尿痛（如泌尿系感染、膀胱结石、出血性膀胱炎），肾区叩痛（各种肾炎、肾盂肾炎、结石等），隐痛（各种肾炎），绞痛（结石）；③肿块：肿瘤、积水。

4. 其他实验室辅助检查　经上述病史、体检、尿液相关检查，大多血尿可分为肾小球性或非肾小球性两大类。

（1）肾小球性血尿：尿蛋白定量、抗链球菌溶血素O滴度、血补体测定，必要时做抗核抗体、乙型肝炎相关抗原等检测,并需检测血生化、肾功能。当肾小球性血尿伴蛋白尿、高血压、氮质血症而原发病因不详或持续镜下血尿半年以上,且有肉眼血尿发作或逐渐出现蛋白尿者或持续低补体血症者常需进行肾穿刺活组织检查以明确肾病理改变,选择恰当治疗。

(2)非肾小球性血尿:尿钙、尿细菌学检查,对怀疑结石者行腹部 X 线片、超声检查,可检出肾大小、结构、结石、畸形、肿物、胡桃夹现象、肾血管有无血栓形成等。静脉肾盂造影及膀胱逆行造影视需要选用,数字减影血管造影可明确血管病变,有时尚需 CT 检查以除外占位性病变。

第三节　蛋白尿

蛋白尿是指尿中有超过正常量的蛋白排出。正常人尿中可有少量蛋白,但常规尿检多呈阴性。多种肾小球疾病有不同程度的尿蛋白,且部分蛋白尿本身可并无临床症状,易被忽视,近年来的研究表明持续蛋白尿本身即可能造成进行性肾损害。儿童期 24 小时尿蛋白的正常排泄与年龄有关,2~12 个月<155mg,1~4 岁<140mg,4~10 岁<190mg,10~16 岁<250mg。无论婴儿或儿童,若尿蛋白浓度>200~300mg/L 或 24 小时尿蛋白定量>150~200mg 可以初诊为蛋白尿。

一、病因

1.肾小球性蛋白尿　由于肾小球基膜通透性增加或血流动力学改变致蛋白漏出增加,常见于原发性肾小球疾病,继发性肾小球疾病,功能性蛋白尿(发热、运动后、体位性)。其特征为每日尿蛋白的排泄量不一(范围 0.2~20g/d);尿蛋白的分子量为 5 万~100 万。

2.肾小管蛋白尿　因肾小管病变对蛋白重吸收下降所致,常见于:①毒素及药物,如汞、铅、镉、过期四环素、氨基糖苷类抗生素、两性霉素 B、环孢霉素 A、维生素 D、精氨酸或赖氨酸输注;②肾小管间质性病变,如系统性红斑狼疮、间质性肾炎等;③先天性疾病,如 Bartter 综合征、Fanconi 综合征、Dent 病。其特征为每日尿蛋白的排泄量不多,一般<1g/d;尿蛋白绝大部分的相对分子质量为 1500~40 000;β_2-微球蛋白及视网膜结合蛋白为肾小管蛋白尿所特有。

3.溢出性蛋白尿　血浆中异常蛋白过多,经肾小球滤出而溢于尿中,如血红蛋白尿、肌红蛋白尿、多发性骨髓瘤、轻链淀粉样变等。

4.分泌性蛋白尿　尿中所含蛋白是由肾组织本身分泌及生成的,如 Tamm-Horsfall 蛋白、分泌型 IgA(SIgA)等。

5.组织性蛋白尿　肾或其他组织结构成分从尿中丢失引起的蛋白尿,如尿路急性感染、尿路上皮肿瘤等。

二、发病机制

1.肾小球滤过增加

185

（1）肾小球基膜（滤过膜）的通透性增加：当肾小球疾病时，由于抗原抗体反应产生的免疫复合物沉积在基膜上，激活补体，而使肾小球基膜受损害，孔隙变大，不但清蛋白滤过增多，大分子的球蛋白也漏出。当滤过超过肾小管回吸收能力的限度时（3000mg/L），即产生肾小球性蛋白尿。仅清蛋白及小分子蛋白（相对分子质量≤150 000）漏出者称为选择性蛋白尿，大分子球蛋白（相对分子质量>150 000）也漏出者为非选择性蛋白尿。

1998年以来，随着对足细胞及裂孔隔膜的认识从超微结构跃升到细胞分子水平，目前认为"足细胞分子"nephrin、CD2-AP、podocin、α-actinin-4等是发生蛋白尿的关键分子。

（2）肾小球基膜静电屏障作用减弱：肾小球基膜微孔壁正常带有负电荷（如涎蛋白多聚阴离子），它与带有静电的蛋白质分子之间相斥作用构成了约束蛋白质分子滤过的作用。当肾小球疾病时，肾小球毛细血管壁上的固定负电荷减少，从而减弱了基膜的静电屏障作用，使血液中的中等大小的阴离子，如清蛋白通过基膜进入球囊腔，超过肾小管重吸收能力而形成蛋白尿。

（3）某些肾病时：肾血流动力学发生改变，如肾血流量的减少和血液在肾小球内的重新分布，增加了肾小球毛细血管内蛋白质浓度和渗透压或使有效滤过面积增加等均使血浆蛋白通过肾小球的滤过增加。

2. 肾小管对蛋白质的重吸收减少　肾小管对肾小球滤出的蛋白质有很强的吸收能力，几乎可将滤液中的低分子蛋白全部重吸收。当先天性酶代谢缺陷或后天性病变时，出现肾小管功能不全，对正常由肾小球滤过的低分子蛋白质不能重吸收，而产生肾小管性蛋白尿。

三、诊断

1. 尿蛋白的检查

（1）尿蛋白定性：临床常用的3种尿蛋白定性检查方法。

1）干化学试纸法：灵敏度为0.15~0.3g/L，主要对清蛋白起反应，对球蛋白的灵敏度为清蛋白的1/100~1/50，且pH>9.0的碱性尿可呈假阳性。此外尚可受其他因素影响，如革兰阴性菌、去污剂、含氨盐的皮肤清洁剂或尿液过分浓缩。

2）磺基水杨酸法：灵敏度高，可检出0.05~0.1g/L的蛋白尿，对清蛋白、球蛋白、本-周蛋白均可发生反应，对清蛋白的灵敏度约为球蛋白的2倍，但当尿中有高尿酸、草酸盐、黏蛋白或青霉素钾盐≥4万U/mL，磺胺甲噁唑（SMZ）≥200g/L、对氨基水杨酸（PAS）≥50g/L、有机碘造影剂时可致明显浑浊反应。

3）加热乙酸法：灵敏度0.15g/L，除本-周蛋白外所有蛋白均沉淀，准确性好。

（2）尿蛋白定量：当确定为蛋白尿后应进行24小时尿蛋白定量检查，常见方法有双缩脲法、沉淀法、浊度法、折射法、凯氏定氮法及自动分析仪测定法等。当尿蛋白定量>4mg/(m^2·h)或>100mg/(m^2·d)，或尿蛋白定量>150mg/d为异常，如尿蛋白定量>4mg/(m^2·h)或>50mg/(m^2·d)则为肾病水平蛋白尿。

（3）尿蛋白/尿肌酐比值的测定：临床上常采用尿蛋白/尿肌酐浓度比值代替24小时

尿蛋白定量,以尿蛋白(mg)/尿肌酐(mg)≥0.2为诊断蛋白尿标准,尿蛋白(mg)/尿肌酐(mg)≥1.5为诊断大量蛋白尿标准。

(4)尿蛋白选择性:临床常用尿蛋白指数(SPI)法,SPI>0.2表示选择性差,见于增生性肾炎,膜性及膜增生性肾病,对激素反应差;SPI 0.1~0.2表示选择性一般;SPI<0.1表示选择性好,见于微小病变型肾病,对激素敏感,预后较好。

2.病史采集 注意有无肾小球或肾小管疾病史,如水肿、头痛、多饮、多尿、尿频、尿痛、关节痛、皮疹、视力或听力障碍等。既往有无新生儿期羊水过多或过少、生长发育情况等。家族史有无严重肾病、肾衰竭病史等。

3.体格检查 注意一般情况、生命体征(尤其是血压),患儿身高、体重应标注于正常生长曲线的表格上,进行评价,有时还应注意眼底检查。

4.病因分析(见前) 多种疾病或于某一病期表现为单纯性蛋白尿,为探讨病因,应结合病史、体检、尿液分析、肾功能及必要的辅助检查等综合分析。有些肾小球性及某些肾小管间质疾病需进行肾活检以明确病因,指导治疗。

5.肾活检的指征 尿蛋白达肾病水平或随访过程中逐步升高者;由体位性发展至持续性者;在随访过程中又发生血尿、水肿、高血压等症状者;逐步发生肾功能改变者。

四、临床几种常见的蛋白尿

1.功能性蛋白尿 往往为良性、暂时性蛋白尿,肾本身没有器质性病变。此种尿蛋白量较少,通常<1g/d,且以清蛋白为主。常见于发热、剧烈运动、冷水浴后、心力衰竭的患儿。通常于致病诱因去除后,蛋白尿亦随之消失。其发病机制可能是肾小球血流动力学改变或伴有肾小球滤过膜通透性暂时可逆性增高而致。

2.直立性蛋白尿 又称体位性蛋白尿,指平卧位时尿蛋白阴性,而取直立位时则出现蛋白尿。多见于青春期前后,发病率2%~5%,多无临床症状,而于体检时发现。既往无肾病史,也无和肾病有关的全身性疾病,临床上多见于瘦长体型的儿童,无血尿、水肿、高血压,除直立性蛋白尿外,肾功能、血生化检查未见异常。其发病机制可能是由于直立位时肾静脉或淋巴回流受阻,致血流动力学改变、蛋白滤过增加而致。如见于肾下垂或左肾静脉受压综合征者。预后良好,大多于数年后尿蛋白消失,但少数可转为持续性蛋白尿,故应定期随访,必要时行肾活检排除器质性肾病可能。

3.孤立性蛋白尿 尿中除仅有逾量蛋白排出外,无其他异常,临床上应尽量查找可能的病因,对病因诊断困难者应行密切随访,有些病例于随访过程中逐渐出现某些具有病因诊断的线索,如出现血尿、高血压、蛋白量进行性增加或肾功能改变等,必要时行肾活检以明确诊断。

4.微量清蛋白尿 主要指常规检查未能测出,但清蛋白已增多的情况,通常于成年人中指尿中清蛋白24小时排出30~300mg者,也可界定为尿中清蛋白排出30~200mg/g肌酐。此最早用于监测糖尿病早期肾小球功能受损(如糖尿病、高血压肾受累)及肾毒性药物的监测。儿科已有报道"肥胖相关性肾小球病"中早期即呈现微量清蛋白增高。

第四节　急性肾小球肾炎

急性肾小球肾炎简称急性肾炎,是指一组病因不一,临床急性起病,多有前驱感染,以血尿为主,伴有不同程度蛋白尿,可有水肿、少尿、高血压,或肾功能不全等特点的肾小球疾患。预后良好,但如处理不当亦可于急性期死于高血压脑病、肺水肿或急性肾功能不全。

急性肾炎可分为急性链球菌感染后肾小球肾炎和非链球菌感染后肾小球肾炎,本节急性肾炎主要是指急性链球菌感染后肾小球肾炎。

一、病因

尽管本病有多种病因,但大多数病例属 A 组溶血性链球菌急性感染后引起免疫复合物性肾小球肾炎。溶血性链球菌感染后,肾炎的发生率一般在 0%~20%。1982 年全国 105 所医院儿科泌尿系统疾病住院患者调查,急性肾炎患儿抗"O"升高者占 61.2%。我国各地区均以上呼吸道感染或扁桃体炎最常见,占 51%,脓皮病或皮肤感染次之占 25.8%。

除 A 组 B 溶血性链球菌之外,其他细菌如草绿色链球菌、肺炎双球菌、金黄色葡萄球菌、伤寒杆菌、流感杆菌等,病毒如柯萨基病毒 B4 型、ECHO 病毒 9 型、麻疹病毒、腮腺炎病毒、巨细胞病毒、EB 病毒、乙型肝炎病毒、流感病毒等,还有肺炎支原体、疟原虫、白色念珠菌、丝虫、钩虫、血吸虫、弓形虫、梅毒螺旋体、钩端螺旋体等也可导致急性肾炎。

二、发病机制

目前认为急性肾炎主要与 A 组溶血性链球菌中的致肾炎菌株感染有关,所有致肾炎菌株均有共同的致肾炎抗原性,包括菌壁上的 M 蛋白内链菌素和"肾炎菌株协同蛋白"。主要发病机制为抗原抗体免疫复合物引起肾小球毛细血管炎症病变,包括循环免疫复合物和原位免疫复合物形成学说。此外,某些链球菌株可通过神经氨酸苷酶的作用或其产物如某些菌株产生的唾液酸酶,与机体的免疫球蛋白(IgG)结合,改变其免疫原性,产生自身抗体和免疫复合物而致病。另外有人认为链球菌抗原与肾小球基膜糖蛋白间具有交叉抗原性,可使少数病例呈现抗肾抗体型肾炎。

三、病理

病理改变轻重不等,呈弥散性毛细血管内增生性肾炎。光镜下肾小球表现为程度不等的弥散性增生性炎症及渗出性病变。肾小球增大、系膜细胞增生、内皮细胞增生和肿胀、中性粒细胞及少量单核细胞浸润,致毛细血管腔狭窄甚至闭塞,是导致肾小球滤过率降低的重要原因。肾小囊内可见红细胞、肾小囊上皮细胞增生,部分患者可见新月体形成。肾小管病变较轻,呈上皮细胞变性,管腔内可见红细胞、白细胞和管型,肾间质水肿,可见炎症细胞浸润。

电镜检查可见到肾小球基膜的上皮细胞侧有结节状呈驼峰样电子致密物。

免疫荧光检查在急性期可见肾小球毛细血管襻和系膜区有 IgG、C3 的弥散性、颗粒样沉积,也可见 IgM、IgA 的沉积。系膜区或肾小囊腔内可见纤维蛋白原和纤维蛋白沉积。

四、临床表现

急性肾炎多见于儿童和青少年,以 5～14 岁多见,小于 2 岁少见,男女之比为 2∶1。临床表现轻重不一,轻者可无临床症状仅发现镜下血尿,重者可呈急进性过程,短期内出现肾功能不全。

1. 前驱感染　90% 的病例有链球菌的前驱感染,以呼吸道及皮肤感染为主。在前驱感染后经 1～3 周的无症状的间歇期而急性起病。咽峡炎为诱因者在冬春季多发,潜伏期 6～12 天(平均 10 天),时有发热、颈淋巴结大及咽部渗出。皮肤感染诱发者以夏秋季为高峰,潜伏期 14～28 天(平均 20 天)。

2. 典型表现　患儿全身症状不明显,可有低热、乏力、食欲缺乏、腹痛、腰痛、头晕、头痛、恶心、呕吐等症状。

(1)水肿:见于 70%～85% 的病例。初期多表现为眼睑及颜面水肿,渐波及躯干、四肢。水肿一般呈均匀结实的非凹陷性水肿;轻重不一,轻者仅眼睑略显水肿,严重者全身水肿伴胸腔、腹腔及心包积液;大多仅为轻至中度,随着尿量增多,水肿逐渐消退。

(2)血尿:表现为显微镜下血尿或肉眼血尿。尿常呈浓茶色、可乐色或洗肉水样。肉眼血尿可见于 50%～70% 的患儿,持续 1～2 周即转为显微镜下血尿。显微镜下血尿可持续数月,运动后或并发感染时血尿可暂时加剧。

(3)蛋白尿:程度不等。有 20% 患者可达肾病水平。蛋白尿患者病理增生病变较重。

(4)高血压:30%～80% 的病例可出现高血压,多在病程 1～2 周后降至正常,2%～5% 的患者血压急剧增高,可出现高血压脑病。

(5)少尿或无尿:病程早期均有尿色深,尿量减少,一般每日尿量 300～500mL,严重者可在 100mL 以下甚至无尿。若持续严重少尿,则可出现急性肾功能不全的症状。

3. 严重表现

(1)严重循环充血:常发生在起病 1 周内,由于水、钠潴留,血浆容量增加所致。当肾炎患儿出现呼吸急促和肺部湿啰音时,应警惕循环充血的发生,严重者可出现呼吸困难、端坐呼吸、颈静脉怒张、咳粉红色泡沫痰、两肺满布湿啰音、心脏扩大甚至出现奔马律、肝大而硬、水肿加剧可出现胸腔积液及胸腔积液征。少数可突然发生,病情急剧恶化,可因急性肺水肿于数小时内死亡。肺水肿的发生主要由于血浆容量增多时,肺血管床压力增高,而血浆胶体渗透压则因水潴留致血液稀释而降低,故水分易从肺微血管渗出而引起。一旦利尿消肿,血容量恢复正常,则循环充血症状亦随之消失。因此,治疗时以利尿消肿为主,慎用洋地黄类药物。

(2)高血压脑病:常发生在疾病早期,血压往往在 150～160mmHg/100～110mmHg 甚至以上,目前认为主要与水、钠潴留,血容量增加;脑血管痉挛,导致缺血、缺氧、血管渗透性增高而发生脑水肿所致。表现为头痛、恶心、呕吐、烦躁、意识模糊、复视或一过性失明,严重者可突发惊厥、昏迷。只要能及时控制高血压,脑症状可迅速消失。

（3）急性肾功能不全:常发生在疾病初期,出现尿少、尿闭等症状,引起暂时性氮质血症、电解质失衡和代谢性酸中毒,一般持续 3~5 天,不超过 10 天。

五、实验室检查

1. 尿检查　尿量减少,尿浓缩能力仍保持良好,比重常在 1.020~1.032。有不同程度的蛋白尿。显微镜检查均示红细胞明显增多,可见到颗粒管型、红细胞管型及少量白细胞。

2. 血液检查　红细胞计数及血红蛋白常因血液稀释而轻度降低。白细胞计数正常或增高。血沉增快。血清抗链球菌多种酶的抗体效价常增高,可持续 3~6 个月或更久。咽峡炎后肾炎患者血清抗链球菌双磷酸吡啶核苷酸酶增高最显著。抗链球菌脱氧核糖核酸酶 B 及抗链球菌溶血素“O”（ASO）亦大多增高。但脓皮病后肾炎血清 ASO、anti-DPNase 效价低,抗透明质酸酶及 anti-DNAase 则阳性率较高。80%~90%患者血清总补体、C3 在发病 2~4 周内降低,至第 8 周 94%的病例恢复正常。在多数患者血循环中可测得免疫复合物。

3. 肾功能检查　肾小球滤过率下降,内生肌酐清除率降低,但一般病例尿素氮、肌酐等保持正常或在少尿期暂时性轻度升高。严重少尿或尿闭,呈急性肾功能不全时可见显著氮质血症并伴代谢性酸中毒及电解质失衡。肾小管功能改变轻微。

六、诊断与鉴别诊断

本病诊断一般不困难,根据:①病前有链球菌感染史,血清中抗链球菌抗体增高,或咽拭子、皮肤脓性渗出物中培养出致肾炎型链球菌;②临床出现水肿、少尿、血尿、高血压任何一项或多项症状;③尿检查发现血尿、蛋白尿及管型尿;④血清补体下降等,可以确定诊断,但需注意与下列疾病鉴别。

1. 非链球菌感染后急性肾炎　可在肺炎球菌、葡萄球菌、伤寒杆菌等感染后或病毒感染如流行性腮腺炎、流行性感冒、麻疹、水痘、传染性单核细胞增多症等后发病。其中应特别注意与病毒性肾炎鉴别。此型肾炎常于急性病毒性上呼吸道感染早期(1~5 天)发病,临床以血尿为主,其他肾炎症状较轻微或不出现;血清中抗链球菌抗体效价不升高,补体不降低;肾功能多正常,预后良好。

2. IgA 肾病　以血尿为主要症状,表现为反复发作性肉眼或显微镜下血尿,伴或不伴蛋白尿,多在上呼吸道感染后 24~48 小时出现血尿,多无水肿、高血压,血清 C3 正常。确诊靠肾活体组织检查免疫病理诊断。

3. 乙型肝炎病毒相关性肾炎　此病是由乙型肝炎病毒抗原所形成的免疫复合物损伤肾小球或乙型肝炎病毒直接侵袭肾组织引起的肾小球肾炎。临床表现为蛋白尿、血尿或肾病综合征。血清乙型肝炎病毒标志物持续阳性,部分患者可有肝增大或肝功能异常。血补体正常或降低。肾活体组织检查病理主要为膜性肾病。免疫荧光检查可在肾组织中检出乙型肝炎病毒抗原或其 DNA。本病病程较迁延反复,可发展为慢性肾功能不全。

4.急进性肾炎　起病与急性肾炎相似,但在病程 1~4 周(或 2~3 个月)时病情急剧恶化,持续少尿或无尿,水肿,高血压加剧,并出现进行性肾功能不全。预后恶劣,病死率高。

5.慢性肾炎急性发作　既往肾炎病史不详,而在一次链球菌感染后急性发作时与急性肾炎鉴别较困难。凡在感染后潜伏期极短或无潜伏期即现肾炎症状,症状较迁延,生长发育较落后,贫血程度较重,氮质血症严重度与少尿程度不相符,尿少而比重低者应警惕慢性肾炎急性发作的可能性。

某些类型的肾小球肾炎亦可以急性肾炎起病,临床有时不易鉴别。如急性肾炎症状不典型,病程迁延[肉眼血尿、高血压或氮质血症在病程 3 周后持续存在;血尿和(或)蛋白尿持续 6 个月以上]或血清补体持续降低时;建议做肾穿刺取肾活组织检查,可有助于确定诊断,评估预后及指导治疗。

七、预防与治疗

预防本病主要在于积极防治溶血性链球菌感染。注意预防呼吸道感染及保持皮肤清洁卫生。一旦确定链球菌感染后,应及早注射青霉素 7~10 天。本症患者家庭成员或同学中咽培养阳性者亦应给予青霉素或红霉素,以控制致肾炎菌株感染流行及播散。

本病大部分可自愈,无特异治疗。

1.一般治疗

(1)休息:病初 2~3 周应卧床休息,待肉眼血尿消失、水肿消退、血压正常及循环充血症状消失后可下床作轻微活动。血沉正常可上学,但应避免重体力活动。尿沉渣细胞绝对计数正常后方可恢复体力活动。

(2)饮食:对有水肿、高血压者应限制水、盐的摄入。食盐以 60mg/(kg·d)为宜。水分一般以不显性失水加尿量计算。有氮质血症者应限蛋白,可给优质动物蛋白 0.5g/(kg·d),供给易消化的高糖饮食,以满足热量需要。尿量增多,氮质血症消除后应尽早恢复蛋白质供应,以保证小儿生长发育的需要。

(3)清除感染灶:存在感染灶时应给予青霉素或其他敏感抗生素 10~14 天的治疗。

2.对症治疗

(1)利尿:经控制水、盐摄入后仍有水肿、少尿者可用氢氯噻嗪 1~2mg/(kg·d),分 2~3 次口服。无效时需用呋塞米,口服剂量 2~5mg/(kg·d),注射剂量每次 1~2mg/kg,每日 1~2 次,静脉注射剂量过大时可有一过性聋。一般忌用保钾利尿药及渗透性利尿药。

(2)高血压及高血压脑病:凡经休息,控制水、盐摄入,利尿而血压仍高者均应给予降压药。①硝苯地平:是钙通道阻滞药,开始剂量为 0.25mg/(kg·d),最大剂量 1mg/(kg·d),分 3 次口服。在成人此药有增加心肌梗死发生率和病死率的危险,一般不单独使用;②卡托普利:是血管紧张素转换酶抑制剂,初始剂量为 0.3~0.5mg/(kg·d),最大剂量 5~6mg/(kg·d),分 3 次口服,与硝苯地平交替使用降压效果更佳。如血压迅速升高且有脑病征象时应给予镇静药如地西泮、苯巴比妥等,并选用降压效力强而迅速的药物。首选硝普钠,可直接作用于血管平滑肌使血管扩张,血压在 1~2 分钟迅速下降,同时能扩张冠状动脉及肾血管,增加肾血流量。硝普钠 5~20mg 加入 5% 葡萄糖液 100mL,开始以 1μg/(kg·min)速度静脉滴注,用药时严密监测血压,随时调节药液滴速,每分钟不宜超过 8μg/kg,以防发生低血压。静脉滴注时输液瓶、输液管等须用不透光的纸覆盖,以免药物遇光分解。

（3）严重循环充血:应卧床休息,严格限制水、钠的摄入及降压。尽快利尿,可静脉注射呋塞米。烦躁不安时给予镇静药如哌替啶(1mg/kg)、吗啡(0.1~0.2mg/kg)皮下注射。明显水肿者可给予血管扩张剂如硝普钠(用法同高血压脑病)、酚妥拉明(0.1~0.2mg/kg加入葡萄糖 10~20mL 中静脉缓慢注射)可降压和减轻肺水肿。上述处理无效者可采用腹膜透析或血液滤过治疗。

八、病程与预后

急性期症状如水肿、少尿、肉眼血尿、高血压、循环充血等一般在病程 2~4 周可消失。显微镜下血尿和蛋白尿可持续数周或数月,但 90% 以上的病例尿常规、尿沉渣计数、血沉等实验室检查 6 个月内均已恢复正常,为临床痊愈。少数病例显微镜下血尿及尿沉渣红细胞计数增高可延至 1 年或更久,但最终仍恢复正常。近年由于对急性期治疗的重视及采取的合理措施,于急性期死亡者已极少。多数学者认为本症经过顺利,在病程 3 个月后不会再出现症状反复,偶有因感染另一型链球菌致肾炎菌株而第二次再发者。远期预后良好,罕有发展为肾小球硬化、慢性肾功能不全者。关于本症预后问题上的不一致意见,主要是各组病例中可能不同程度地混杂某些非链球菌感染后肾炎之故。

第十七章　贫血

　　贫血是指外周血中单位容积内的红细胞数、血红蛋白量或血细胞比容低于正常值。根据贫血的病因,将贫血分为红细胞或血红蛋白的生成不足、溶血性及失血性贫血。根据贫血的程度可分为轻、中、重和极重度贫血。一般的临床表现为皮肤、黏膜、甲床的苍白,疲劳乏力、毛发干枯、营养不良、体格发育迟缓,注意力不集中、情绪激动,学习成绩下降、头晕头痛、恶心、耳鸣、眼前发黑等不适。重度贫血时可表现为皮肤的蜡黄色。急性的大失血或急性溶血性引起的贫血,可引起严重的循环衰竭甚至出现休克。在儿童的日常养护中,妈妈在妊娠期要预防并治疗贫血,提倡母乳喂养,及时添加辅食,合理搭配饮食,营养均衡,积极治疗肠道的疾病,防止意外伤害的发生,对于特殊儿童,如早产儿、低出生体重儿,应及早补铁,出生缺陷儿童应制订合理喂养计划等,青春期的儿童要适当地搭配饮食。在儿童保健的过程中,要注重儿童缺铁的筛查。

第一节　缺铁性贫血

　　缺铁性贫血是由于体内贮存铁缺乏,影响血红蛋白合成所致的低色素小细胞性贫血,又称营养性小细胞性贫血。从6个月至2岁的婴幼儿发病率较高,占7岁前儿童的30%以上。其原因主要是出生时铁贮存不足、饮食缺铁、长期慢性少量失血等。

一、病因与发病机制

　　1. 先天储铁不足　胎儿期最后3个月从母体获得的铁最多,如因早产、双胎、胎儿失血和孕母患严重缺铁性贫血等均可使胎儿储铁减少。为了增加储铁,在胎儿娩出时将结扎脐带时间延迟,可使新生儿多获得75mL左右血液(含铁约40mg)。

　　2. 铁摄入量不足　是导致缺铁性贫血的主要原因。出生后1年内需铁200mg左右(平均每日约0.6mg)以满足生长发育的需要。出生后一般以乳类食品为主,此类食品含铁量极低。由于母乳中铁的利用率极高,故6个月内母乳喂养儿很少发生缺铁性贫血,但6个月后若不添加富含铁的饮食则易出现缺铁性贫血。牛乳中铁的吸收率为10%,对牛乳喂养儿必须及时添加辅食,否则体重增加达1倍后,储存铁用完,即可发生贫血。较大儿童因饮食习惯不良、拒食、偏食或摄入动物食品太少而致贫血。

　　3. 生长发育快　婴儿期生长发育较快,3~5个月时和1岁时体重分别为初生时的2倍和3倍,随着体重增加,血容量也增加较快,如不及时添加含铁丰富的辅食就很容易造成婴儿,尤其是早产儿缺铁。

　　4. 铁的吸收障碍　食物搭配不合理可影响铁的吸收,慢性腹泻影响铁的吸收,同时增加铁的排泄。

5. 铁的丢失过多　　长期慢性失血如肠息肉、回肠远端憩室、膈疝、溃疡病、钩虫病或肺含铁血黄素沉着症等,虽每日失血量不多,如每失血 4mL 约等于失铁 1.6mg,已超过正常铁消耗量的 1 倍以上,很容易造成贫血。近年来发现每日以大量鲜牛奶喂养的小儿,可出现慢性肠道失血,此类患儿血中可出现抗鲜牛奶中不耐热蛋白的抗体。也有学者认为肠道失血与食入鲜牛奶的量有关,若每日食入量不超过 1000mL 或改变用蒸发奶或豆制代乳品,失血即可停止。

以上所列病因可单独或同时存在。

二、临床表现

皮肤黏膜苍白,以口唇、口腔黏膜、睑结膜及甲床最为明显;精神不振,食欲减退,心悸、头晕耳鸣。因含铁酶缺乏致消化功能紊乱和神经系统改变,注意力不集中,理解力降低,免疫功能低下,易发生各种感染。

三、诊断

1. 诊断要点

(1)有明确的缺铁病因和表现。

(2)血常规示小细胞低色素性贫血,平均约细胞体积(MCV)<80fl,平均红细胞血红蛋白含量(MCH)<28pg,平均红细胞血红蛋白浓度(MCHC)<0.32%,红细胞大小不等,中央浅染,网织红细胞计数正常或稍减少。

(3)铁代谢检查可见血清铁蛋白<16μg/L,总铁结合力>62.7μmol/L,运铁蛋白饱和度<0.15,红细胞游离原卟啉>0.91μmol/L。

(4)骨髓铁粒幼细胞<15%,红细胞外铁明显减少或消失。

(5)铁剂治疗有效。

2. 鉴别诊断

(1)地中海贫血:有家族史,地区性比较明显。特殊面容,肝脾明显肿大。血红蛋白电泳血红蛋白 A2(HbA2)及胎儿型血经蛋白(HbF)增高,或出现 H 型血红蛋白或 Bart 血红蛋白等。血清铁增高,骨髓中铁粒幼细胞增高。

(2)铁粒幼细胞性贫血:多有脾大。血清铁异常增高,骨髓检查见较多环状铁粒幼红细胞。用铁治疗无效。部分患者对维生素 B_6 治疗有效,可试用维生素 B_6,每日 20~500mg,有效者应长期治疗。

(3)慢性感染性贫血:多呈小细胞正色素性贫血,偶呈低色素性,血清铁和总铁结合力均降低,骨髓中铁粒幼细胞增多,血清铁蛋白也增高。

(4)特发性肺含铁血黄素沉着症:铁代谢检查同缺铁性贫血,但可有咳痰、咯血,胸部 X 线片可见肺部斑点状、粟粒状或网状阴影。痰或胃液中可查见含铁血黄素细胞。

四、治疗

去除病因,足量、足疗程补充铁剂,必要时输血治疗。

1. 一般治疗　　改善饮食,合理喂养,给予高蛋白富含铁元素、维生素 C 的食物、蔬菜和水果;加强护理,积极避免和(或)控制感染,注意休息,保护心脏功能。

2. 药物治疗

(1)口服铁剂:临床常选用较易吸收的二价铁盐制剂进行补铁。常用的口服铁剂为硫酸亚铁,含铁量为20%,口服铁剂的剂量常以元素铁来计算,一般每日4~6mg/kg,分3次口服,每次量不超过元素铁2mg/kg。服用时以两餐之间口服为宜,既可减少胃肠道不良反应,又可增加吸收。同时服用维生素C,可增加铁的吸收。牛奶、茶、咖啡及抗酸药等与铁剂同服均可影响铁的吸收。铁剂应继续用至血红蛋白达正常水平后2个月左右再停药,以补足铁的贮存量。治疗中最好测定血清铁蛋白,以避免铁过量。

(2)注射铁剂:对于口服铁剂治疗无效、不能耐受口服铁剂或腹泻严重而贫血又较重的患儿,可考虑铁剂注射。常用铁剂有右旋糖酐铁,每毫升含铁50mg,肌内注射;或含糖氧化铁,每毫升含铁20mg,静脉注射。铁剂肌内注射时局部可产生荨麻疹,还可见发热、关节痛、头痛或局部淋巴结大等不良反应;静脉注射时还可发生栓塞性静脉炎,且注射铁剂的治疗效应并不比口服快,故应慎重选择,能用口服铁剂者不用注射铁剂。

(3)铁剂应用后的反应:服用铁剂12~24小时后,细胞内含铁酶开始恢复,临床症状好转,烦躁激惹症状消失,食欲增加。36~48小时骨髓出现红细胞系增生,骨髓铁粒细胞和骨髓细胞外铁增加。网织红细胞于用药2~3天开始上升,5~7天达高峰,但很少超过10%,2~3周后降至正常。治疗1~2周后血红蛋白逐渐上升,一般于治疗后3~4周达到正常,贫血纠正。如合理用药3周后,血红蛋白上升仍不足20g/L,应另寻原因,如未遵医嘱用药或实际剂量不足、合并感染、胃肠道因素影响铁剂的吸收和利用、继续失血或诊断可能错误等。如治疗满意,应在血红蛋白恢复正常后再继续服用铁剂6~8周,以增加铁储存。

3. 其他治疗 缺铁性贫血由于发病缓慢,机体代偿能力强,一般不需要输血。但极重度贫血、重度贫血合并严重感染,或并发心功能不全,或急需外科手术者,应考虑输血治疗。常用浓缩的红细胞,每次4~6mL/kg(全血10mL/kg),贫血越重,每次输血量应愈少。对于血红蛋白在30g/L以下者,应立即进行输血,采取多次、少量、慢滴方法,若输血速度过快、量过大,可导致心力衰竭。一般不用洋地黄类制剂治疗。

4. 疗效 在诊断明确情况下,一般在铁剂治疗24小时以后,患儿的精神症状可以减轻,食欲、全身情况可好转,3~4天后网织红细胞计数就开始升高,7~10天达到高峰,2~3周以后降到正常。疗程2~3个月。

第二节 营养性巨幼细胞贫血

营养性巨幼细胞贫血是由于维生素B_{12}和(或)叶酸缺乏所致的一种大细胞性贫血;主要临床特点是贫血、神经精神症状和体征、红细胞的体积变大、骨髓中出现巨幼变的红细胞,用维生素B_{12}和(或)叶酸治疗有效。近年,随着生活水平的提高,营养因素所致的巨幼细胞贫血少见。

一、病因

1. 维生素 B_{12} 缺乏的原因

(1)摄入量不足:动物性食物含维生素 B_{12} 丰富,而植物性食物一般不含维生素 B_{12},饮食摄入不足所致维生素 B_{12} 缺乏罕见。单纯母乳喂养而未及时添加辅食的婴儿,尤其是乳母长期素食或患有维生素吸收障碍疾病者,可致婴儿维生素 B_{12} 摄入不足;偏食或严格素食者也可致维生素 B_{12} 摄入不足。

(2)吸收和运输障碍:食物中维生素 B_{12} 与胃底部壁细胞分泌的内因子结合成维生素 B_{12}-内因子复合物,由末端回肠黏膜吸收,进入血循环后需与转铁蛋白结合,再运送到肝脏贮存,此过程任何一个环节异常均可致维生素 B_{12} 缺乏。

(3)需要量增加:婴儿生长发育较快,对维生素 B_{12} 的需要量也增加,严重感染者维生素 B_{12} 的消耗量增加,如果维生素 B_{12} 摄入量不敷所需即可致缺乏。

2. 叶酸缺乏的原因

(1)摄入量不足:许多食物中都含有丰富的叶酸,包括绿色蔬菜、水果、动物脏器。机体内叶酸储量有限,出生 2~3 个月后饮食中缺乏叶酸易发生巨幼细胞贫血。羊乳含叶酸量很低,奶粉除非特别添加也缺乏叶酸,故单纯用这类乳品喂养而未及时添加辅食的婴儿容易缺乏叶酸。

(2)药物作用:长期应用广谱抗生素可使正常结肠内部分含叶酸的细菌被清除而减少叶酸的供应。抗叶酸代谢药物(如甲氨蝶呤、巯嘌呤等)抑制叶酸代谢而致病。长期服用抗癫痫药(如苯妥英钠、苯巴比妥、扑痫酮等)也可影响叶酸吸收而致叶酸缺乏。

(3)代谢障碍:遗传性叶酸代谢障碍、某些参与叶酸代谢的酶缺陷也可致叶酸缺乏。

二、发病机制

体内叶酸经叶酸还原酶的还原作用和维生素 B_{12} 的催化作用后变成四氢叶酸,后者是 DNA 合成过程中必需的辅酶。因此,维生素 B_{12} 或叶酸缺乏都可致四氢叶酸减少,进而引起 DNA 合成减少。幼稚红细胞内的 DNA 合成减少使其分裂和增生时间延长,导致细胞核的发育落后于胞质(血红蛋白的合成不受影响)的发育,使红细胞的胞体变大,形成巨幼红细胞。由于红细胞生成速度慢,加之异形的红细胞在骨髓内原位破坏(无效造血),进入血循环的成熟红细胞寿命缩短,从而造成贫血。

DNA 合成不足也可致粒细胞核成熟障碍,使其胞体增大,出现巨大幼稚粒细胞和中性粒细胞分叶过多现象。DNA 合成不足亦可使巨核细胞的核发育障碍而致核分叶过多,血小板减少。

脂肪代谢过程中,维生素 B_{12} 能促使甲基丙二酸转变成琥珀酸而参与三羧酸循环,此作用与神经髓鞘中脂蛋白形成有关,因而能保持含有髓鞘的神经纤维的功能完整性。当维生素 B_{12} 缺乏时,中枢和外周神经髓鞘受损,因而出现神经精神症状。维生素 B_{12} 缺乏者对结核杆菌易感性增高。叶酸缺乏主要引起情感改变,偶见深感觉障碍,其机制尚未明了。

三、临床表现

多见于 6 个月至 2 岁婴幼儿,起病缓慢。

1. 一般表现　多呈虚胖或颜面轻度水肿,毛发纤细稀疏、黄色,严重者皮肤有出血点或瘀斑。

2. 贫血表现　皮肤常呈现蜡黄色,睑结膜、口唇、指甲等处苍白,偶有轻度黄疸;疲乏无力,常伴有肝、脾大。

3. 精神、神经症状　可出现烦躁不安、易怒等症状。维生素 B_{12} 缺乏者表现为表情呆滞、目光发直、反应迟钝,嗜睡,不认亲人,少哭不笑,智力、动作发育落后甚至退步。重症病例可出现不规则性震颤,手足无意识运动,甚至抽搐、感觉异常、共济失调、踝阵挛和巴彬斯基征阳性等。神经系统的异常可以不伴有贫血的出现。叶酸缺乏不发生神经系统异常,但可有神经精神异常。

4. 消化系统症状　常出现较早,如厌食、恶心、呕吐、腹泻和舌炎等。

四、辅助检查

1. 外周血常规　呈大细胞性贫血,MCV>94fl,MCH>32pg。血涂片可见红细胞大小不等,以大细胞为多,易见嗜多色性和嗜碱点彩红细胞,可见巨幼变的有核红细胞,中性粒细胞呈分叶过多现象。网织红细胞、白细胞、血小板计数常减少。

2. 骨髓象　增生明显活跃,以红细胞系增生为主,粒、红系统均出现巨幼变,表现为胞体变大、核染色质粗而松、副染色质明显。中性粒细胞的胞质空泡形成,核分叶过多。巨核细胞的核有过度分叶现象。

3. 血清维生素 B_{12} 和叶酸测定　血清维生素 B_{12} 正常值为 $200\sim800ng/L$,<100ng/L 为缺乏。血清叶酸水平正常值为 $5\sim6\mu g/L$,<3μg/L 为缺乏。

4. 其他　血清乳酸脱氧酶水平明显升高。维生素 B_{12} 缺乏者血清胆红素水平可轻中度升高,尿甲基丙二酸含量增高。

五、诊断与鉴别诊断

根据临床表现、血常规和骨髓象可诊断巨幼细胞贫血。在此基础上,如精神神经症状体征明显,则考虑为维生素 B_{12} 缺乏所致。有条件时测定血清维生素 B_{12} 或叶酸水平可进一步协助确诊。诊断巨幼细胞贫血后,还需要积极调查明确导致维生素 B_{12} 和叶酸缺乏的原因。

六、治疗

1. 一般治疗　注意营养,及时添加辅食;加强护理,防止感染;震颤明显而不能进食者可用鼻饲数天。

2. 去除病因　对引起维生素 B_{12} 和叶酸缺乏的原因应予去除。

3. 维生素 B_{12} 和叶酸治疗　最好根据血清维生素 B_{12} 和叶酸的缺乏程度进行针对性治疗。单纯 B_{12} 缺乏或有精神神经症状者,应以维生素 B_{12} 治疗为主,$500\sim1000\mu g$,肌内注射 1 次,即可纠正摄入不足导致的贫血;早期不加用叶酸,以免有可能加重与维生素

B_{12} 相关的神经系统异常。用维生素 B_{12} 治疗后 6~7 小时骨髓内巨幼红细胞可转为正常幼红细胞(因此骨髓诊断应在用药前进行);一般精神症状 2~4 天后好转;网织红细胞 2~4 天开始增加,6~7 天达高峰,2 周后降至正常;精神神经症状恢复较慢。

第三节　再生障碍性贫血

再生障碍性贫血(aplastic anemia,AA)简称再障,是由于骨髓造血组织(造血干细胞、骨髓微环境等)受多种致病因素损伤,造成骨髓造血功能下降或衰竭而引起全血细胞减少的一组临床综合征,以贫血、感染、出血等相应症候为主要表现。部分病例骨髓造血功能障碍仅限于某一系造血细胞,如纯红细胞再生障碍性贫血(简称纯红再障)。再障的年发病率约 1/10 万,在儿童属少见病。

一、发病机制

由于再生障碍性贫血是由多病因引起的临床综合征,因此,其发病机制并未完全阐明,目前认为其发病主要涉及以下 3 个方面。

1. 造血干细胞缺陷　这可能是某些先天性再障的主要发病原因,如范可尼贫血存在高达十余种致病基因的缺陷,造成染色体的稳定性改变,造血干细胞损伤后不容易修复,对这类病例药物治疗很难奏效,须采用造血干细胞移植治疗才有可能治愈。

2. 造血微环境不良　作为造血干细胞发育的土壤,造血微环境不良显然与再障的发生密切相关,这可能是某些中药、雄激素、各种造血因子对部分再障治疗有效的基础。

3. 免疫调节功能紊乱　近年来越来越多的研究确定了免疫紊乱在再障发生中所起的重要作用。对 T 淋巴细胞亚群的检测显示再障患者常有辅助性 T 淋巴细胞减低、抑制性 T 淋巴细胞数量增多,常有 CD4/CD8 比例倒置、NK 细胞活性降低、干扰素功能增强等免疫紊乱现象,这也是联合免疫抑制治疗临床有效的发病学基础。

二、临床分型

根据外周血常规三系减少程度,再障可分为重型和非重型再障。血常规达到下列 3 项中的 2 项时为重型再障:粒细胞 $<0.5×10^9/L$;网织红细胞占比 $<1\%$ 或绝对值 $<15×10^9/L$;血小板 $<20×10^9/L$。若中性粒细胞 $<0.2×10^9/L$ 则为极重型再障。

我国根据国情于 1987 年修订了再障诊断和分型标准,包括急性再障、慢性再障和慢性重型再障;急性再障为重型再障 Ⅰ 型,慢性重型再障为重型再障 Ⅱ 型。

三、临床表现

再障的主要临床表现是贫血、出血、感染等相关的症候,通常没有肝、脾、淋巴结肿大。根据起病急缓及病情轻重,临床表现差异极大且预后有异。

1. 急性再障或重型再障 Ⅰ 型　起病急,进行性贫血,常伴严重感染、内脏等多部位出血,病情凶险,预后较差,尤其其中的极重型再障预后凶险。骨髓象呈多部位增生减低,三系造血明显减低,非造血细胞明显增多,如骨髓增生活跃有淋巴细胞增多($>70\%$),骨髓小粒非造血细胞明显增多。

2. 慢性再障　起病缓,病程进展慢,通常以贫血起病并作为主要症状,贫血轻中度,感染和出血均较轻。骨髓象显示至少有 1 个部位骨髓增生不良,2~3 系细胞增生减低,若骨髓增生活跃必须有巨核细胞减少,淋巴细胞增多(>30%)。

3. 慢性重型再障　以慢性再障起病但病情加重,血、骨髓象达到重型再障标准者,通常病程进展相对较慢性重型再障缓慢,预后也相对较好。

4. 肝炎后再障　是再障的一种特殊类型,在罹患传染性肝炎后发生,又称病毒性肝炎相关性再障。其所患肝炎多为非甲非乙型肝炎,少数为乙型肝炎。临床表现为肝炎后突发贫血、出血、发热等感染症状,起病急、进展快、病情重,多为急性再障,预后差。

四、实验室检查

1. 血常规　全血细胞减少,贫血为正细胞正色素性。

2. 骨髓象　急性型呈多部位增生减低或重度减低,三系造血细胞明显减少,非造血细胞增多。慢性型不同部位穿刺骨髓象不一致,可以增生不良到增生活跃,但至少要有一个部位增生不良;如增生良好,须有巨核细胞减少。

3. 骨髓活组织检查(活检)　骨髓活检可提高再障诊断的正确性,显示造血组织出现不同程度的萎缩,造血细胞/脂肪细胞比例下降,巨核细胞减少。

4. 放射性核素骨髓扫描　可反映全身功能性骨髓分布,显示正常骨髓部位的放射性摄取低下甚至消失。

5. 其他　造血祖细胞培养,集落形成减少;CD34$^+$细胞,流式细胞仪检测显示该类细胞明显减少。

五、诊断与鉴别诊断

1. 诊断标准　1987 年第四届全国再障学术会议修订的再障诊断标准如下。①全血细胞减少,网织红细胞绝对值减少;②一般无脾大;③骨髓检查显示至少一个部位增生减低或者重度减低[如增生活跃,须有红系中晚幼红(炭核)比例增高,巨核细胞明显减少],骨髓小粒非造血细胞增多及脂肪细胞增加(有条件者做骨髓活检等检查,显示造血组织减少,脂肪组织增加);④能除外引起全血细胞减少的其他疾病,如阵发性睡眠性血红蛋白尿症、骨髓增生异常综合征中的难治性贫血、急性造血功能停滞、骨髓纤维化、急性白血病、恶性组织细胞增生症等;⑤一般抗贫血药物治疗无效。

2. 鉴别诊断

(1)阵发性睡眠性血红蛋白尿:为红细胞膜获得性缺陷,在补体介导下引起慢性血管内溶血,但无血红蛋白尿发作者极易误诊为再障。本病出血和感染较少见,网织红细胞绝对值增高,尿中含铁血黄素细胞、糖水试验及 Ham 试验呈阳性反应,红细胞补体溶血敏感实验可检出阵发性睡眠性血红蛋白尿红细胞,流式细胞仪检测 CD55$^-$、CD59$^-$细胞增高。

(2)骨髓增生异常综合征:其中难治性贫血与再障鉴别较困难。难治性贫血虽有全血细胞减少,但骨髓病态造血明显,骨髓活检可见不成熟早期造血细胞异位现象,染色体核型异常发生率较高。

（3）低增生性急性白血病：病程进展缓慢，肝、脾、淋巴结一般不肿大，外周血全血细胞减少，未见或偶见少量原始细胞，骨髓灶性增生减低，但原始细胞百分比达白血病诊断标准。

六、治疗

1. 免疫抑制治疗

（1）抗胸腺细胞球蛋白（antithymocyte globulin，ATG）/抗淋巴细胞球蛋白（antilymphocyte globulin，ALG）：国内目前常用的 ATG/ALG 制剂及应用剂量，①国产猪 ATG，20～25mg/（kg·d）；②兔 ATG，2.5～5mg/（kg·d）；③马 ALG，10～20mg/（kg·d），以上药物均应用 0.9%氯化钠溶液稀释后缓慢静脉滴注，连用 5 天为 1 个疗程。ATG/ALG 治疗重型再障（SAA）疗效可达 50%～70%。若首次应用 ATG/ALG 无效，可改用另一剂型再次治疗，但同一患者不能再次接受同一动物来源的 ATG/ALG，以免发生极其严重的过敏反应甚至死亡。作为异种蛋白，ATG/ALG 的主要不良反应为类过敏反应、血清病、免疫损伤血小板、抑制免疫功能。

（2）环孢素 A（cyclosporin A，CSA）：疗效确切而不良反应相对较轻，常用制剂为 CSA 溶液（50mg/mL）或胶囊（25mg、50mg），剂量为 5～8mg/（kg·d），分早、晚 2 次口服。疗程不少于 3 个月，用药过程中需监测血药浓度，使全血谷浓度（服药前）150～200ng/mL、全血峰浓度（服药后 4 小时）300～500ng/mL 或血清峰浓度 200～400ng/mL。以上检测结果意义基本相同，取其一作为有效与安全的指标。CSA 治疗总有效率 50%～60%，主要不良反应包括可逆性肝、肾损害，高血压，多毛症，齿龈肿胀，颤抖等。

（3）大剂量甲泼尼龙（high-dose methylprednisolone，HDMP）：因疗效较差而不良反应明显，目前已较少使用；剂量 20～30mg/（kg·d），静脉输注，每连用 3 天减量一半，疗程 21～30 天。主要不良反应包括感染倾向加重；水钠潴留和高血压，甚至高血压脑病；心动过缓；胃黏膜损伤；钙磷代谢异常和骨质脱钙；体型改变显著等。

（4）大剂量免疫球蛋白（high-dose immunoglobulin，HDIG）：有肯定疗效，剂量 1g/（kg·d）（首剂可加倍），静脉点滴，每 3～4 周 1 次，共 6 次。与 CSA、ATG/ALG 等联合使用，除有免疫协同作用外，尚能提供免疫保护，是组成联合免疫抑制治疗的基本药物。HDIG 治疗中偶见过敏反应，尚未见治疗再障时出现其他明显不良反应。

（5）联合免疫抑制治疗：2 种以上药物的联合免疫抑制治疗疗效优于单药治疗，以下治疗组合 CSA+ATG+HDMP、ATG+CSA、ATG+CSA+HDIG 对重症再障的有效率均达到 70%以上，显示联合免疫抑制治疗有下列优点：①扩大作用范围；②相互协同作用；③相互保护作用。

（6）其他免疫抑制治疗：①抗 T 细胞单克隆抗体：常用抗 CD3 和抗 CD8 单克隆抗体，用药剂量 5mg/（kg·d），静脉点滴连续 5 天；②大剂量环磷酰胺（CTX）：CTX 45mg/（kg·d）+CSA 5mg/（kg·d）或 CTX 45mg/（kg·d），静脉点滴连续 4 天；或 CTX 50mg/（kg·d），静脉点滴连续 5 天；③他克莫司：新近资料显示部分不能耐受 CSA 或 CSA 治疗失败的病例用他克莫司取得良效。

2. 同种异体造血干细胞移植　是治疗重型再障的首选方案之一,前提是尽可能找到与患儿组织相容性抗原相合的供体。同种异体造血干细胞移植具体实施方案等可查阅相关专著,总体有效率70%以上。

3. 造血生长因子　可以刺激再障患者体内残存的造血干细胞生长,是可选用的积极治疗药物,如粒系集落刺激因子、粒-单集落刺激因子、促红细胞生成素、促血小板生成因子等,因疗效不能持久且价格昂贵,主要作为上述治疗的辅助和支持治疗。

4. 雄性激素　有刺激造血的作用。可选用的药物有安特尔、美雄酮、司坦唑醇、丙酸睾酮等。此类药物起效慢,主要不良反应为肝损害、多毛、声音变粗等男性化表现。主要用于慢性再障,也可作为急性再障联合应用药物之一。

第十八章 内分泌系统疾病

第一节 尿崩症

尿崩症是患儿完全或部分丧失尿液浓缩功能,以多饮、多尿和排出稀释性尿为特点的临床综合征。其原因与血管升压素(vasopressin,AVP)的合成、结构、转运、分泌和功能的异常有关。垂体后叶的 AVP 是由室旁核和视上核大细胞神经元合成的,由树突转运经垂体柄至垂体后叶储存。尿崩症分为中枢性尿崩症和肾性尿崩症。

一、中枢性尿崩症

1. 病因 中枢性尿崩症(下丘脑性、神经源性尿崩症)是由于 AVP 分泌或释放不足引起。先天性的下丘脑和(或)垂体神经发育的异常或自身免疫性破坏,AVP 基因或其转运中代谢缺陷等遗传原因,颅内创伤、感染、肿瘤、细胞浸润等损坏下丘脑、垂体或垂体柄和神经垂体,均可引起中枢性尿崩症。未能发现病因的称为特发性中枢性尿崩症。

(1)先天发育异常:脑中线发育不良、全前脑和家族性垂体发育不良、视神经发育不良等。患儿多有面部的异常,有的还伴有渴感的异常。

(2)遗传原因:家族性常染色体隐性遗传中枢性尿崩症多于 10 岁前出现症状,AVP开始分泌正常,后逐渐减少而出现症状。在同一家族有高外显率但表现可轻重不同。本病曾发现室旁核缺乏大细胞神经元,而视上核有 AVP 神经元。还发现 AVP 结构基因单个核苷酸突变引起中枢性尿崩症,已发现有多种碱基突变引起氨基酸序列改变。多数突变是在神经垂体内 AVP 前身物的结构中,说明神经垂体不仅只是储存 AVP,可能使 AVP前身物再进行一些改变才进入分泌颗粒。基因突变的产物可引起神经元退行性变和引起细胞死亡。亚单位无活性突变,已发现有 30 多种突变,多为一个碱基置换导致氨基酸结构或翻译的改变,最终使肽链合成异常。基因突变可影响 AVP 与受体的结合,或cAMP 产生或转录调节障碍。由于突变的不同,患者表现为异质性,有的可用去氨加压素(DDAVP)治疗有效,有的则无效。另外一种尿崩症-糖尿病-视神经萎缩-耳聋综合征是由于 4p16 的 WFS1 基因多个核苷酸变异所致,又称 Wolfram 综合征。

(3)创伤:如颅脑外伤(特别是颅底骨折)、手术损伤(尤其下丘脑或垂体部位手术)、产伤等,在下丘脑-垂体部进行手术引起 AVP 神经元损伤是最容易发生尿崩症的原因之一。手术可切断神经轴索引起下丘脑神经元退行性变,或直接损伤下丘脑神经元。术后尿崩症可有三期,术后早期为多尿,是暂时性的,持续 0.5~2 天,多尿时尿量可达每小时>200mL/m²;第二期为 AVP 不适当分泌综合征(syndrome of inappropriate anti-diuretic hormone,SIADH),尿量减少可能是神经元细胞破坏死亡 AVP 释放失控;第三期为永久尿崩症,约 90% 的 AVP 神经元破坏,在二期时 SIADH 越严重则预示发生永久性尿崩症的可能越大。如患儿同时有皮质醇缺乏如颅咽管瘤术后,因皮质醇影响自由水的清除,尿量增多不明显,当用糖皮质激素治疗后可突发尿崩症,开始术后的多尿应与手术中输液过多引起的多尿鉴别,通过输液记录输入的总液量可以鉴别。

(4)肿瘤:1/3 以上患儿由颅内肿瘤所致,常见有颅咽管瘤、视神经胶质瘤、松果体瘤等。AVP 神经元在下丘脑的分布除视上核和室旁核外还广泛地分布于下丘脑很大的范围内。能引起尿崩症的肿瘤或是较大或是浸润于垂体柄下丘脑、垂体束的重要部位。颅咽管瘤最常见,视神经胶质瘤多数在手术治疗后发生持续性尿崩症。松果体瘤典型地发生于下丘脑底部,在 AVP 轴索集中进入垂体后叶之前,最易发生尿崩症。胚胎生殖细胞瘤很小,一般常在尿崩症发生后数年用 MRI 检查有时还查不出,需测血中 β-hCG 并定期 MRI 才能发现。

(5)浸润、自身免疫和感染:朗格汉斯细胞组织细胞增生症和淋巴细胞垂体炎是最常见的引起尿崩症的浸润性疾病。急性髓性白血病可浸润垂体柄和蝶鞍,亦引起尿崩症。约 10%朗格汉斯细胞组织细胞增生症患者发生尿崩症,多为病情较重和病情较长者,浸润垂体柄在 MRI 图像上见垂体柄较粗。淋巴细胞性漏斗垂体柄炎患者约半数有“特发性尿崩症”,还可伴有其他自身免疫性疾病。另外,脑底部炎症如结核性脑膜脑炎、脑膜炎球菌、隐球菌、李斯特菌和弓形体脑膜炎、巨细胞病毒感染或脑部非特异性炎症均能引起尿崩症。

(6)其他:儿童原发遗尿可有 AVP 分泌的原发缺陷。用人工合成 DDAVP 治疗效果很好。

2. 临床表现　中枢性尿崩症发病常比较急,突发尿频,尿量增多,尿比重和渗透压均很低,或夜间遗尿;烦渴喜冷饮,婴儿渴感时哭闹不肯进食,给饮水后安静。由于喂水不足可发生便秘、低热、脱水、甚至休克,严重脱水可致脑损伤及智能缺陷。儿童由于烦渴、夜尿可影响睡眠和学习,出现少汗、皮肤干燥苍白、精神不振、食欲不振、体重不增、生长缓慢等症状。如充分饮水,一般情况正常,无明显体征。患儿尿比重常<1.010,尿渗透压<300mOsm/kg。血钠增高,血浆渗透压增高。

3. 诊断　对于有多饮多尿的患儿,夜间起尿时是否饮水在病史中很重要。应记录出入量,多饮、多尿、每日>2L/m² 时为病理现象。了解其他疾病史、家族史、生长史,中枢神经系统症状和体征等,以提示疾病的可能原因。

病理性多饮多尿应测血浆渗透压和血 Na、K、Cl、肌酐(Cr)及尿素氮(BUN)和尿液分析,尿渗透压,尿比重,尿糖。血浆渗透压>300mOsm/kg,尿渗透压<300mOsm/kg,可诊断为尿崩症。当血浆渗透压为>270mOsm/kg 时应进行限水试验。试验开始前先自由饮水后不再饮水 8 小时或更长时间。开始即记录体重、血压、血钠、血浆渗透压和每小时的尿量、尿比重和尿渗透压。试验中每次尿量减少不多,或虽有减少而尿比重和尿渗透压上升不明显,每 4 小时测 1 次血浆渗透压,如血浆渗透压>300mOsm/kg,尿渗透压在 10 小时以上一直<600mOsm/kg 应考虑患有尿崩症。如尿渗透压>600mOsm/kg 并稳定 1 小时以上时可排除尿崩症。相邻两次尿渗透压之差连续两次<30mmol/L,或体重下降达 5%,即再次采血测渗透压、血钠,应终止限水试验,并及时皮下注射垂体加压素 1U/m²(1mL=5U)后,每 15 分钟排尿 1 次,可见尿量明显减少,尿比重和尿渗透压上升,如尿渗透压上升峰值超过给药前的 50%,则为中枢性尿崩症。

诊断中枢性尿崩症后应进一步查找病因,必要时做 MRI 检查下丘脑和垂体以排除颅内病变。头颅 MRI 垂体后叶被破坏后图像中垂体后叶的亮点消失。

部分性 AVP 缺乏对限水的耐受较好,尿渗透压虽能上升,但多不能>600mOsm/kg,尿渗透压/血浆渗透压仍>1,当与肾性尿崩症鉴别时,后者对垂体加压素无反应;前者血浆 AVP 浓度低,后者高。

4. 鉴别诊断　最需要与尿崩症相鉴别的为强迫性多饮(又称精神性多饮)。常有精神因素存在,由于一些原因如婴儿发热或习惯性地喂水过多引起多饮;或较大儿童因精神刺激后过多地饮水并形成习惯。过多的饮水使体液稀释成低渗透状态,血浆渗透压减低而抑制 AVP 的分泌,使肾小管水的重吸收减少,尿量增多,发生渴感再饮水,形成恶性循环。多为渐进性起病,多饮、多尿症状逐渐加重,患儿每日饮水量多少不固定,虽尿渗透压和尿比重偏低,但是血浆渗透压不增高。对限水的耐受性较好,可夜间不饮水。由于患儿分泌 AVP 能力正常,故禁水试验较加压素试验更能使其尿渗透压增高。长时期限制饮水病情会逐渐恢复正常。

其他多饮、多尿多为高溶质性的如糖尿病、高尿钙、肾小管酸中毒等,还有肾功能不全、低钾血症等,都容易鉴别。

5. 治疗

(1)病因治疗:对有原发病的患儿必须针对病因治疗。肿瘤可手术切除。特发性中枢性尿崩症应检查有无垂体其他激素缺乏情况。渴感正常的患儿应充分饮水,但若有脱水、高钠血症时应缓慢给水,以免造成脑水肿。

(2)药物治疗:新生儿和单纯喂奶的小婴儿全是液体食物,一般不需要药物治疗和单独大量饮水。用加压素治疗有发生水中毒的危险。如果尿量太多,口渴严重时可用氢氯噻嗪类药物,增加近端肾小管对钠和水的重吸收可减少饮水量。

1)去氨加压素(DDAVP):是精氨酸加压素的衍生物,将 AVP 9-氨基酸肽的第一个半胱氨酸去氨基,第 8 个左旋精氨酸改成右旋精氨酸而成为 DDAVP。它可以和 AVP V2 受体结合起加压素的作用,促进肾小管水的重吸收,浓缩尿液,减少尿量和渴感。本药为缓释剂,作用时间一般可达 8~12 小时,临床用于治疗中枢性尿崩症。由于病情的轻重不一,用药量应从小量开始,一般 100~300g,每日 1 次,于睡前服。同时应适当减少饮水防止水中毒。效果不足以维持无夜尿和不饮水时可再加量。本药为每片 0.1mg,可服用125~250mg,必要时可每日 2 次。用 DDAVP 治疗的婴儿和小年龄儿童应减少饮水,防止水中毒。

2)鞣酸加压素油剂:为猪垂体提取的加压素经精制而成的油剂注射液。为长效的垂体后叶激素,有一定的抗利尿作用。该药为混悬液,用前需稍加温并摇匀,再进行深部肌内注射,开始注射剂量为 0.1~0.2mL,作用可维持 3~7 天,需待多饮多尿症状出现时再给用药,并根据疗效调整剂量。用药期间应注意控制患儿的饮水量,以免发生水中毒。

3)氢氯噻嗪(双氢克尿噻):为利尿药,抑制肾髓质及升支部的钠和氯的重吸收,减少近端肾小管水的重吸收从而减少尿量。可用于小婴儿中枢性尿崩症减少尿量。用量 1~2mg/kg,分 2~3 次口服。不良反应可引起低钾血症,用药时应适当补钾。

4)阿米洛利(氨氯吡咪):本药有抑制远端肾小管和集合管皮质段对钠的重吸收,增加水随钠的排出,使肾小球滤过率减低,可与氢氯噻嗪同时用于治疗肾性尿崩症。

二、血管升压素不适当分泌综合征

血管升压素不适当分泌综合征(SIADH)在儿童常是医源性的。有些由于输液不当,输入低张液过多导致。SIDAH可发生于颅内病变如脑膜炎、脑肿瘤、头部创伤等情况。儿童结核性脑膜炎时出现AVP分泌增多伴低钠血症,预示病情严重和预后不良。当下丘脑和垂体术后的第二期可出现AVP分泌增多。儿童用DDAVP治疗中枢性尿崩症或遗尿时药物过量亦可发生。其他较少见的原因可见于肺部疾患如肺阻塞疾病、机械高压通气,和一些药物如卡马西平及化疗药等。

1. 临床表现 为中枢神经系统症状,如呕吐、头痛等,早期开始可有疲乏。主要由于肾水重吸收过多引起水潴留,体液容量过大,水中毒和低钠血症,血浆渗透压降低,同时排出高渗性尿和尿排钠增多。当SIADH是慢性发生低血钠时多无明显症状,血钠< 120mmol/L。如果不适当地输入低张液使血钠较快低于130mOsm/kg时,会发生惊厥和昏迷,特别小年龄儿童,患儿肾功能正常。

2. 治疗 慢性SIADH时最好的治疗是限制饮水。正常人每日肾溶质负荷需水500mL/m²,非肾水丢失为500mL/m²,因此限水量为1000mL/m²,可使血钠降低或低钠血症的纠正非常慢。急性SIADH的治疗比较困难,一般无神经系统症状时也只是限水,有神经症状时虽然此时可给高张盐水(3%NaCl)3~5mL/kg,使血钠上升5~7mmol/L即应停止,但是由于醛固酮和心钠素的分泌使钠很快又从尿中排出,而不能在血中保留。长期治疗应是限水以缓慢地纠正低血钠。尿素对SIADH取得较好的效果。

3. 预防 对SIADH最重要的是预防,警惕药物引起的SIADH。

三、肾性尿崩症

肾性尿崩症是由于AVP抵抗所致,有遗传性和获得性,遗传性较少见而病情较重,且儿童比成人多见。

1. 先天性X-连锁肾性尿崩症 为显性遗传,多为男孩发病,本病为AVP V2受体基因突变。V2受体是在肾激活腺苷环化酶,其受体的缺陷为G蛋白α单位的异常。由于AVP抵抗肾产生大量低渗性尿液,尿渗透压常在50~100mOsm/kg。本病常在出生后断奶时发生症状,有明显的多饮多尿,渴感难以满足,出现发热、呕吐和脱水,常容易误诊为感染。患儿宁愿饮水不肯吃高热量固体食物。如未能及时诊断和治疗,患儿出现生长障碍。喂水不足经常反复发生脱水,引起不同程度的智能落后。X线颅骨片常可见到额叶及基底核钙化,发生钙化的原因除与严重脱水有关外,还可能是由于AVP抵抗,血中AVP浓度增高,AVP的V1和V3受体正常,通过一些独特的作用引起脑钙化。较大儿童因夜间尿多而自动减少食物的摄入导致营养不良引起生长障碍。另外,由于长期大量饮水和排出大量尿液,可发生不明显的肾盂及输尿管积水和膀胱扩张。

2. 先天性常染色体隐性遗传肾性尿崩症 本病为肾小管上皮细胞主管水通道的蛋白质中aquaporin-2基因突变。这种突变损伤管腔膜对水的渗透性,使肾小管内的滤过液不能重吸收,引起多尿。曾报告一例aquaporin-2突变患者尿中aquaporin-2增多。测尿中aquaporin-2可用于与中枢性尿崩症的鉴别。

3. 获得性尿崩症　比较常见,多是由于锂或四环素影响 AVP 刺激 cAMP 的作用,接受锂治疗者约 50% 可损伤尿浓缩功能,10%~20% 发展为临床尿崩症,并常伴有肾小球滤过率减低。锂可能损伤 AVP 刺激 cAMP 产生,使 aquaporin 基因 mRAN 在肾集合管的表达,产生多尿。

四环素使肾小管上皮细胞水转运功能被抑制,其他多囊肾、镰状细胞病也损伤肾浓缩功能,蛋白质和钠摄入减少亦可引起肾髓质张力减低发生尿崩症。

肾性尿崩症的治疗:有后天原因者应消除原因。先天性肾性尿崩症治疗困难。治疗目的是保证适当热量的摄入,保证生长正常和避免严重的脱水。早期治疗可减轻生长和智能的落后。噻嗪类利尿药和氨氯吡嗪联合治疗,噻嗪类可增加钠和水的排出,减少肾小球滤过,增加近端肾小管钠和水的重吸收;吲哚美辛可进一步增加钠和水的重吸收。噻嗪类可引起血钾降低,应注意补充。

第二节　先天性肾上腺皮质增生症

先天性肾上腺皮质增生症(congenital adrenal hyperplasia,CAH)是一组因肾上腺皮质激素合成途径中酶缺乏引起的疾病,属常染色体隐性遗传病。发病率有种族、地域差异,世界范围内总体发病率为 $1/(10\ 000\sim20\ 000)$,我国发病率为 $1/(12\ 200\sim16\ 400)$。常见的酶缺乏包括 21-羟化酶、11β-羟化酶、3β-类固醇脱氢酶、17α-羟化酶缺陷等,其中 21-羟化酶缺乏最常见,90% 以上的 CAH 患儿为该酶缺乏所引起。

一、病因与病理生理

肾上腺皮质由球状带、束状带、网状带组成。球状带位于最外层,占皮质的 5%~10%,是盐皮质激素-醛固酮的唯一来源;束状带位于中间层,是最大的皮质带,约占75%,是皮质醇和少量盐皮质激素(脱氧皮质酮、脱氧皮质醇、皮质酮)的合成场所;网状带位于最内层,主要合成肾上腺雄激素和少量雌激素。正常肾上腺以胆固醇为原料合成糖皮质激素、盐皮质激素、性激素(雄、雌激素和孕激素),其过程极为复杂,每一步骤都必须经过一系列酶催化,有些酶是合成这三类激素或其中两类激素的过程中所共同需要的。表 18-1 概括了类固醇激素合成所需的酶,其中除 3β-羟类固醇脱氢酶(3β-HSD)外,均为细胞色素 P450(cytochrome P450)蛋白超家族成员。

表 18-1　参与肾上腺类固醇激素合成的酶

名称	位置	催化作用	编码基因	定位
CYP11A(P450SCC)	线粒体	20α-羟化	CYP11A	15q23 -q24
		22α-羟化		
		20-22 裂解		
3β-HSD	微粒体	还原 3β-羟基异构 A5-A4	HSD382	1p13.1
CYP17(P450c17)	微粒体	17α-羟化	HSD381	
		17-20 裂解	CYP17	10q24 -q25
CYP21(P450c21)	微粒体	21α-羟化	CYP21B	6p21.3
CYP1181(P450c11β)	线粒体	11β-羟化	CYP11B1(两个 同源基因)	8q22
CYP1182(P450c11AS)	线粒体	18-羟化	CYP1182	8q24.3
(醛固酮合成酶)	线粒体	18-脱氢		
肾上腺铁硫蛋白	线粒体	电子传递辅酶	FDX1	11q22
肾上腺铁硫蛋白还原酶		电子传递辅酶	FDXR	17q24 -q25

肾上腺合成激素是在垂体分泌的促肾上腺皮质激素(ACTH)控制下进行的。先天性肾上腺皮质增生症时,由于上述激素合成过程中有不同部位的酶缺陷致使糖皮质激素、盐皮质激素合成不足,而在缺陷部位以前的各种中间产物在体内堆积。由于血皮质醇水平降低,负反馈作用消除,以致垂体前叶分泌 ACTH 增多,刺激肾上腺皮质增生,并使雄激素和一些中间代谢产物增多。由于醛固酮合成和分泌在常见类型的 CAH 中亦大多同时受到影响,故常导致血浆肾素活性(PRA)增高,从而产生各种临床症状。主要的酶缺乏有 21-羟化酶(CYP21)、11β-羟化酶(CYP1181)、17-羟化酶(CYP17)、3β-羟类固醇脱氢酶(3β-HSD)、1β-羟化酶(CYP1182)等(表 18-1)。

二、临床表现

本症以女孩多见,男女之比约为 1:2。本病的临床表现取决于酶缺乏的部位及缺乏的严重程度。常见的有以下几种类型。

1. 21-羟化酶缺乏症(21-hydroxylase deficiency,21-OHD)　是 CAH 中最常见的一种,占典型病例的 90%~95%。21-羟化酶基因定位于第 6 号染色体短臂(6p21.3),与 HLA 基因簇紧密连锁,由 A 基因(CYP21A)和 B 基因(CYP21B)两个基因座构成,CYP21A 又称 CYP21P,是无功能的假基因;CYP21B 又称 CYP21,是 21-羟化酶的编码基因。

*CYP*21 基因突变,包括点突变、缺失和基因转换等,致使 21-羟化酶部分或完全缺乏。由于皮质醇合成分泌不足,垂体分泌大量 ACTH 刺激肾上腺皮质增生;同时因雄激素合成过多,致使临床出现轻重不等的症状,可表现为单纯男性化型、失盐型、非典型型三种类型。

(1)单纯男性化型:是 21-羟化酶不完全缺乏所致,酶缺乏呈中等程度,11-脱氧皮质醇和皮质醇、11-脱氧皮质酮等不能正常合成,其前体物质 17-羟孕酮、黄体酮、脱氢异雄酮增多。但由于患儿仍有残存的 21-羟化酶活力,可合成少量皮质醇和醛固酮,故临床无失盐症状,主要表现为雄激素增高的症状和体征。

女孩表现为假两性畸形。由于类固醇激素合成缺陷在胎儿期即存在,故女孩在出生时即呈现程度不同的男性化体征,如阴蒂肥大,类似男性的尿道下裂;大阴唇似男孩的阴囊,但无睾丸;或有不同程度的阴唇融合。虽然外生殖器有两性畸形,但内生殖器仍为女性型,有卵巢、输卵管、子宫。患儿 2~3 岁后可出现阴毛、腋毛。青春期、女性性征缺乏,无乳房发育和月经来潮。

男孩表现为假性性早熟。出生时可无症状,生后 6 个月以后出现性早熟征象,一般 1~2 岁后外生殖器明显增大,阴囊增大,但睾丸大小与年龄相称。可早期出现阴毛、腋毛、胡须、痤疮、喉结,声音低沉和肌肉发达。

无论男孩还是女孩均出现体格发育过快,骨龄超出年龄,因骨骺融合早,其最终身材矮小。由于 ACTH 增高,可有皮肤黏膜色素沉着。一般缺陷越严重,色素增加越明显,以皮肤皱褶处为明显,如腹股沟、乳晕周围、腋窝、手指关节伸面等,新生儿多表现在乳晕和外生殖器。

(2)失盐型:是 21-羟化酶完全缺乏所致。皮质醇的前体物质如黄体酮、17-羟孕酮等分泌增多,而皮质醇、醛固酮合成减少,使远端肾小管排钠过多,排钾过少,出现低血钠、高血钾、血容量降低及代谢性酸中毒等失盐症状。患儿除具有上述男性化表现外,生后不久即可有拒食、呕吐、腹泻、体重不增或下降等。若治疗不及时,可因循环衰竭而死亡。女性患儿出生时已有两性畸形,易于诊断。男性患儿诊断较为困难,常误诊为幽门狭窄而手术或误诊为婴儿腹泻而耽误治疗。

(3)非典型型:也称迟发型、隐匿型或轻型,是由于 21-羟化酶轻微缺乏所致。本症的临床表现各异,发病年龄不一。在儿童期或青春期才出现男性化表现。男孩为阴毛早现、性早熟、生长加速、骨龄提前;女性患儿可出现初潮延迟、原发性闭经、多毛症及不育症等。

2.11β-羟化酶缺乏症(11β-hydroxylase deficiency,11β-OHD)　占本病的 5%~8%,此酶缺乏时,雄激素和 11-脱氧皮质醇均增多。临床表现出与 21-羟化酶缺乏相似的男性化症状,但程度较轻;可有高血压和钠潴留。多数患儿血压中等程度增高,其特点是给予糖皮质激素后血压可下降,而停药后血压又回升。

3.3β-羟类固醇脱氢酶缺乏症(3β-hydroxysteroid dehydrogenase deficiency,3β-HSD)

本型较罕见,是由于 3β-HSD Ⅱ 基因突变所致。该酶缺乏时,醛固酮、皮质醇、睾酮的合成均受阻,男孩出现假两性畸形,如阴茎发育差、尿道下裂。女孩出生时出现阴蒂肥大、轻度男性化现象。由于醛固酮分泌低下,在新生儿期即发生失盐、脱水症状,病情较重。

4.17-羟化酶缺乏症(17α-hydroxylase deficiency,17-OHD)　本型也罕见,由于皮质醇和性激素合成受阻,而11-脱氧皮质酮和皮质酮分泌增加,临床出现低钾性碱中毒和高血压。由于性激素缺乏,女孩可有幼稚型性征、原发性闭经等;男孩则表现为男性假两性畸形,外生殖器女性化,有乳房发育,但体检见睾丸。

三、实验室检查

1.生化检测

(1)尿液17-羟类固醇(17-OHCS)、17-酮类固醇(17-KS)和雌三醇测定:其中17-KS是反映肾上腺皮质分泌雄激素的重要指标,对本病的诊断价值优于17-OHCS。肾上腺皮质增生症患者17-KS明显升高。

(2)血液17-羟孕酮(17-OHP)、肾素血管紧张素原(PRA)、醛固酮、脱氢异雄酮(DHEA)、脱氧皮质酮(DOC)及睾酮(T)等的测定:血17-OHP、黄体酮、DHEA、$\triangle$4-雄烯二酮($\triangle$4-A)及T均可增高。其中17-OHP增高可为正常的几十至几百倍,是21-OHD特异性诊断指标:①17-OHP>300nmol/L(10000ng/mL)时考虑为典型的21-OHD;②17-OHP6～300nmol/L(200～1000ng/mL)时考虑为非典型21-OHD。但早产儿、低出生体重儿在生后早期和新生儿期疾病时17-OHP可相对较足月产和正常出生体重儿为高。17-OHP和肾上腺类固醇谱的测定可用于肾上腺皮质增生症的新生儿筛查及诊断与鉴别诊断。

(3)血电解质测定:失盐型可有低钠、高钾血症。

(4)血皮质醇、ACTH:典型失盐型CAH患者的皮质醇水平低于正常,单纯男性化型可在正常范围或稍低于正常。血ACTH不同程度升高,部分患儿尤其是非典型者可正常。

2.其他检查

(1)染色体检查:外生殖器严重畸形时,可做染色体核型分析,以鉴定性别。

(2)X线检查:摄左手腕掌指骨正位片,判断骨龄。患者骨龄超过年龄。

(3)CT或MRI检查:可发现双侧肾上腺增大。

(4)基因诊断:采用直接聚合酶链反应、寡核苷酸杂交、限制性内切酶片段长度多态性和基因序列分析可发现相关基因突变或缺失。

四、诊断与鉴别诊断

典型单纯男性化型患者无失盐及明显的糖皮质激素缺乏的症状,而有雄激素增高的症状,如多毛、阴毛早现、声音变粗、男孩阴茎粗大和女孩外生殖器男性化等;典型失盐型患儿在新生儿期即出现呕吐、腹泻、脱水和难以纠正的低血钠、高血钾及代谢性酸中毒,严重者出现循环衰竭等危象;无论男女均有生长加速,骨龄超前。非典型者在儿童早期无明显临床症状,以后往往因多毛、痤疮、月经过少、闭经和生育能力障碍等就诊。

本病如能早期诊断、早期治疗,可维持患儿的正常发育和生活,因此早期确诊极为重要。典型失盐型21-OHD临床诊断不难,而单纯男性化型及不典型21-OHD易引起漏诊或误诊。婴幼儿外阴发育异常时,应高度警惕 CAH 的可能,特别是对于男性患儿单纯出现阴茎增大,不伴阴毛早生、睾丸不增大;青春期女孩出现月经稀发、不规则伴多毛痤疮或骨龄快速进展,应注意及时进行相应生化检查,排除 CAH,并需与其他相关疾病鉴别。

1. 失盐型易误诊为先天性肥厚性幽门狭窄或肠炎,故如遇新生儿反复呕吐、腹泻,应注意家族史、生殖器外形等,必要时进行相关检查。先天性肥厚性幽门狭窄症表现为特征性的喷射性呕吐,钡剂造影可发现狭窄的幽门,无皮肤色素沉着,外生殖器正常。

2. 单纯男性化型应与真性性早熟、男性化肾上腺肿瘤相鉴别。单纯男性化型睾丸大小与实际年龄相称,17-酮类固醇明显升高;而真性性早熟睾丸明显增大,17-酮类固醇增高,但不超过成人期水平。男性化肾上腺肿瘤和单纯男性化型均有男性化表现,尿 17-酮类固醇均升高,需做地塞米松抑制试验,男性化肾上腺肿瘤不被抑制,而单纯男性化型对较小剂量地塞米松即可显示明显抑制。

五、治疗

1. 治疗目的　①替代肾上腺分泌类固醇的不足,补充生理需要的糖、盐皮质激素,维持机体正常的生理代谢;②抑制 ACTH 的分泌,从而减少肾上腺雄激素的过度分泌,抑制男性化,阻止骨骺成熟加速,促进正常的生长发育。

2. 及时纠正水、电解质失衡(针对失盐型患儿)　静脉补液可用 0.9%氯化钠溶液,有代谢性酸中毒则用 0.45%氯化钠和碳酸氢钠溶液。忌用含钾溶液。重症失盐型需静脉滴注氢化可的松 25~100mg;若低钠和脱水不易纠正,可口服氟氢可的松 0.05~0.1mg/d。脱水纠正后,糖皮质激素改为口服并长期维持,同时口服氯化钠 2~4g/d。

3. 药物治疗

(1)糖皮质激素:糖皮质激素治疗一方面可补偿肾上腺分泌皮质醇的不足,一方面可抑制下丘脑和垂体分泌过多的促肾上腺皮质激素释放激素(CRH)和 ACTH,从而减少雄激素的过度产生,故可改善男性化、性早熟等症状,保证患儿正常的生长发育过程。首选药物是氢化可的松 10~20mg/(m^2·d),分 2~3 次口服。

治疗过程中应根据血压、身高增长速率、雄烯二酮、DHEA、DHEAS、睾酮及骨成熟度、尿 17-酮类固醇等指标综合分析调整糖皮质激素的剂量。如应用糖皮质激素的剂量过大,则影响生长;如剂量不足,则不能抑制肾上腺雄激素继续过量产生,雄激素会促使骨骺过早融合,同样对患儿生长造成影响,并产生其他一些雄激素过多的表现。应将剂量维持在能充分抑制雄性激素,控制男性化症状,保持正常生长的最小剂量。一般不用 17-OHP 作为治疗监测的指标,因其每日变化较大,且易受应激影响。婴儿期治疗以抑制 17-OHP 水平为目标可导致治疗过度,婴幼儿期宜使用最低剂量糖皮质激素保持良好的健康状态,而抑制 17-OHP 水平是次要的。

(2)盐皮质激素:盐皮质激素可协同糖皮质激素的作用,使 ACTH 的分泌进一步减少。可口服氟氢可的松 0.05~0.1mg/d,症状改善后,逐渐减量、停药。因长期应用可引起高血压。0.1mg 氟氢可的松相当于 1.5mg 氢化可的松,应将其量计算于皮质醇的用量中,以免皮质醇过量。

在皮质激素治疗的过程中,失盐型还应该监测血钾、钠、氯等电解质。患儿在应激情况下(如感染、过度劳累、手术等)或青春期,糖皮质激素的剂量应比平时增加 1.5~2 倍,在出现肾上腺危象或其他危及生命的情况时,氢化可的松的剂量可达 $100mg/(m^2 \cdot d)$。

4. 手术治疗　男性患儿无须手术治疗。女性假两性畸形患儿宜在 6 个月~1 岁行阴蒂部分切除术或矫形术。

5. 其他辅助治疗　未经治疗的 CAH 患儿多出现生长落后,与雄激素过多导致骨骺过早融合有关;而过度治疗使皮质醇增多,抑制生长激素,影响生长板也可致生长落后。CAH 患者的最终身高常低于遗传靶身高,若患儿骨龄显著增加及预测身高严重受损,有研究显示生长激素(GH)或 GH 与促性腺激素释放激素(GnRH)(出现中枢性性早熟时)联用,或使用芳香化酶抑制剂,可改善患者最终身高。

六、预防

1. 新生儿筛查　应用干血滴纸片法,对生后 2~5 天的婴儿采集足跟血样检测 17-OHP 浓度可进行早期诊断。正常婴儿刚出生时血 17-OHP 水平较高,12~24 小时后降至正常。但 17-OHP 筛查仅能发现 70%~80% 的患者(主要是失盐型、大部分单纯男性化型)。早产、低体重儿和患某些心肺疾病时 17-OHP 也会上升,需注意鉴别。

2. 产前诊断

(1)21-OHD:在妊娠 9~11 周取绒毛膜活检进行胎儿细胞 DNA 分析;妊娠 16~20 周取羊水检测雌三醇、17-OHP 等。因大部分非典型 21-OHD 患儿生后 17-OHP 水平无明显升高,因此基因检测是此型患儿唯一早期诊断手段。

(2)11β-OHD:主要测羊水及取绒毛膜做相关基因分析进行诊断。

第三节　先天性甲状腺功能减退症

甲状腺功能减退症简称甲减,是由于各种不同的疾病累及下丘脑-垂体-甲状腺轴功能,以致甲状腺素缺乏;或是由于甲状腺素受体缺陷所造成的临床综合征。按病变累及的位置可分为:①原发性甲减,是由于甲状腺本身疾病所致;②继发性甲减,其病变位于垂体/下丘脑,又称为中枢性甲减,多数与其他下丘脑-垂体轴功能缺陷同时存在;③外周性甲减,因甲状腺激素受体功能缺陷所致。

先天性甲减是由于甲状腺激素合成不足或其受体缺陷所造成的一种疾病。根据病因的不同可分为两类:①散发性:是先天性甲状腺发育不良、异位或甲状腺激素合成途径中酶缺陷、受体缺陷所造成,国内发病率约为 1/3000;②地方性:多见于甲状腺肿流行的山区,是该地区水、土和食物中碘缺乏所致,随着我国碘化食盐的广泛应用,其发病率明显下降。

一、甲状腺激素生理和病理生理

1. 甲状腺激素的合成　甲状腺的主要功能是合成甲状腺素(thyroxine,T_4)和三碘甲腺原氨酸(triiodothyronine,T_3)。血循环中的无机碘被摄取到甲状腺滤泡上皮细胞内,经甲状腺过氧化物酶氧化为活性碘,再与酪氨酸结合成单碘酪氨酸(MIT)和双碘酪氨酸(DIT),两者再分别偶联生成 T_3 和 T_4。这些合成步骤均在甲状腺滤泡上皮细胞合成的甲状腺球蛋白(TG)分子上进行。

2.甲状腺素的释放 甲状腺滤泡上皮细胞通过摄粒作用将 TG 形成的胶质小滴摄入胞内,由溶酶体吞噬后将 TG 水解,释放出 T_3 和 T_4。

3.甲状腺素合成和释放的调节 甲状腺素的合成和释放受下丘脑分泌的促甲状腺激素释放激素(TRH)和垂体分泌的促甲状腺激素(TSH)的控制,下丘脑产生 TRH,兴奋垂体前叶产生 TSH,TSH 再兴奋甲状腺分泌 T_3、T_4。而血清 T_4 则可通过负反馈作用降低垂体对 TRH 的反应性、减少 TSH 的分泌。T_3、T_4 释放入血循环后,约 70%与甲状腺素结合球蛋白(TBG)相结合,少量与甲状腺结合前清蛋白和清蛋白结合,仅 0.03%的 T_4 和 0.3%的 T_3 为游离状态。正常情况下,T_4 的分泌率较 T_3 高 8~10 倍;T_3 的代谢活性为 T_4 的 3~4 倍;机体所需的 T_3 约 80%在周围组织由 T_4 转化而成,TSH 亦促进这一过程。

4.甲状腺素的主要作用

(1)产热:甲状腺素能加速体内细胞氧化反应的速度,从而释放热量。

(2)促进生长发育及组织分化:甲状腺素促进细胞组织的生长发育和成熟;促进钙磷在骨质中的合成代谢和骨、软骨的生长。

(3)对代谢的影响:增加酶的活力,促进新陈代谢;促进蛋白质合成;促进糖的吸收、糖原分解和组织对糖的利用;促进脂肪分解和利用。

(4)对中枢神经系统的影响:甲状腺素对神经系统的发育及功能调节十分重要。特别在胎儿期和婴儿期,甲状腺素不足会严重影响脑的发育、分化和成熟,且造成的后果不可逆转。

(5)对消化系统的影响:甲状腺素分泌过多时,食欲亢进,肠蠕动增加,大便次数多,但性状正常。分泌不足时,常有食欲缺乏、腹胀、便秘等。

(6)对血液循环系统的影响:甲状腺素能增强 β-肾上腺素能受体对儿茶酚胺的敏感性,故甲亢患者出现心跳加速、心排血量增加等。

(7)对肌肉的影响:甲状腺素过多时,常可出现肌肉神经应激性增高,出现震颤。

(8)对维生素代谢的作用:甲状腺素参与各种代谢,使维生素 B_1、维生素 B_2、维生素 B_3、维生素 C 的需要量增加。同时,促进胡萝卜素转变成维生素 A 及维生素 A 生成视黄醇。

二、病因

1.散发性先天性甲减

(1)甲状腺不发育、发育不全或异位:是造成先天性甲减最主要的原因,约占 90%。多见于女孩,女:男＝2:1,其中 1/3 病例为甲状腺完全缺如,其余为发育不全或在下移过程中停留在异常部位形成异位甲状腺,部分或完全丧失其功能。造成甲状腺发育异常的原因尚未阐明,可能与遗传素质和免疫介导机制有关。

(2)甲状腺激素合成障碍:是导致先天性甲减的第 2 位常见原因。多见于甲状腺激素合成和分泌过程中酶(过氧化物酶、耦联酶、脱碘酶及甲状腺球蛋白合成酶等)的缺陷,造成甲状腺素不足。多为常染色体隐性遗传病。

(3)TSH、TRH 缺乏:也称下丘脑-垂体性甲减或中枢性甲减。是因垂体分泌 TSH 障碍而引起的,常见于特发性垂体功能减退或下丘脑、垂体发育缺陷,其中因 TRH 不足所致者较多见。TSH 单一缺乏者甚为少见,常与生长激素(GH)、催乳素(PRL)、黄体生成素(LH)等其他垂体激素缺乏并存,是由位于 3p11 的 Pit-1 基因(垂体特异性转录因子)突变所引起,临床上称为多垂体激素缺乏综合征(CPHD)。

(4)甲状腺或靶器官反应低下:前者是由于甲状腺细胞质膜上的 GSα 蛋白缺陷,使 cAMP 生成障碍,而对 TSH 无反应;后者是因末梢组织 β-甲状腺受体缺陷,从而对 T_3、T_4 不反应。均为罕见病。

(5)母亲因素:母亲服用抗甲状腺药物或母亲患自身免疫性疾病,存在抗 TSH 受体的自身抗体,均可通过胎盘影响胎儿,造成甲减,也称暂时性甲减,通常 3 个月内消失。

2.地方性先天性甲减　多因孕妇饮食缺碘,致使胎儿在胚胎期因碘缺乏而导致甲减。

三、临床表现

甲减的症状出现的时间及轻重程度与残留甲状腺组织的多少及甲状腺功能减退的程度有关。先天性无甲状腺或酶缺陷患儿在婴儿早期即可出现症状;甲状腺发育不良者常在生后 3~6 个月时出现症状,偶有数年之后才出现症状。其临床主要特点为智能落后、生长发育迟缓、生理功能低下。

1.新生儿期　患儿常为过期产,出生体重常大于第 90 百分位数,身长和头围可正常,前、后囟大;胎便排出延迟,生后常有腹胀、便秘、脐疝,易被误诊为先天性巨结肠;生理性黄疸期延长;患儿常处于睡眠状态,对外界反应低下,肌张力低,吮奶差,呼吸慢,哭声低且少,体温低(常<35℃),四肢冷,末梢循环差,皮肤出现斑纹或有硬肿现象等。以上症状和体征均无特异性,极易被误诊为其他疾病。

2.典型症状　多数先天性甲减患儿常在出生半年后出现典型症状。

(1)特殊面容和体态:头大、颈短、皮肤粗糙、面色苍黄、毛发稀疏、干枯无光泽,面部黏液水肿,眼睑水肿,眼距宽,鼻梁低平,唇厚,舌大而宽厚、常伸出口外。患儿身材矮小,躯干长而四肢短小,上部量/下部量>1.5,腹部膨隆,常有脐疝。

(2)神经系统症状:智能发育低下,表情呆板、淡漠,神经反射迟钝;运动发育障碍,如翻身、坐、立、走的时间都延迟,严重者有听力障碍(感音性聋)。

(3)生理功能低下:精神差,安静少动,对周围事物反应少,嗜睡,食欲缺乏,声音低哑,体温低而怕冷,脉搏、呼吸缓慢,心音低钝,肌张力低,肠蠕动慢,腹胀,便秘。可伴心包积液,心电图呈低电压、P-R 间期延长、T 波平坦等改变。

3.地方性甲减　因在胎儿期碘缺乏而不能合成足量甲状腺激素,影响中枢神经系统发育。临床表现为两种不同的类型,但可相互交叉重叠。

(1)"神经性"综合征:主要表现为共济失调、痉挛性瘫痪、聋哑、智能低下,但身材正常,甲状腺功能正常或轻度减退。

(2)"黏液水肿性"综合征:临床上有显著的生长发育和性发育落后、智力低下、黏液性水肿等。血清 T_4 降低、TSH 增高。约 25% 患儿有甲状腺肿大。

4.TSH 和 TRH 分泌不足　患儿常保留部分甲状腺激素分泌功能,因此临床症状较轻,但常有其他垂体激素缺乏的症状如低血糖(ACTH 缺乏)、小阴茎(促性腺激素缺乏)、尿崩症(AVP 缺乏)等。

四、实验室检查

1.新生儿筛查　我国于 1995 年 6 月颁布的《母婴保健法》已将本病列入新生儿筛查的疾病之一。目前多采用出生后 2~3 天的新生儿干血滴纸片检测 TSH 浓度作为初筛,结果大于 20mU/L(根据各筛查实验室阳性阈值决定)时,再检测血清 T_4、TSH 以确诊。该法采集标本简便,假阳性和假阴性率较低,故为患儿早期确诊、避免神经精神发育严重缺陷、减轻家庭和国家负担的重要防治措施。但该方法只能检出 TSH 增高的原发性甲减,无法检出中枢性甲减及 TSH 延迟升高的患儿。且由于技术及个体差异,5% 左右的先天性甲减无法通过新生儿筛查检出。因此,对新生儿筛查阴性病例,如有可疑症状,应采血再次检查甲状腺功能。危重新生儿或接受过输血治疗的新生儿可能出现筛查假阴性结果,必要时也应再次采血复查;低或极低出生体重儿由于下丘脑-垂体-甲状腺轴反馈建立延迟,可能出现 TSH 延迟升高,为防止新生儿筛查假阴性,可在生后 2~4 周或体重超过 2500g 时重新采血复查甲状腺功能。

2.血清 T_4、T_3、TSH 测定　任何新生儿筛查结果可疑或临床可疑的小儿都应检测血清 T_4、TSH 浓度,如 T_4 降低、TSH 明显升高即可确诊。血清 T_3 浓度可降低或正常。

3.TRH 刺激试验　若血清 T_4、TSH 均低,则疑 TRH、TSH 分泌不足,应进一步做 TRH 刺激试验:静脉注射 TRH 7μg/kg,正常者在注射 20~30 分钟内出现 TSH 峰值,90 分钟后回至基础值。若未出现高峰,应考虑垂体病变;若 TSH 峰值甚高或出现时间延长,则提示下丘脑病变。随着超灵敏的第三代增强化学发光法 TSH 检测技术的应用,一般无须再进行 TRH 刺激试验。

4.X 线检查　患儿骨龄常明显落后于实际年龄。

5.核素检查　采用静脉注射 ^{99m}Tc 后,以单光子发射计算机体层摄影术(SPECT)检测患儿甲状腺发育情况及甲状腺的大小、形状和位置。

五、诊断与鉴别诊断

根据典型的临床症状和甲状腺功能测定,诊断不甚困难。但在新生儿期不易确诊,应对新生儿进行群体筛查。年长儿应与下列疾病鉴别。

1.先天性巨结肠　患儿出生后即开始便秘、腹胀,并常有脐疝,但其面容、精神反应及哭声等均正常,钡灌肠可见结肠痉挛段与扩张段。

2.21-三体综合征　患儿智能及动作发育落后,但有特殊面容:眼距宽、外眼角上斜、鼻梁低、舌伸出口外,皮肤及毛发正常,无黏液性水肿,常伴有其他先天畸形。染色体核型分析可鉴别。

3.佝偻病　患儿虽有动作发育迟缓、生长落后等表现,但智能正常,皮肤正常,无甲减特殊面容、有佝偻病的体征,血生化和骨骼 X 线片可鉴别。

4.骨骼发育障碍的疾病　如骨软骨发育不良、黏多糖病等都有生长迟缓症状,骨骼 X 线片和尿中代谢物检查可资鉴别。

六、治疗

由于先天性甲减发病率高,在生命早期对神经系统功能损害重且其治疗容易、疗效佳,因此早期诊断、早期治疗至为重要。早期确诊,尽早治疗,可减小对脑发育的损害。一旦诊断确立,应终身服用甲状腺制剂,以维持正常的生理功能。

甲状腺制剂有两种:①L-甲状腺素钠:每片 $100\mu g$ 或 $50\mu g$,含 T_4,半衰期为 1 周,T_4 浓度每日仅有小量变动,血清浓度较稳定,每日服 1 次即可。一般起始剂量为每日 $8\sim 9\mu g/kg$,大剂量为每日 $10\sim 15\mu g/kg$。替代治疗参考剂量见表 18-2;②干甲状腺片:每片 40mg,是从动物甲状腺组织中提取,含 T_3、T_4,若长期服用,可使 T_3 升高,使用时应予以注意,该制剂临床上已逐渐少用。干甲状腺片 60mg 相当于 L-甲状腺素钠 $100\mu g$。

表 18-2　甲状腺素替代治疗推荐剂量

年龄	每日药物剂量($\mu g/d$)	每 kg 体重药物剂量(μg)
0~6 个月	25~50	8~10
6~12 个月	50~100	5~8
1~5 岁	75~100	5~6
6~12 岁	100~150	4~5
12 岁到成人	100~200	2~3

用药量可根据甲状腺功能及临床表现进行适当调整,应使:①TSH 浓度正常,血 T_4 正常或偏高值,以备部分 T_4 转变成 T_3。新生儿甲减治疗的目标为在 2 周内尽快使血清 T_4 水平上升至正常高限,1 个月内使血清 TSH 水平降至正常范围;②临床表现:大便次数及性状正常,食欲好转,腹胀消失,心率维持在正常范围,智能及体格发育改善。

治疗中应监测药物有无过量,过量时可出现心动过速、烦躁、多汗、消瘦、腹痛、腹泻、发热等。因此,在治疗过程中应注意随访,治疗开始时每 2 周随访 1 次;如 T_4 水平合适,则 1 个月后再复查;血清 TSH 和 T_4 正常后,每 3 个月 1 次;服药 1~2 年后,每 6 个月 1 次。在随访过程中根据血清 T_4、TSH 水平,随时调整剂量,并注意监测智力和体格发育情况。

七、预后

新生儿筛查阳性确诊后应立即开始正规治疗,预后良好。如果出生后 3 个月内开始治疗,预后尚可,80%以上的患儿智力发育正常或接近正常;如果未能及早诊断而在 6 个月后才开始治疗,虽然给予甲状腺素可以改善生长状况,但是智能仍会受到严重损害。

第十九章　急性中毒

第一节　中毒的概念与分类

某些物质进入人体后损害器官和组织,造成功能或器质性改变,出现一定的症状和体征,称为中毒。如果没有出现器官、组织的损害且没有出现症状和体征,称为过量。小儿中毒常与周围环境有关,以误服多见,且常为急性中毒。

一、分类

中毒的分类按毒物性质可分为食物中毒、有毒动植物中毒、农药中毒、金属中毒、药物中毒及有毒气体中毒。

按吸收途径可分为经消化道吸收、经呼吸道吸收、经皮肤吸收和经注入中毒(包括注射毒物、毒虫蜇伤等)。

二、诊断

有下列情况均应考虑有中毒的可能:①健康儿童突然起病,病史不明,且症状及体征不能用一种疾病解释;②集体同时或先后发病,症状相似的患儿。应从以下几个方面诊断。

1. 仔细询问病史　包括病前饮食内容、生活情况、活动范围,家长是否从事接触毒物的职业,环境中有无放置杀虫、灭蚊、灭鼠等有毒药物,家中有无常备药及同伴小儿是否同时患病等,对有明确中毒史的患儿的家长,应仔细了解毒物名称、中毒发生时间、症状出现时间、进入人体的量和途径及中毒现场情况。

2. 体检　重点注意肤色、瞳孔、气味、口腔黏膜、心率与心律、肺内啰音、神经反射及意识状态变化。还须检查衣服上及口袋中是否遗留毒物。

三、处理原则

抢救分秒必争,诊断未明之前就应该积极对症状急救处理。

1. 毒物的清除

(1)食入性中毒:洗胃、导泻。其中洗胃最重要。洗胃方法是经鼻或经口插入胃管后,用50mL注射器抽吸,直至洗出液清澈为止,首次抽出物送毒物鉴定。常用的洗胃液有0.9%氯化钠溶液、0.45%氯化钠溶液、高锰酸钾(1∶10000)和硫酸氢钠(2%~5%)等。小儿不能用白开水或自来水洗胃,如果用白开水或自来水洗胃,极容易造成严重的低钠血症,这点和成人不同,应高度注意。对强酸、强碱等腐蚀性物质中毒者,切忌洗胃。可用中和法。强酸宜用镁乳、氢氧化铝凝胶和淡肥皂水等;强碱宜用淡醋、果汁等。牛奶亦可起中和作用,同时可在胃内形成保护膜,减少刺激。

催吐只适用于在野外等无医疗条件时的紧急处理。在医疗单位,尽量不用催吐方法,而用正规的洗胃方法,以免催吐过程中由于迷走神经反射而致心搏骤停。

导泻:在洗胃后,可用50%硫酸镁0.4~0.5mL/kg溶液,或20%甘露醇2mL/kg口服或经胃管注入,另外,可用2%肥皂水或0.9%氯化钠溶液灌肠。

(2)接触性中毒:立即脱去污染毒物的衣服,并用25~33℃清水冲洗体表、毛发及指甲缝内毒物。注意不用热水,以免血管扩张增加毒物吸收。要充分冲洗。

(3)吸入性中毒:立即脱离现场,呼吸新鲜空气、保持呼吸道通畅。有条件时吸氧,注意是否继发急性肺损伤和ANRDS。一氧化碳中毒时大流量吸氧,并进行高压氧治疗。

2. 促进已吸收毒物的排除

(1)利尿:大多数毒物进入人体后经肾排泄,所以加强利尿是加速毒物排出的措施之一。静脉输入5%~10%葡萄糖溶液,可增加尿量,促进排泄。如患儿有脱水,应用的利尿药有呋塞米1~2mg/kg静脉缓注,20%甘露醇0.5~1g/kg静脉滴注。利尿期注意低血钾,如患儿有脱水,应先纠正脱水。

(2)血液净化疗法:血液净化疗法包括血液透析、腹膜透析、直肠透析、床旁连续性血液滤过(CRRT)、血液灌流和血浆置换等。换血疗法可以去除血红蛋白复合物及红细胞裂片等。

3. 对症治疗　对各种中毒,都要进行对症治疗。如对呼吸衰竭应用人工呼吸机,对脑水肿应用脱水剂等。

第二节　食物中毒

食物中毒包括细菌性食物中毒、真菌性食物中毒及棉籽油中毒、桐籽和桐油中毒、扁豆中毒等。本节只涉及细菌性食物中毒。

一、病因

细菌性食物中毒主要是食物在制作、储存过程中被细菌污染所致。有两种情况:①细菌在食物中大量繁殖,产生毒素,肠道吸收毒素而引起食物中毒。这种情况,虽经高温处理,但毒素仍可引起中毒;②细菌在肠道内大量繁殖引起的急性感染,常见细菌有沙门菌属、大肠埃希菌、变形杆菌、肉毒杆菌和嗜盐杆菌等。

二、临床表现

1. 沙门菌食物中毒　潜伏期4~24小时,病初即发热,可持续高热,腹泻黄绿水便,也可有黏液血便。

2. 肠道杆菌等食物中毒(大肠埃希菌、变形杆菌等)　肠毒素引起胃肠功能紊乱,潜伏期短,恶心、呕吐、腹痛较剧,大便为水样便,可含黏液,但无便血。大肠埃希菌引起者,大便有特殊腥臭味。

3.葡萄球菌食物中毒 由葡萄球菌(主要是金黄色葡萄球菌)的肠毒素引起,以肠道症状尤以剧烈呕吐为特征。吐重于泻,发热不明显。

4.肉毒杆菌食物中毒 肉毒杆菌外毒素引起。肉毒杆菌为厌氧带芽孢的革兰阳性杆菌,所以多因食用密封的罐头及腌腊肉、鱼、豆制品引起。肉毒杆菌外毒素为嗜神经因子,主要损害中枢神经系统的脑神经核、神经肌肉连接处及自主神经末梢。所以中毒后胃肠道症状少,多无发热,主要表现为神经系统症状:头痛、头晕、眼睑下垂、复视、斜视、瞳孔散大、失声、吞咽困难、呼吸困难、共济失调、深浅反射消失及各腺体分泌先兴奋后抑制,可因呼吸麻痹死亡。潜伏期6~48小时,甚至几天。

5.嗜盐菌食物中毒 该菌污染的海水产品及盐腌食物引起。嗜盐菌为革兰阴性球杆菌,该菌主要在海水和海产动物中,所以多因食入被该菌污染的海水产品和盐腌食物引起。临床表现为发热、腹泻,大便为水样,有时为洗肉水样脓黏液便,可引起脱水。

三、诊断

食入可疑污染食品。散发病例诊断较为困难,经结合病史和临床表现。集体发病者根据病史及临床表现容易诊断出食物中毒,但细菌种类须根据大便细菌培养。

四、治疗

主要以及时补液和抗感染治疗为主。大肠埃希菌食物中毒可用第三代头孢菌素,但考虑有可能产生超广谱 β-内酰胺菌感染时可应用三代头孢菌素+酶抑制剂的抗菌药物或应用碳青霉烯类抗菌药物。肉毒杆菌中毒应尽早以 1∶4000 高锰酸钾或 5% 碳酸氢钠溶液洗胃(肉毒杆菌外毒素在碱性条件下易被破坏,在氧化剂作用下毒力减弱,碱性条件下易被破坏),尽快注射多价抗肉毒血清 5 万单位,必要时 6 小时左右可重复 1 次。

第三节 有毒植物中毒

可引起中毒的植物种类较多,如毒蕈、曼陀罗、白果、蓖麻子、发芽马铃薯、棉籽、木薯和含氰苷果仁等。其中含剧毒的是毒蕈,外观与香蕈相似,误食后引起中毒,病死率极高。本节只涉及毒蕈中毒。

一、病因

蕈俗称蘑菇,属高等真菌。种类繁多,毒蕈(毒蘑菇)中,有的外观与无毒蕈相似,易被误食中毒,毒蕈中所含的有毒成分如下。

1.毒蕈碱 是类似乙酰胆碱的生物碱,易溶于水,毒性极强,能够兴奋胆碱能节后纤维,引起心搏减慢、变弱,胃肠平滑肌痉挛,蠕动加强,瞳孔缩小等。有的毒蕈还含有一种类似阿托品作用的毒素,与毒蕈碱作用相反,也可表现为阿托品的中毒症状。

2.毒蕈溶血素 如鹿花蕈所含的马鞍蕈酸,可引起溶血。

3.引起精神症状的毒素 某些蕈类含有毒性碱、蟾蜍素和光盖伞素等毒素,能引起幻觉及精神异常等。

4. 毒肽和毒伞肽　主要是毒伞、白毒伞、鳞柄白毒伞和褐鳞小伞等毒蕈所含毒性物质,可严重侵害肝,致肝细胞大片坏死,并亦可侵害肾、心、脑和神经系统等。

二、临床表现及诊断

我国所见的毒蕈有 80 余种,每种毒蕈含 1 种或多种毒素,所含毒素种类和分量不同,所以毒蕈中毒症状比较复杂,常表现为混合症状。

1. 潜伏期　含毒蕈碱的毒蕈中毒,发病迅速,多在误食后数分钟至 6 小时即出现症状。其他大部分毒蕈潜伏期在 0.5～6 小时,鹿花蕈中毒在进食后 6～12 小时发病。白毒伞蕈等潜伏期长,为进食后 15～30 小时甚至更长的潜伏期。

2. 胃肠炎症状　恶心、呕吐、腹泻、腹痛,可导致脱水、休克、昏迷及急性肾衰竭。

3. 神经精神症状　流涎、多汗、脉缓、瞳孔缩小等,严重者谵妄、幻觉、抽搐及昏迷。

4. 溶血型　发生急性溶血性贫血、黄疸、血红蛋白尿和肝脾大。继发血小板减少时,可有皮肤紫癜和全身性出血。

5. 中毒性肝炎型　对肝有严重损害,病势凶险,初期有胃肠道症状,继之肝大、肝功能异常、黄疸、出血,最后死于肝坏死、肝性脑病。少数暴发型,1～2 天死亡,除肝损害外,伴有脑、心、肾等内脏损害。

6. 有的毒蕈含类似阿托品的毒素,引起心动过速、瞳孔散大、兴奋、躁狂、昏迷和惊厥等症状。

三、治疗

1. 洗胃、催吐、导泻或洗肠　洗胃液用 1∶5000 高锰酸钾或浓茶水或活性炭混合液或 1%～2% 碘酒 20 滴加水 500～1000mL 洗胃(用以沉淀或氧化生物碱),洗胃后灌入活性炭,然后再注入硫酸钠或硫酸镁 20～30g 导泻。如中毒时间已超过 8 小时,可用微温盐水行高位结肠灌洗。

2. 阿托品的应用　有毒蕈碱中毒症状者,阿托品每次 0.03～0.05mL/kg,每 15～30 分钟注射 1 次,严重者可加大阿托品剂量,直到阿托品化,颜面潮红,心率加快,皮肤干燥,瞳孔散大,将阿托品减量和延长时间。

3. 应用巯基解毒药物　对于具有肝损害的毒蕈如百毒伞等,阿托品不能奏效,可用巯基解毒药物治疗。如二巯丁二钠及二巯丙磺钠可与某些蕈毒结合,而打断毒素分子中的硫醚键使活力减弱,保护了体内含巯基酶的活力,即使在肝炎假愈期而无明显内脏损害表现时,也应给予此种解毒药物。

4. 糖皮质激素　适用于发生溶血者,心、脑、肝损害和有出血倾向者也可适用。

5. 静脉滴注 10% 葡萄糖液可促进毒物排泄,如患儿有脱水及酸中毒时,可酌情输入电解质液、0.9% 氯化钠溶液等。

6. 肝衰竭时除保肝治疗外,可给予血浆置换、人工肝等治疗。

7. 急性肾衰竭　应用血液净化,如血液透析、腹膜透析等。

8.抗蕈毒血清的应用　对于绿帽蕈、百毒伞等毒性很强的毒蕈中毒,可酌用抗蕈毒血清肌内注射(注射前先做皮内过敏试验)。

四、预防

切勿随意采食蕈类。

参考文献

[1]鲍一笑.小儿呼吸系统疾病学[M].第2版.北京:人民卫生出版社,2019.

[2]陈光福.实用儿童脑病学[M].北京:人民卫生出版社,2016.

[3]陈国洪,周崇臣,马燕丽,等.儿科神经系统发作性疾病的诊断与治疗[M].郑州:河南科学技术出版社,2018.

[4]方莹.小儿消化系统疾病及内镜诊治学[M].西安:陕西科学技术出版社,2015.

[5]黄绍良,陈纯,周敦华.实用小儿血液病学[M].北京:人民卫生出版社,2014.

[6](法)辛杜.神经外科实践手册:大师们的论述 第2卷[M].吕健,龙江,译.昆明:云南科技出版社,2014.

[7]方莹.小儿消化系统疾病及内镜诊治学[M].西安:陕西科学技术出版社,2015.

[8]郭锐.小儿心脏病诊疗实践[M].天津:天津科学技术出版社,2017.

[9]江载芳.实用小儿呼吸病学[M].北京:人民卫生出版社,2020.

[10]胡维勤.儿童急救手册[M].哈尔滨:黑龙江出版集团,2017.

[11]黄绍良,陈纯,周敦华.实用小儿血液病学[M].北京:人民卫生出版社,2014.

[12]劳慧敏.小儿呼吸系统常见病诊疗手册[M].北京:华夏出版社,2017.

[13]李明合,覃秀香,饶春艳.儿童保健学[M].北京:中国协和医科大学出版社,2020.

[14]李晓捷.实用小儿脑性瘫痪康复治疗技术[M].北京:人民卫生出版社,2016.

[15]雷秀雅.儿童心理问题评估与咨询[M].重庆:重庆大学出版社,2020.

[16]罗娟娟.现代小儿内分泌学[M].延吉:延边大学出版社,2017.

[17]毛萌,江帆.儿童保健学[M].北京:人民卫生出版社,2020.

[18](美)明·K.帕克.实用小儿心脏病学 中文翻译版[M].桂永浩,刘芳,译.北京:科学出版社,2017.

[19]秦玉明.儿童健康好帮手 儿童心血管系统疾病分册[M].北京:人民卫生出版社,2017.